RAJEUNIR naturellement

votre programme en 10 semaines

Remerciements
Je souhaite remercier mon amie et formidable photographe Becky Lawton, qui soutient tous mes projets et qui me fait avancer sur les plans professionnel et personnel, ainsi que toute l'équipe : Yolandea (une autre bonne amie et illustratrice géniale), Kersten et Pau.
Je souhaite dédier ce travail à ma merveilleuse famille : mes enfants Sol et Pau, mon mari Toni et ma mère Marcela. Ce sont eux qui m'encouragent, me stimulent... et m'aident à rajeunir.

Ouvrage publié pour la première fois en Espagne en 2006 par Editorial Océano, S.L. (une division du groupe Océano), Barcelone, sous le titre *Como tener diez años menos... a partir de los 40*.

Photos : Becky Lawton, Archivo Océano Ambar.

Pour l'édition française :
Direction éditoriale : Hervé Chaumeton
Traduction et adaptation : Claire Fréchet
Relecture : France Fauchère
PAO : Francis Rossignol, Isabelle Véret
Photogravure : Stéphanie Tridoux

ISBN : 978-2-84416-826-9
N° d'éditeur : 84416
Dépôt légal : septembre 2010

Achevé d'imprimer : août 2010
Imprimé en Chine par Toppan Leefung

RAJEUNIR naturellement

votre programme en 10 semaines

ADRIANA ORTEMBERG

ARTÉMIS ÉDITIONS

Sommaire

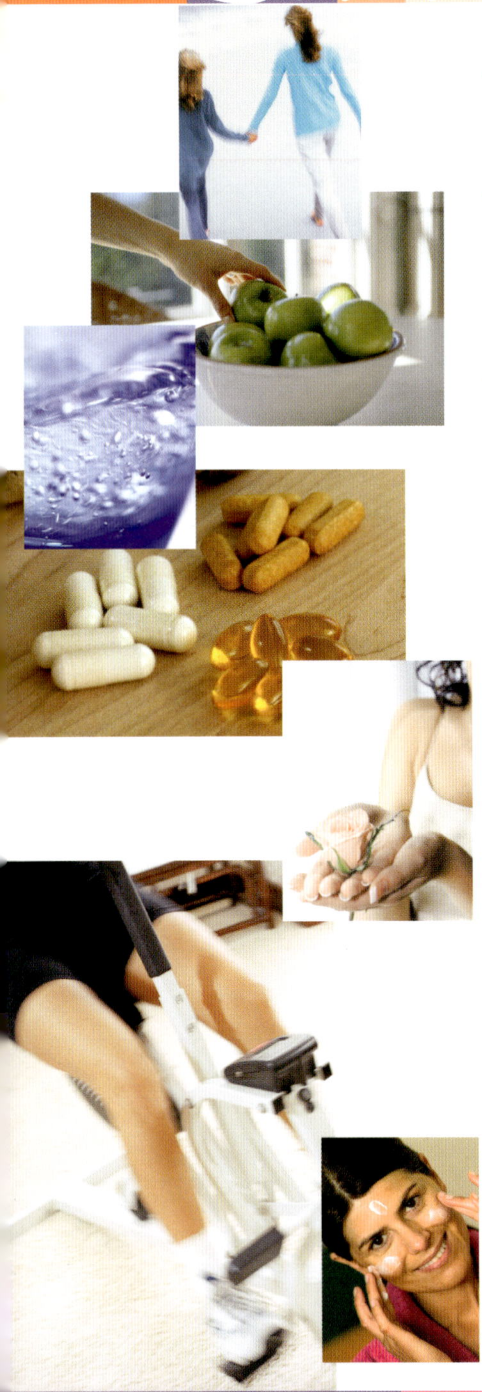

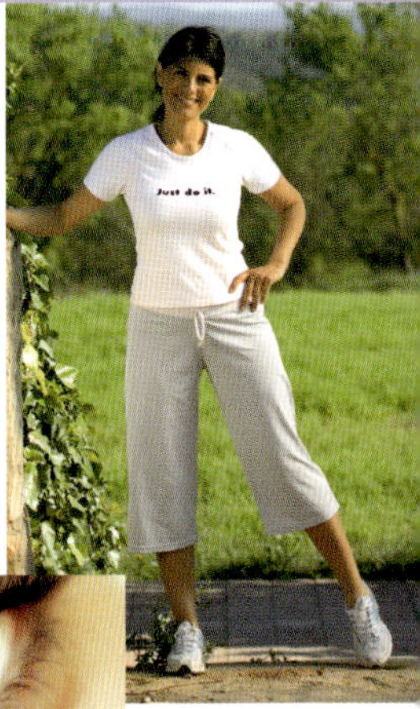
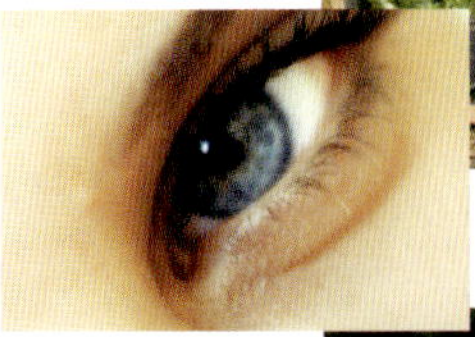
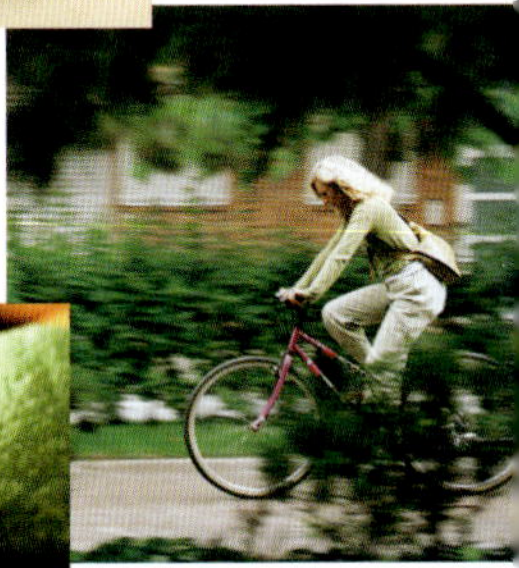
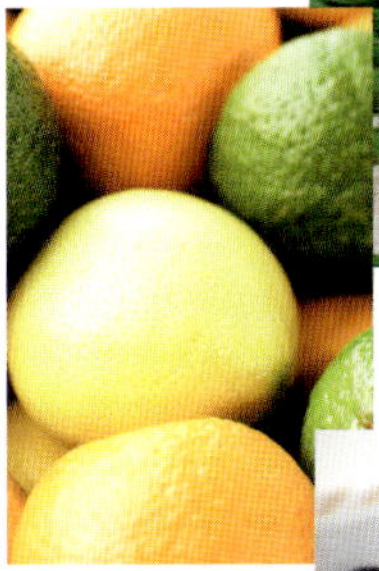
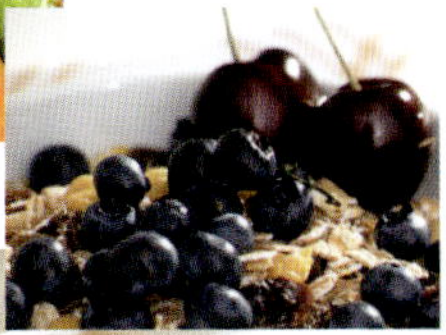
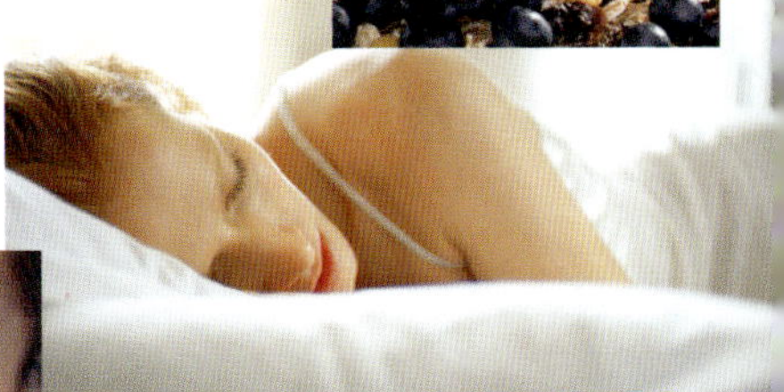
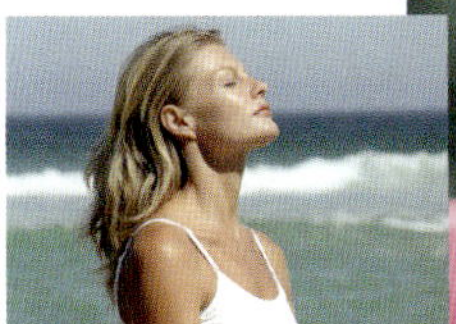
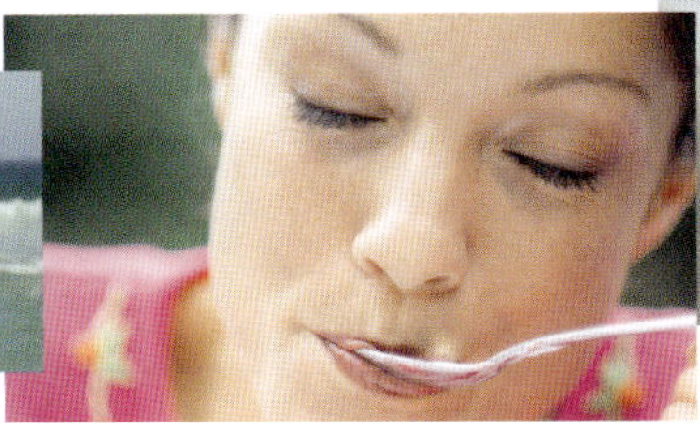
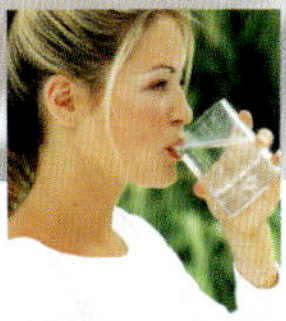

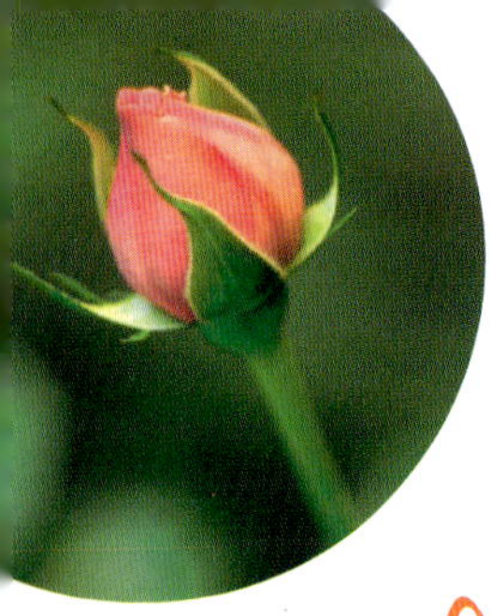

Avant-propos

Les mythes et les légendes autour de l'âge sont nombreux. Le portrait de Dorian Gray, la fontaine de jouvence, l'élixir de l'éternelle jeunesse… Comme si être jeune était un état idéal qui permettrait d'allier la beauté, l'énergie, la fraîcheur, le bien-être… un état de grâce, en somme.

Il est pourtant impossible d'avoir 20 ans toute la vie, ou de faire comme si on les avait (du moins physiquement). Malgré les chirurgies, les implants, le maquillage et tous les artifices à notre disposition, le temps passe inexorablement pour tout le monde. Combien de fois avez-vous entendu dire que la beauté vient de l'intérieur ? Dans les domaines philosophique, spirituel, médical ou psychologique, on constate aujourd'hui que la plupart des réponses que nous cherchons (pour ne pas dire toutes) viennent en effet de l'intérieur. Pour améliorer son sort, il faut donc s'orienter vers ces questions simples : s'assurer que les organes fonctionnent, que le mental est correctement « nourri », se reposer suffisamment et veiller à un juste équilibre au niveau des émotions. C'est lorsqu'on commence à faire attention à tous ces points et à les modifier qu'on s'aperçoit que le bien-être que l'on désirait tant apparaît et… resplendit.

Si nous ne jouissons pas du confort et de la qualité de vie qui pourraient être les nôtres aujourd'hui – alors que l'accès aux informations et aux ressources n'ont jamais été aussi faciles –, nous n'avons aucune excuse valable.

Nul besoin de déclencher la sonnette d'alarme ni de se regarder dans le miroir en tirant sur sa peau ridée pour voir comment nous irait un « lifting ». J'ai une bien meilleure nouvelle : nous pouvons nous sentir toujours jeune.

Le programme que nous présentons dans ces pages pourrait être un « élixir de l'éternelle jeunesse ». Mais attention, il n'est question ici d'aucune potion magique. Il s'agit d'une formule sérieuse, efficace et complète qui requiert de votre part un engagement ferme : travailler sur soi pour gagner réellement en qualité de vie.

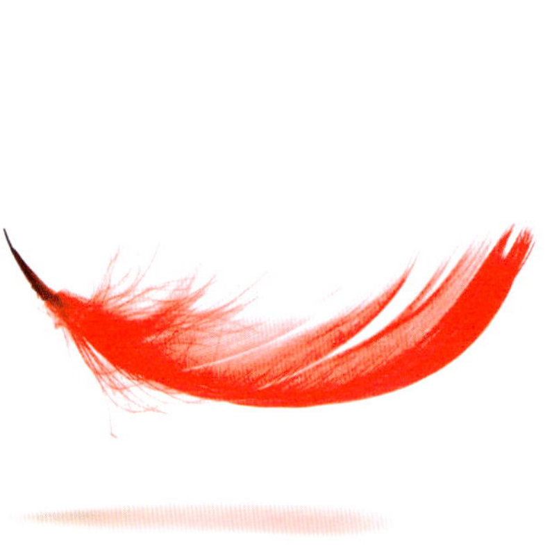

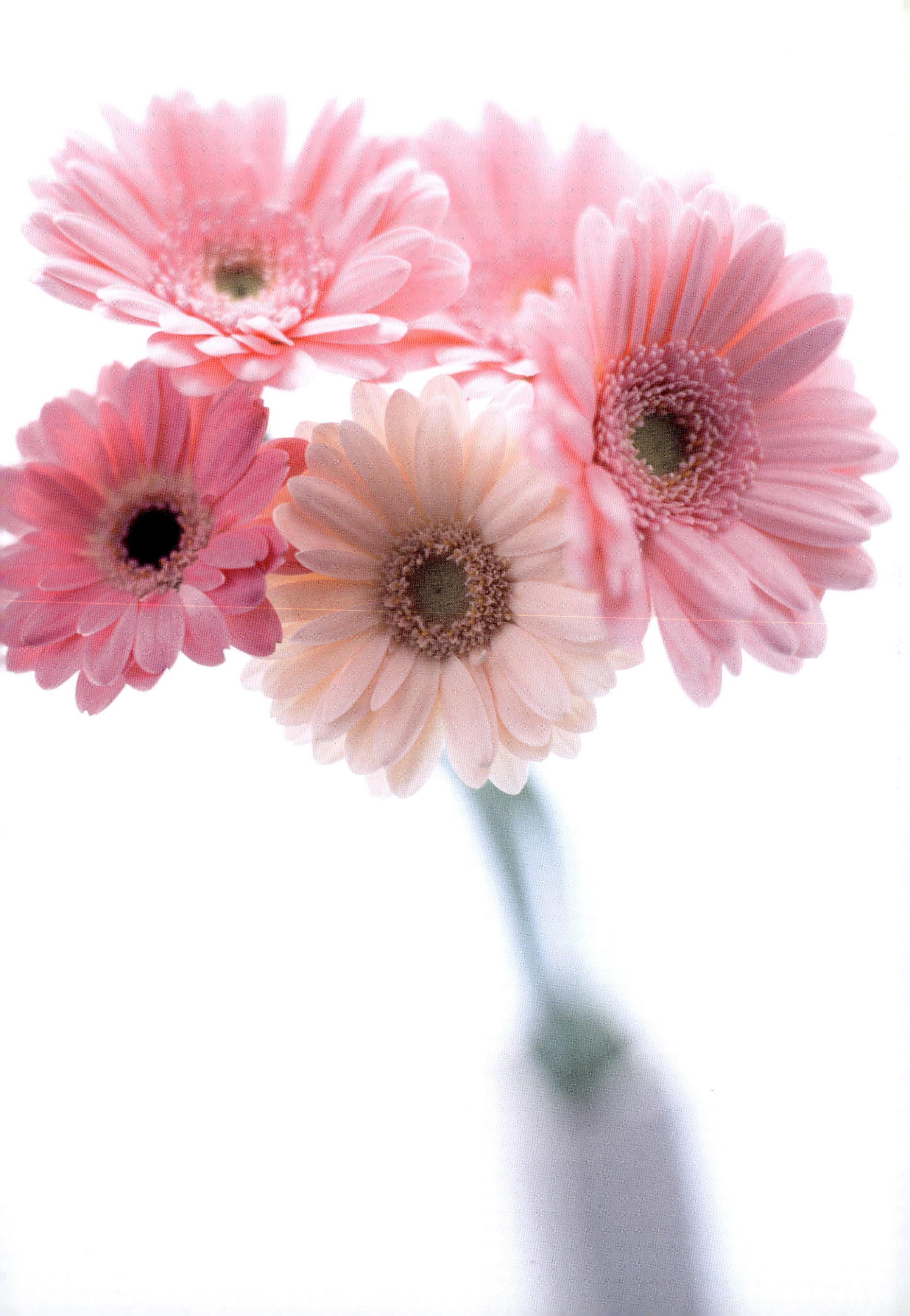

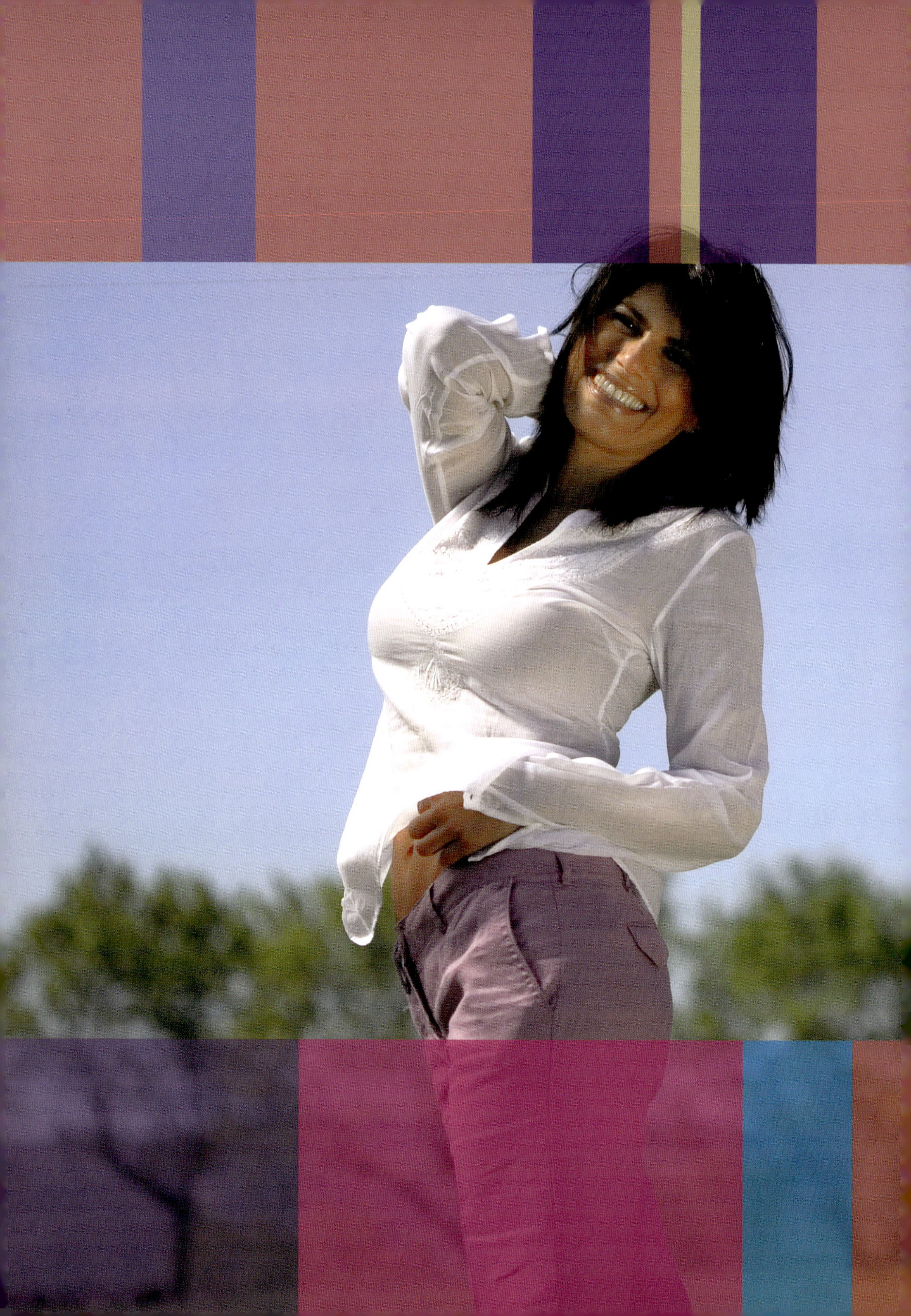

Introduction

L'idée générale est que vous vous sentiez plus jeune et plus heureuse. Pour y arriver, vous avez besoin d'un bon tonus musculaire, sans excès de graisse, d'une peau saine, d'un esprit clair et d'une vie sexuelle plus satisfaisante. C'est parti ?

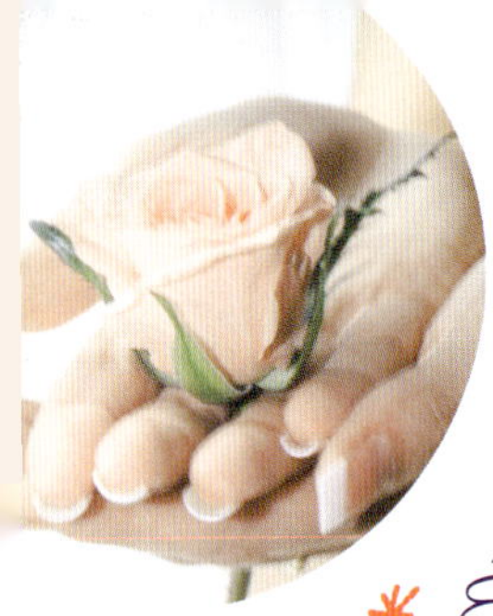

Un programme EFFICACE ET COMPLET

* Être ou paraître plus jeune ?

Vous arrivez à un âge où vous avez l'impression que le temps passe à toute vitesse ; vous aimeriez remonter votre horloge biologique et retrouver cette époque où vous vous sentiez forte, pleine de vitalité et d'énergie – saine en somme. Vous laissez échapper un soupir de nostalgie quand vous repensez à cette étape de votre vie où vous étiez si belle, où vous fonctionniez au maximum de vos capacités mentales, physiques et sexuelles.

Pour commencer, oubliez le problème de l'âge biologique, qui ne sert qu'à souffler des bougies lors des anniversaires. La plupart des gens ne s'inquiètent de leur âge que lorsqu'il commence « à se voir », c'est-à-dire à partir du moment où les années qui passent laissent des traces visibles. Mais une superbe femme de 50 ans, de « belle allure » comme on disait autrefois, ne serait sans doute pas gênée d'avouer son âge. Elle serait peut-être même fière de l'annoncer. Le secret est de se sentir jeune et de le paraître également.

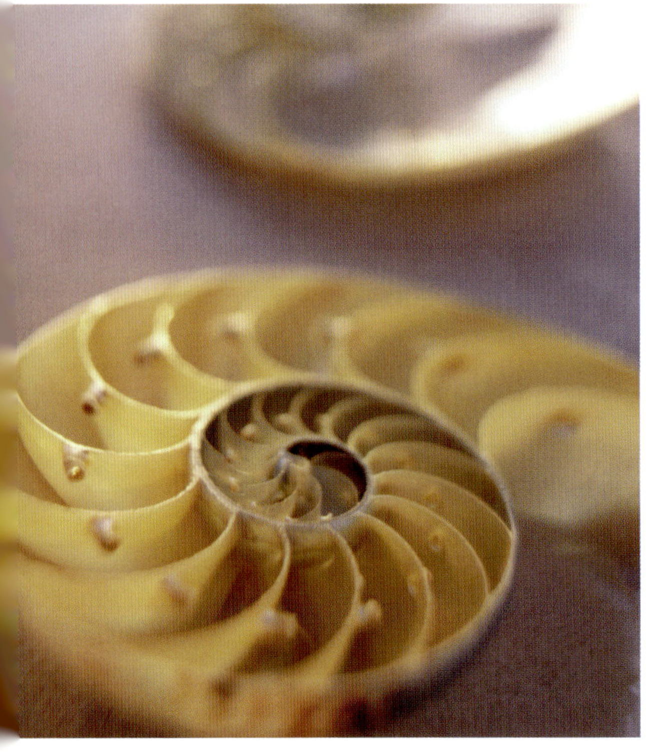

Mais qu'est-ce que se sentir plus jeune et rajeunir ? Pour la plupart d'entre nous, cela implique de jouir d'un bon tonus musculaire, sans trop de graisse, d'une peau saine, avec un esprit clair et une vie sexuelle plus intense ou, au moins, plus satisfaisante. Nous pourrions d'ailleurs mettre tous ces critères sous un même nom : « une bonne santé ». Un organisme sain est, d'une certaine manière, un organisme jeune.

Mais voilà, il faut s'ouvrir à d'autres approches et s'appuyer sur plusieurs méthodes à la fois : nous n'obtiendrons pas de bons résultats en nous contentant d'aller au club de sport, en devenant végétarien d'un jour à l'autre ou en nous faisant enlever des bourrelets au bistouri. Un programme efficace doit être complet, car ce qui arrive à une partie de notre corps ou à une partie de notre cerveau peut affecter toutes les autres. Tous les systèmes du corps sont interconnectés. La faiblesse de l'un d'eux déteint sur les autres. Autrement dit, pour que l'organisme fonctionne correctement, chaque organe doit bien travailler, à la fois de manière indépendante et en concordance avec les autres.

* Comment et pourquoi nous vieillissons

Autour de 40 ans, le corps commence à connaître des changements significatifs qui affectent tous les aspects de notre vie, qui

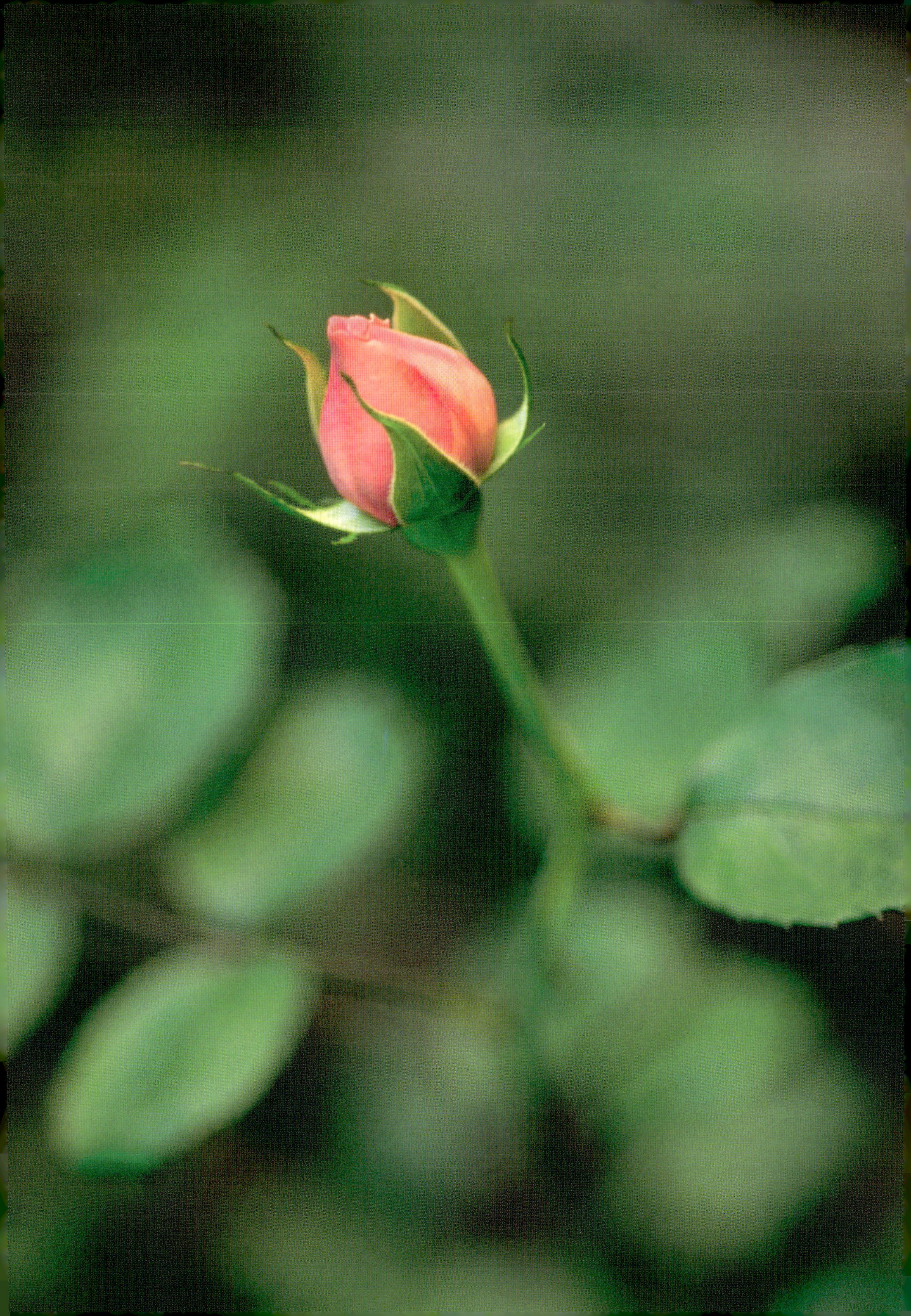

La sonnette d'alarme

« Je commence à vieillir, impossible de faire machine arrière. » Cette pensée s'accompagne de sentiments variables : certaines femmes se rebellent et ne peuvent s'y résoudre, d'autres, plus orgueilleuses, s'y résignent plus ou moins. Comme si les preuves ne suffisaient pas, des réflexions au quotidien viennent « remuer le couteau dans la plaie ». En voici quelques exemples :

Cas n° 1

Un commentaire de votre fille de 16 ans, un après-midi, alors qu'elle regarde une émission à la télévision : « Maman, la mère d'Enrique Iglesias a le même âge que toi et on dirait ma grande sœur ! C'est fou, non ? »

Cas n° 2

Votre fille de 20 ans se regarde dans le miroir et vous demande : « Maman, quelle crème dois-je mettre pour ne pas avoir trop de rides ? J'espère que ce n'est pas héréditaire... » La dernière phrase est dite à voix basse, bien sûr.

Cas n° 3

Dans la rue, une jeune femme vous arrête parmi tous les autres passants, pour vous donner (à vous, et à personne d'autre) un prospectus sur les instituts de beauté et vous informe très gentiment que leur spécialité est de corriger les « problèmes dus à l'âge » : les rides, les bourrelets, la mollesse, la peau flasque, etc., tout cela à un très bon prix.

Cas n° 4

Vous allez à une réunion Tupperware ; vous rencontrez une nouvelle venue dans le groupe : elle s'appelle Marie, elle a 50 ans (5 de plus que vous), elle pèse 58 kg (7 de moins que vous), elle fait de la gym cinq fois par semaine (cinq fois plus que vous), elle mange de la viande une fois par mois (vingt fois moins que vous), elle a des relations sexuelles quatre fois par semaine (trois fois plus que vous), elle a arrêté de fumer il y a 10 ans (vous êtes justement en train de vous demander quand se termine la réunion pour pouvoir sortir fumer une cigarette). Le comble, c'est que personne, parmi vos amies, ne lui aurait donné plus de 40 ans...

Cas n° 5

Votre fils adolescent vous crie fâché depuis sa chambre : « Maman ! Tu as lavé mon jean ? Je t'ai demandé de ne pas le laver ! Tu ne te rappelles jamais de rien ! Ça doit être l'âge ! » La dernière phrase est dite à voix basse.

Cas n° 6

Une question de votre petite-fille de 5 ans : « Mamie, quand je serai grande, est-ce que je serai vieille comme toi ? » Sans commentaires...

C'est ainsi que, de façon parfois moins caricaturale, tout le monde s'ingénie à vous rappeler que vous « faites votre âge ». On peut trouver autant d'exemples pour les hommes, bien sûr. Les gens s'étonnent ensuite d'être à ce point fatigués et démoralisés à la fin de la journée ; ils ont l'impression qu'avant ils « supportaient beaucoup plus de choses ». Cette impression est en grande partie due au fait que leur corps fonctionne différemment et qu'ils ne font rien pour compenser ces changements. Cela va plus loin que la seule apparence, mais en général ce n'est pas aussi irrémédiable qu'on le pense. Si on part de l'idée que le processus du vieillissement est maîtrisable, il faut savoir à quoi il est dû et surtout pourquoi il s'accélère à partir de 40 ans.

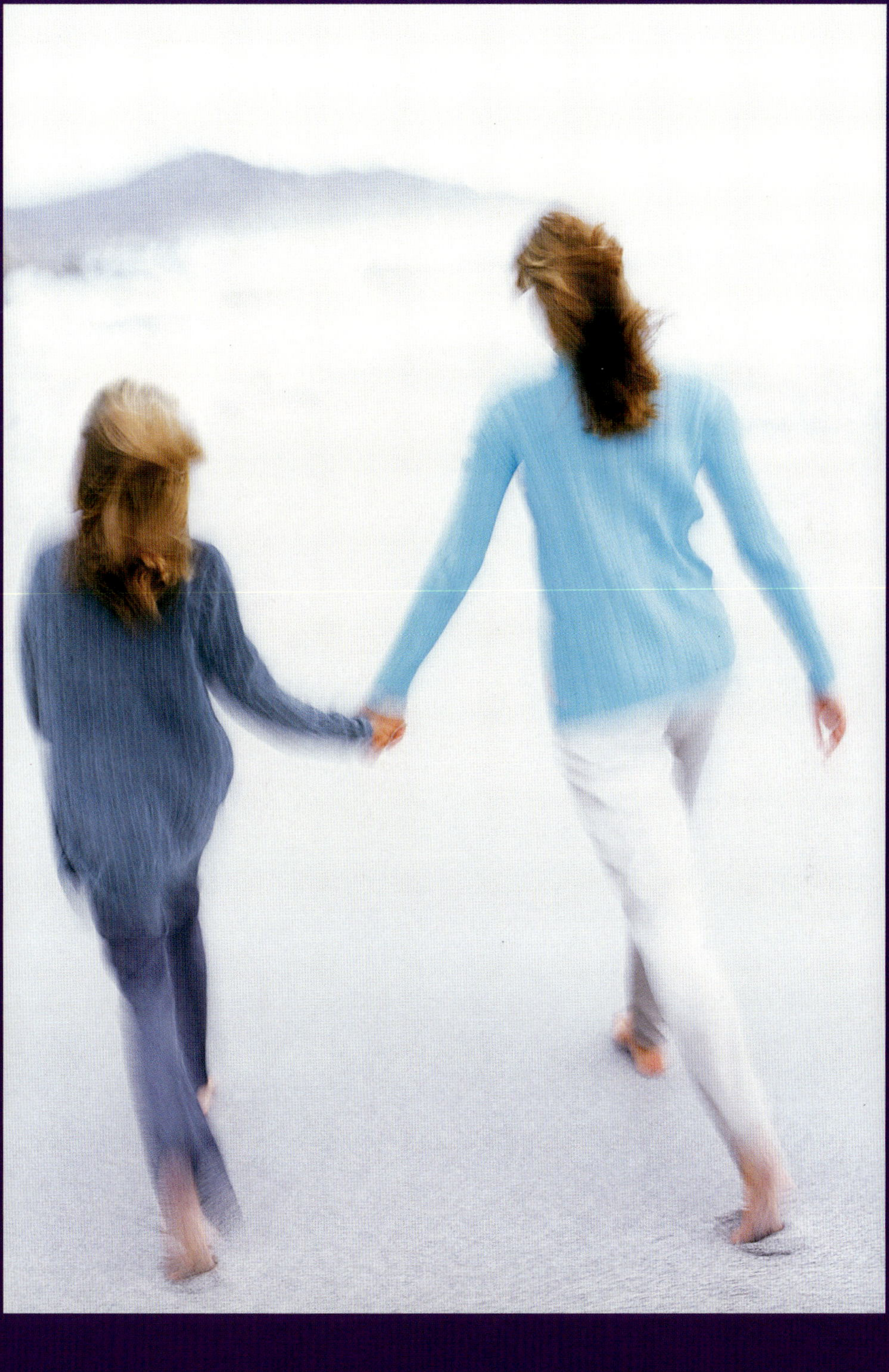

vont de ce que nous ressentons à ce que nous pensons, en passant par la façon dont nous nous percevons. Ce déclin « propre à la maturité » est patent lorsque l'énergie et la vitalité de l'organisme commencent à diminuer. Pour la plupart d'entre nous, l'un des premiers symptômes de la maturité est une fatigue excessive. Pensez au nombre de fois que vous avez entendu quelqu'un dire : « J'ai les batteries à plat. » C'est une description exacte de ce qui se produit dans nos cellules avec l'âge.

Chacune des activités de l'être humain (la respiration et la pensée incluses) requiert de l'énergie et, pour satisfaire cette demande, notre corps fonctionne comme une usine.

Il s'agit d'un processus assez complexe qui se déroule approximativement de cette manière :

Cela commence avec ce que nous mangeons : la nourriture est filtrée par plusieurs réactions physico-chimiques jusqu'à atteindre l'état de très petites molécules aisément assimilables par l'organisme. C'est de ce processus métabolique que les cellules retirent le combustible nécessaire pour produire de l'énergie. Cela se produit à l'intérieur de petites structures qu'on appelle les mitochondries qu'on trouve dans les cellules de notre organisme et qui fonctionnent comme de véritables « centrales énergétiques ». Lorsque nous vieillissons, les mitochondries commencent à se détériorer et deviennent de moins en moins performantes.

Une autre raison de cette baisse d'énergie est la détérioration avec l'âge du réseau de défense antioxydant. Si l'oxygène est effectivement indispensable à la vie, paradoxalement, la constante exposition à cet élément peut accélérer le vieillissement. L'oxygène encourage la formation de dangereux fragments moléculaires instables appelés les « radicaux libres ». Ces agents s'unissent facilement à d'autres molécules et, lorsque c'est le cas, ils abîment le tissu sain. Ils attaquent également l'ADN, le patrimoine génétique qui se trouve dans le noyau des cellules, ce qui provoque des mutations qui peuvent les rendre cancéreuses.

Un radical libre est composé d'un atome ou d'un groupe d'atomes qui contiennent au moins un électron libre (en trop). Les électrons sont des particules chargées négativement qui se présentent normalement par paire et qui ont une organisation chimique stable. Lorsqu'un électron est libre, il rejoint rapidement un atome ou une molécule, ce qui produit une réaction chimique. Étant donné

Les conséquences

La baisse d'énergie que l'on ressent en vieillissant affecte toutes nos cellules et tous nos organes :

* **Le cœur,** le cerveau et les reins fonctionnent plus doucement.
* **Les cellules** perdent leur capacité à se renouveler et elles meurent.
* **Le système immunitaire** fonctionne moins efficacement.
* **La peau** s'assèche.
* **Le système endocrinien** ne produit plus autant d'hormones que dans sa prime jeunesse.
* La conséquence la plus visible de cette insuffisance énergétique est sans doute **l'affaiblissement du métabolisme** (qui est le processus de transformation en énergie de tout ce que nous mangeons). Cela rend le fait de brûler les graisses plus difficile. On stocke donc plus de graisse, on prend du poids et on perd de son tonus musculaire.

que les radicaux libres s'unissent aussi facilement à d'autres composants, ils peuvent produire des changements impressionnants dans l'organisme et faire des dégâts considérables. Même si la vie d'un radical libre ne dure qu'une fraction de seconde, les mutations qu'il provoque peuvent être irréversibles.

Il est normal de trouver des radicaux libres en petites quantités dans l'organisme. Ce sont les produits naturels des processus biochimiques qui ont lieu dans le corps. D'ordinaire, l'organisme les neutralise.

D'ailleurs, les radicaux libres ne sont pas tous mauvais. Par exemple, ceux qui sont générés par le système immunitaire détruisent des virus et des bactéries, tandis que d'autres participent à la production d'hormones vitales et à l'activation d'enzymes nécessaires à l'organisme. Cependant, la prolifération de radicaux libres est nocive pour les cellules et les tissus parce qu'elle induit la production d'un plus grand nombre encore de radicaux libres, ce qui multiplie les risques de dysfonctionnements dans notre organisme. Une grande quantité de radicaux libres entraîne une altération de la manière dont les cellules décodent le patrimoine génétique. Des changements dans la structure des protéines peuvent se produire, résultant d'erreurs de synthèse de ces protéines. Le système immunitaire pourrait se tromper en identifiant ces protéines altérées à des substances étrangères à l'organisme et, par conséquent, il pourrait essayer de les détruire. Les protéines qui ont subi ce processus de mutation peuvent ainsi affecter le système immunitaire et provoquer des leucémies ou d'autres types de cancer ou encore d'autres maladies.

Outre qu'ils affectent négativement le patrimoine génétique, les radicaux libres peuvent détruire les membranes qui protègent les cellules et produire une rétention de liquide dans celles-ci, ce qui alimente le processus de vieillissement. Ajoutons que cela peut perturber les niveaux de calcium dans l'organisme.

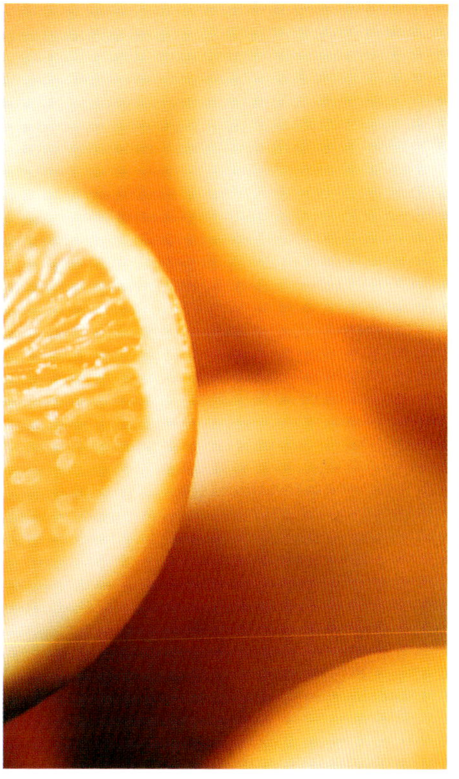

Les antioxydants sont présents dans les vitamines C et E des fruits et des légumes.

Les effets cumulés de la baisse d'énergie et de la perte de capacité antioxydante sont évidents et dévastateurs : ils sont à l'origine de presque toutes les maladies communément associées au vieillissement, comme l'obésité, le diabète, les problèmes cardiaques, la maladie d'Alzheimer et les rhumatismes. Plusieurs chemins s'offrent à nous :

- Accepter ces changements avec philosophie, comme une conséquence inévitable du vieillissement et ne pas répondre aux besoins de changement de notre organisme.
- S'activer et prendre des mesures pour aider notre organisme à affronter et à dépasser ces nouveaux défis, pour ralentir le vieillissement et réparer en grande partie les dégâts causés.

La production des radicaux libres

De nombreux facteurs déclenchent la production de radicaux libres. L'exposition aux radiations, qu'elles soient solaires ou X, active la formation de radicaux libres, tout comme l'exposition à la pollution atmosphérique, la fumée de tabac et les pots d'échappement des véhicules. Notre régime alimentaire peut également contribuer au développement de radicaux libres. Lorsqu'on donne à l'organisme des nutriments, il les combine avec l'oxygène pour produire de l'énergie. Pendant ce processus d'oxydation, des molécules d'oxygène qui contiennent des électrons libres sont libérées. Ces radicaux libres d'oxygène peuvent être nocifs pour l'organisme s'ils sont produits en quantités trop élevées. Les régimes riches en graisse augmentent l'activité des radicaux libres parce que le processus d'oxydation se fait plus facilement avec les molécules de graisse qu'avec les hydrates de carbone ou les protéines.
Par conséquent, cuisiner des graisses à haute température, et en particulier des aliments frits dans l'huile, crée une grande quantité de radicaux libres.
Heureusement, notre organisme peut compter sur un système de défense performant qui contre-attaque : chaque cellule produit des substances appelées des antioxydants qui neutralisent les radicaux libres avant leur dispersion.
Mais nous pouvons aussi compter sur des aides extérieures : par exemple, les aliments qui contiennent des antioxydants importants, comme le carotène, les vitamines C et E, le sélénium entre autres, que notre organisme ne produitpas lui-même. Lorsque nous sommes jeunes, nos stocks d'antioxydants sont suffisants pour garder les radicaux libres à l'écart mais, au fur et à mesure que le temps passe, la production naturelle de ces défenses diminue ; le principal antioxydant de notre organisme est surtout fortement réduit : le glutathion. C'est alors qu'une situation de déficit chronique d'antioxydants s'installe et se perpétue à mesure que nous vieillissons.

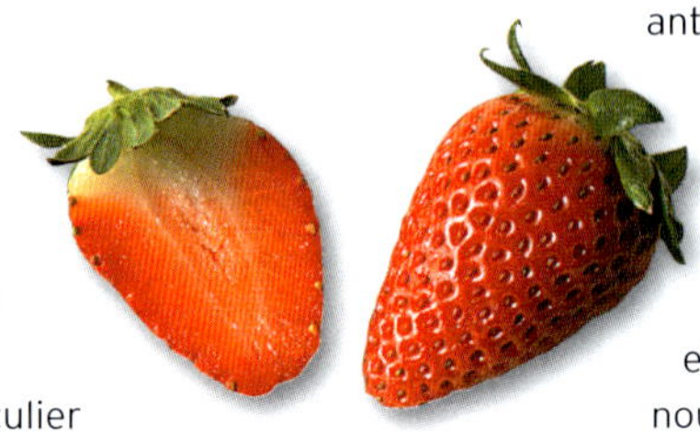

→ **Un bon exemple**

Imaginez deux voitures neuves qui sortent de la chaîne de montage au même moment. L'une d'elles est destinée à un propriétaire qui est un conducteur négligent, qui n'effectue presque jamais les révisions ni les vérifications de niveau d'huile nécessaires. Il utilise un combustible de mauvaise qualité et laisse toujours la voiture sous la pluie. Dix ans et 150 000 km après (peut-être même avant), la voiture sera bonne pour la casse. L'autre voiture est acquise par un conducteur soigneux qui assume son entretien de façon responsable, qui suit scrupuleusement les dates de révision technique et la fait même vérifier plus souvent à mesure qu'elle vieillit. Il ne laissera jamais, en outre, le véhicule exposé à la pluie. Dix ans et 150 000 km plus tard, la voiture semble toujours neuve.

Le corps humain est comparable à une voiture puisqu'il est une machine complexe qui requiert constamment un entretien adéquat ; c'est bien le soin que nous prenons de nous-même qui fait la différence quant à l'état de

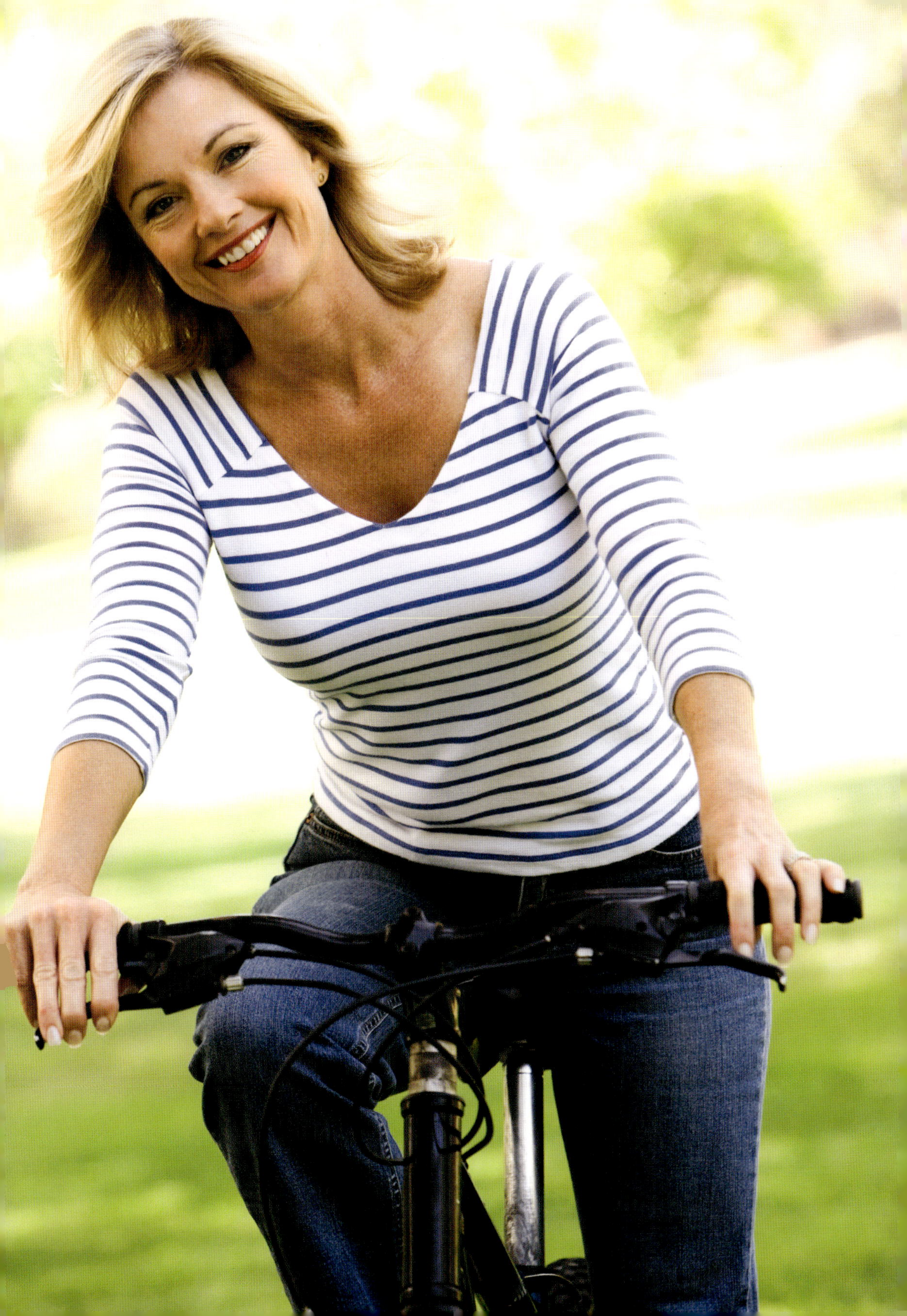

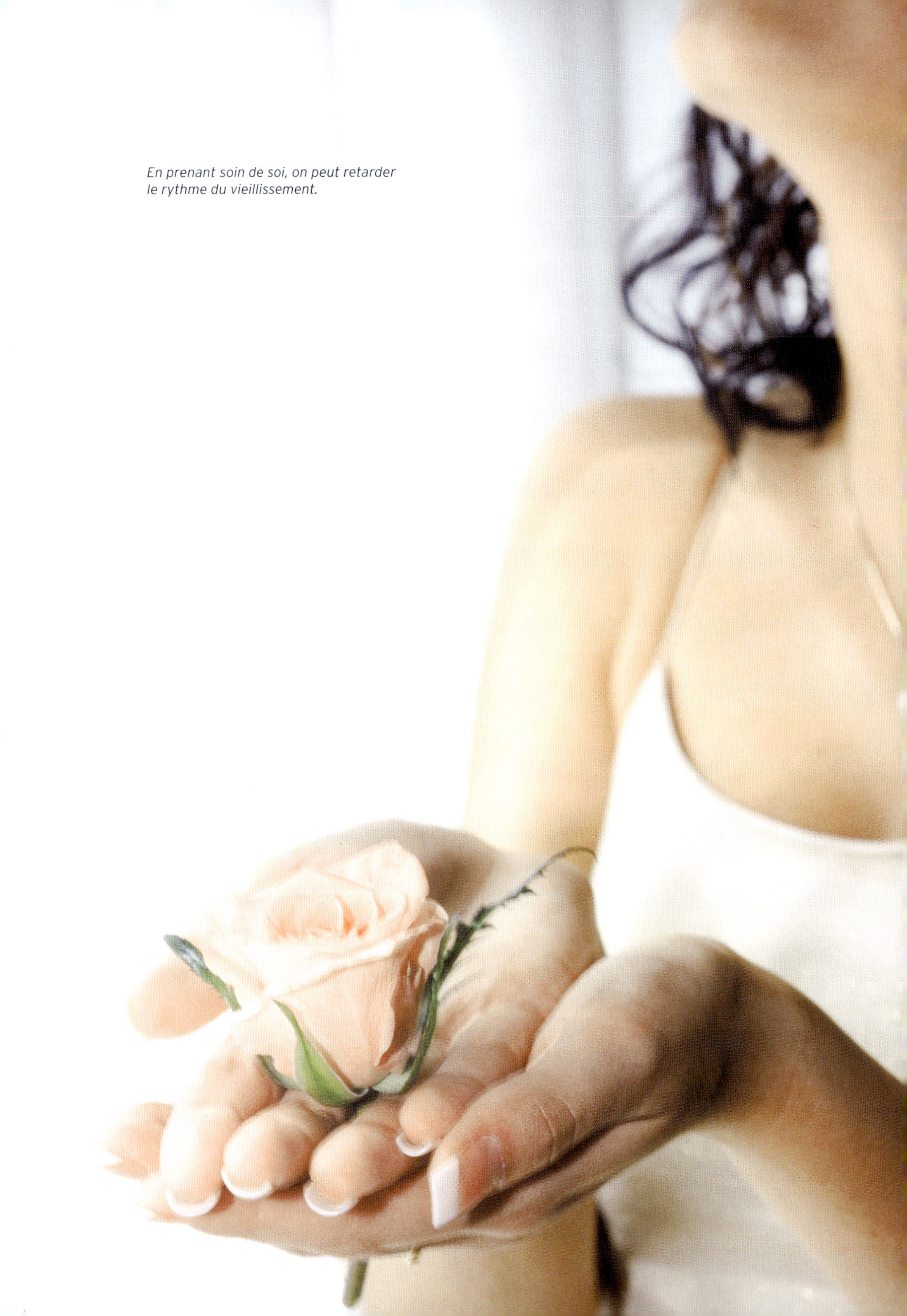

En prenant soin de soi, on peut retarder le rythme du vieillissement.

notre esprit et de notre corps. En nous entretenant, nous pouvons réellement retarder le rythme de notre vieillissement.

* L'avantage génétique

Le facteur génétique joue également un rôle important dans notre manière de vieillir. Je pense à ces personnes qui semblent éternelles, alors qu'elles ne prennent pas soin d'elles-mêmes. Vous avez probablement entendu parler d'une petite mamie de 120 ans qui n'a jamais arrêté de fumer jusqu'à ses 100 ans, ou de tel autre arrière-grand-père qui consommait tous les matins ses œufs au bacon, buvait trop, et qui, malgré cela, a eu un enfant à 80 ans et a vécu jusqu'à 100 ans.

Évidemment, certaines personnes vieillissent mieux que d'autres et sont génétiquement programmées pour jouir d'une bonne santé et d'une longévité étonnante ; néanmoins, la plupart des mortels ne sont pas aussi chanceux. Nous vieillissons « normalement », ce qui veut dire que nous commençons à montrer à l'âge mûr des signes d'usure naturelle. Mais le pire est que, par négligence et laisser-aller, nous accélérons ce processus.

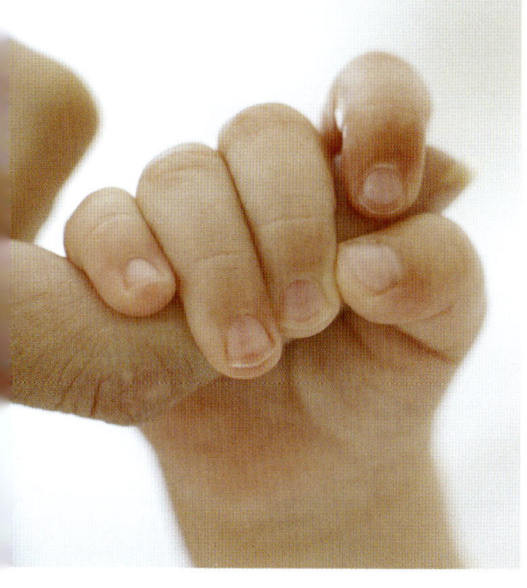

Pour reprendre l'analogie avec l'automobile, pensons aux merveilles qu'un expert mécanicien peut faire avec une voiture d'occasion. Après quelques soins réparateurs, un véhicule usé peut avoir une nouvelle vie. Une révision adéquate et la voiture paraîtra neuve et fonctionnera de la même manière. Si on en prend soin régulièrement, elle pourra continuer ainsi longtemps.

La « mise au point » est également valable pour les personnes ; il existe des outils accessibles qui peuvent faire de nous les mécaniciens compétents de notre propre machine.

* Une formule en dix points

La formule que nous proposons comporte dix points ; c'est un programme complet qui répond à la plupart des inquiétudes que cette entrée dans l'âge mûr soulève. Il ne s'agit pas de suivre un régime rigide et insipide ni de faire du sport jusqu'à en perdre haleine. On préfère tous nos vieilles habitudes à un programme de cette sorte ; on se dit « plutôt vieux que malheureux ». L'ouvrage que vous tenez entre vos mains propose une nouvelle devise : « ni vieux ni malheureux ». Le plus court chemin vers le bien-être passe par une meilleure connaissance de notre fonctionnement – notamment de ce que nous mangeons. Cette démarche requiert toute notre attention : à nous de faire des choix intelligents qui nous soient désormais avantageux. Cela passe par une écoute et un amour de nous-même.

Ce programme doit nous apprendre à mieux profiter de la vie. Les changements doivent être introduits les uns après les autres, jour après jour. Ainsi ils agiront en synergie. Toutes ces nouvelles habitudes sont complémentaires, et c'est en appliquant l'ensemble du programme qu'on en tire un profit maximal.

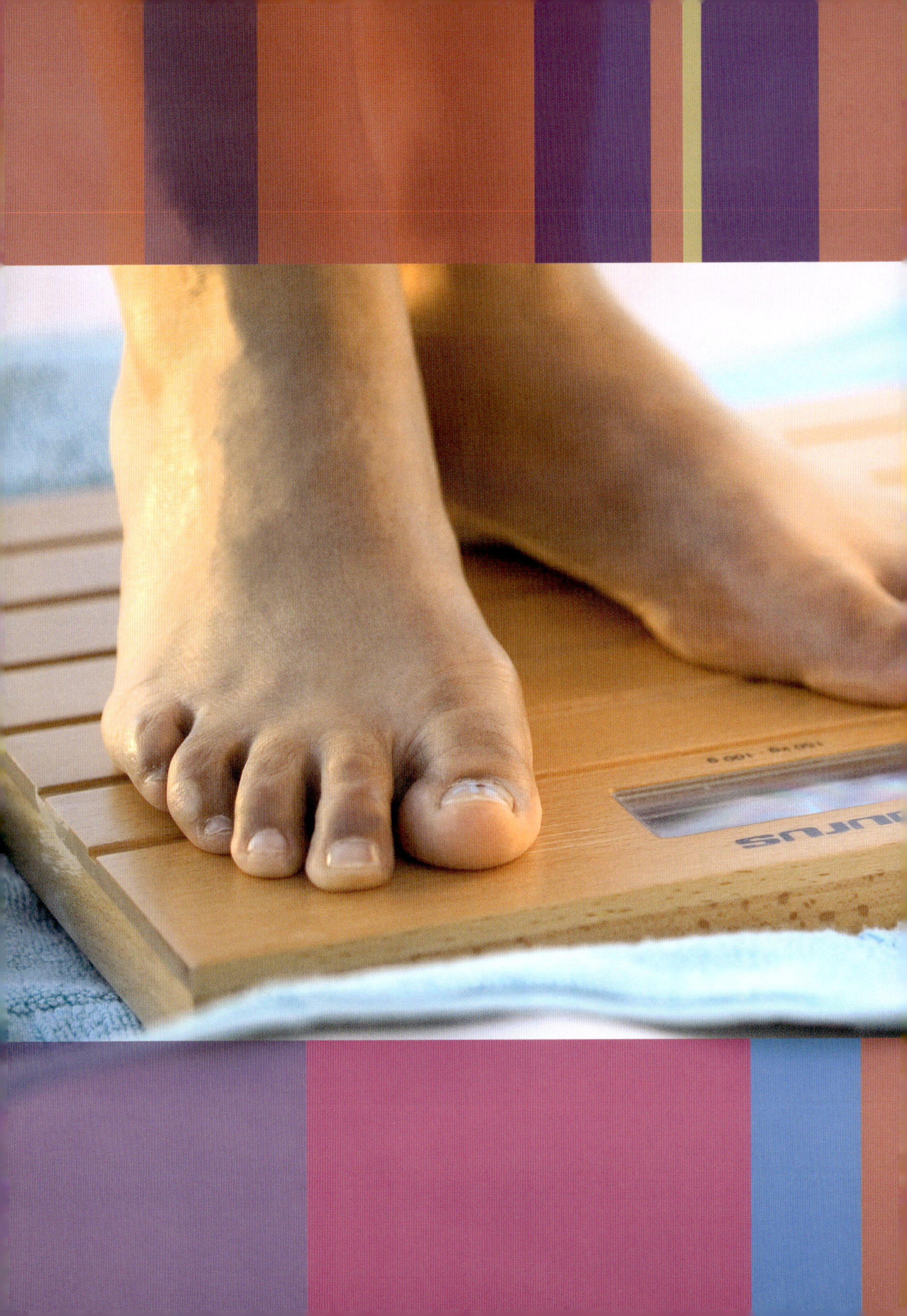

Dites adieu à une décennie *de kilos en trop*

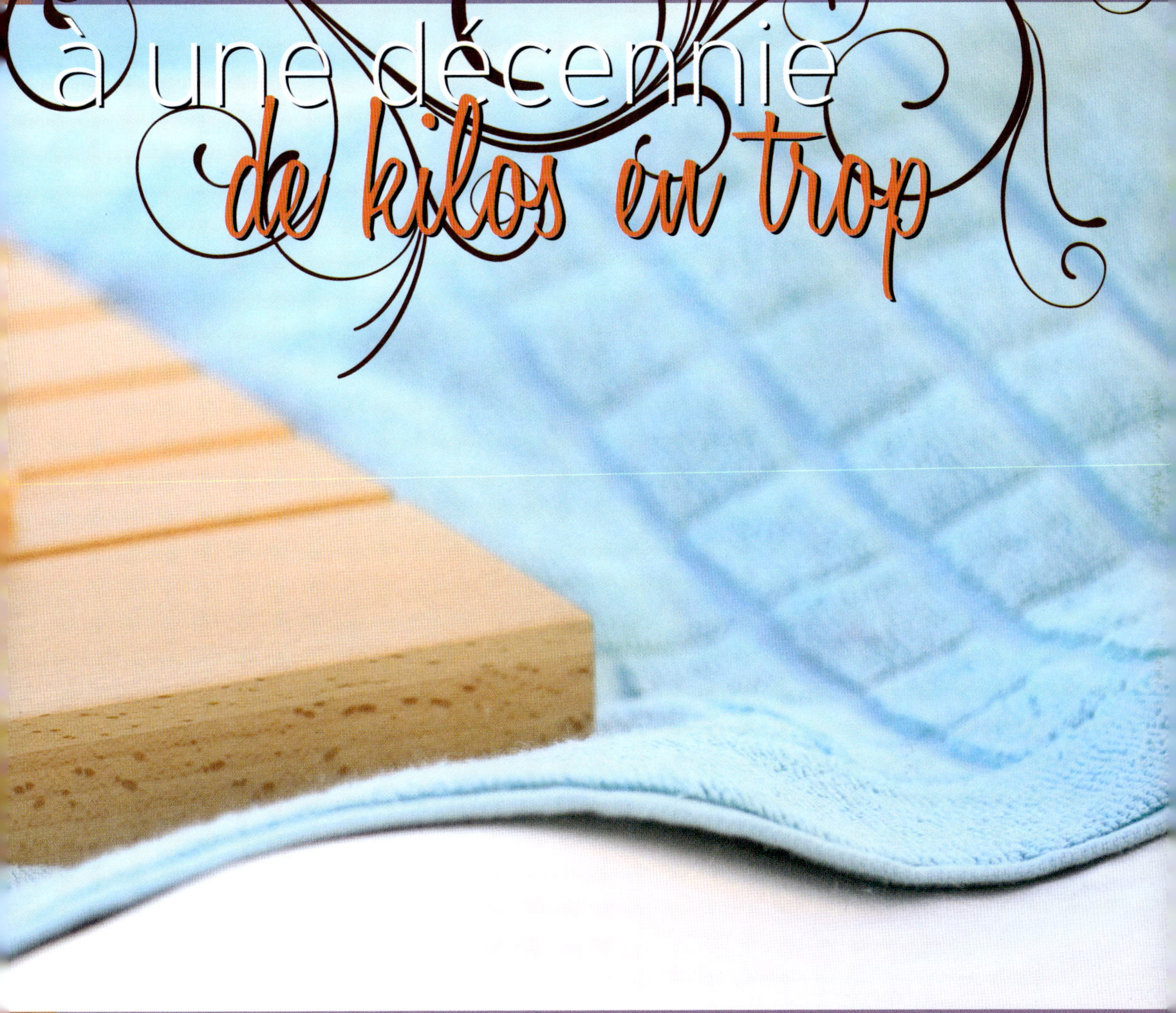

Perdre du poids, améliorer sa santé, se sentir plus jeune… quoi d'autre ? En seulement 10 semaines, ce régime doit vous permettre de retrouver la forme en régénérant votre organisme.

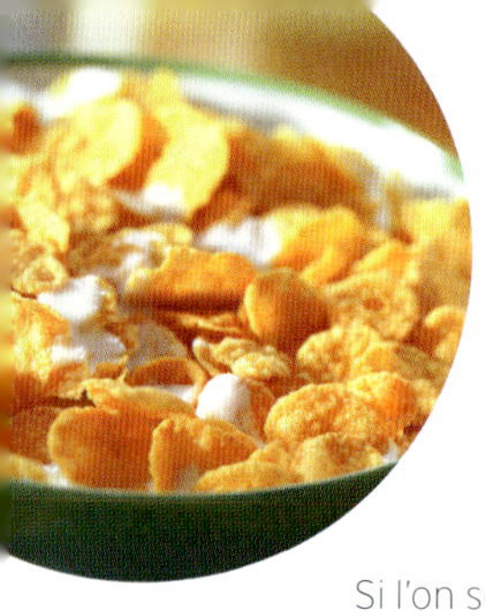

Comment perdre DU POIDS

Si l'on souhaite retrouver un corps plus léger et plus mince, libéré des kilos accumulés au cours des dernières années, faire attention à son alimentation est un bon point de départ pour un traitement de jouvence. Nous utiliserons l'alimentation comme le moyen de revitaliser et régénérer l'organisme.

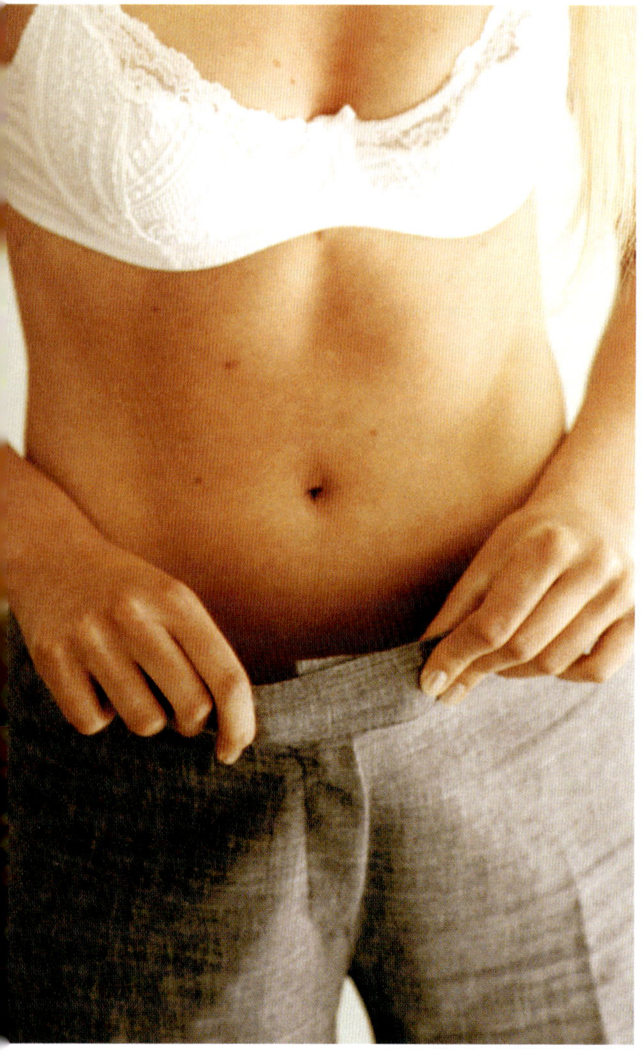

Les aliments sont une arme très puissante, pour le meilleur et pour le pire lorsqu'il s'agit de notre organisme. Selon ce que nous mangeons, nous pouvons accumuler des toxines et provoquer un surpoids, un vieillissement accéléré et une santé précaire, ou au contraire ralentir ces procédés et même les inverser.

Vous trouverez dans ce chapitre quelques principes diététiques simples qui constituent la base du programme proposé. L'idée est d'incorporer progressivement ce programme à votre régime habituel et, une fois assimilé, de l'adapter à vos préférences personnelles.

Ces règles sont là pour vous aider à maigrir et à augmenter votre tonus musculaire. De plus, elles entraînent des améliorations visibles de votre santé physique et mentale. En peu de temps, vous constaterez que vous avez plus d'énergie et, qui plus est, vous n'aurez pas faim.

* Perdre des kilos, perdre des années

La plupart des gens sont paniqués lorsqu'ils découvrent que, à partir de 40 ans, ils peuvent prendre en moyenne 5 kilos par décennie. Le pire est que personne ne se rend compte avec précision de comment ni pourquoi cette « invasion » de kilos supplémentaires s'est produite.

J'entends si souvent au club de sport des femmes faire ce genre de commentaires à propos de leur situation : « Avant, je pouvais manger n'importe quoi, sans avoir à me battre contre la balance. Au pire, quelques jours de diète suffisaient à remettre les choses en ordre. Alors que maintenant, même si je fais attention, je grossis ! » Il se trouve que leur organisme subit les effets d'une « crise énergétique de l'âge mûr », ce qui signifie qu'une

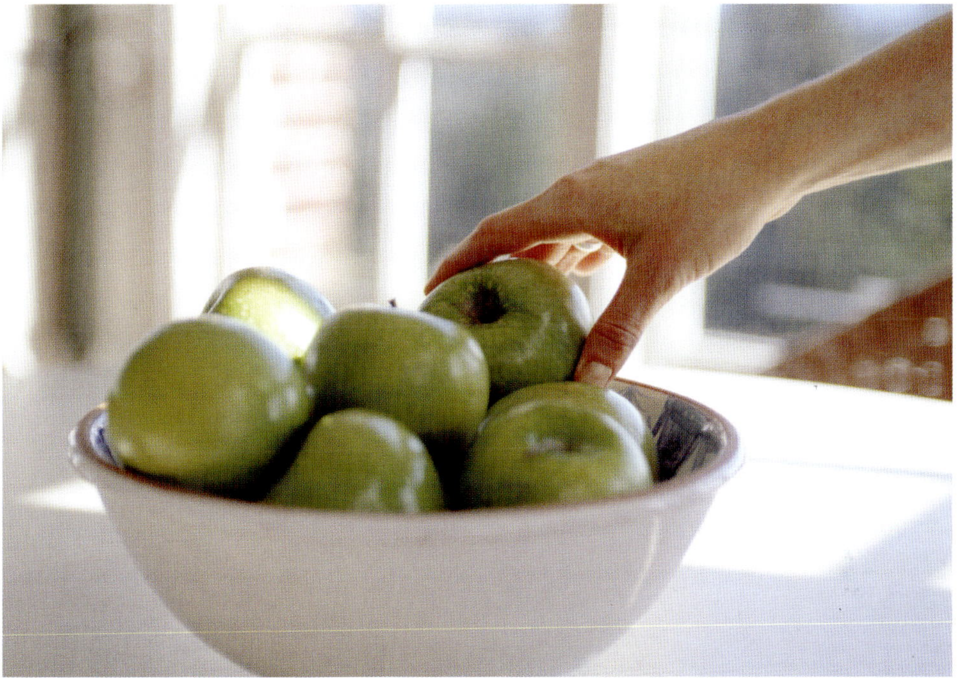

À partir de 40 ans, on peut prendre en moyenne jusqu'à 5 kilos tous les 10 ans.

baisse du rythme du métabolisme est la cause de nombreux problèmes associés au processus naturel du vieillissement.

Cette baisse du rythme métabolique est agravée si l'on mange des aliments inadéquats. Même de nos jours, où l'on a davantage conscience de ce qu'on mange, beaucoup de gens croient manger correctement quand, en fait, ils ont un régime pauvre en nutriments, qui favorise le vieillissement des cellules ; or c'est ce qui donne l'impression de ne plus pouvoir rien faire comme avant.

Les effets de cette forme de dénutrition (parmi lesquels on trouve la fatigue, la perte de tonus musculaire, les maladies cardiaques et le diabète) ne sont parfois patents qu'une fois la maturité passée. Trop de personnes considèrent d'ailleurs ce fait comme inévitable, et pensent qu'elles vieillissent et que la dégradation est « incluse dans le lot ». Heureusement, ce n'est qu'une idée reçue ! Une telle dégradation n'a pas lieu d'être. Nous pouvons la prévenir ou l'amoindrir si elle s'est déjà manifestée. Pour y parvenir, l'un des moyens consiste à manger avec bon sens, grâce à ce programme qui, soit dit en passant, ne fera pas de vous une femme frustrée, triste, lasse, épuisée comme c'est souvent le cas avec les régimes trop catégoriques, pauvres en calories ou en nutriments.

* Le programme en 10 semaines

L'objectif de ce plan diététique est que votre organisme fonctionne en harmonie avec la nature et que cela se reflète tant à l'intérieur qu'à l'extérieur de vous : une belle peau, des cheveux sains et brillants, de l'entrain et une jolie silhouette.

Vous pourrez profiter de beaucoup d'aliments que vous aimez, et aussi d'autres dont vous avez moins l'habitude. Certaines personnes ont du mal à sortir de leur routine alimentaire : elles mangent toujours le même genre d'aliments et n'en goûtent que rarement de nouveaux. Certains diététiciens avancent même que la routine alimentaire peut conduire à manger excessivement. C'est pourquoi notre programme insiste sur le fait de goûter de nouveaux plats, pas seulement ceux qui vous permettront de combattre cet ennui culinaire qui conduit à l'anxiété et aux crises de boulimie, mais aussi ceux qui vous apportent les nutriments indispensables à notre organisme.

Une autre différence essentielle introduite par ce plan réside dans la préparation des plats, sans les ingrédients superflus et nocifs que sont les « mauvaises graisses », le sucre raffiné, le sel et autres additifs chimiques.

Une précision s'impose : il ne s'agit pas d'un régime utile seulement pour perdre du poids. Envisagez-le sous un angle plus ambitieux : un moyen de se nourrir correctement et de retrouver sa pleine santé. Gardez bien en tête également qu'il ne s'agit pas de pallier des problèmes de santé ponctuels mais qu'il s'agit d'un programme générique qui corrige certaines mauvaises habitudes alimentaires.

Si vous avez un problème de santé précis, il vaut évidemment mieux consulter votre médecin, un naturopathe ou un nutritionniste. Par exemple, ce programme recommande la consommation de légumes en général, mais, si vous souffrez de problèmes articulaires (comme l'arthrose), certains légumes comme la pomme de terre, la betterave, la tomate et le poivron pourraient accroître l'inflammation dans la zone affectée.

De toute façon, ce plan d'attaque (qui doit durer 10 semaines) vous servira à mettre en place certains changements. Pendant cette période, vous commencerez à modifier progressivement vos habitudes diététiques, simplement mais efficacement et vous introduirez chaque semaine un autre changement, peu à peu. Lorsque vous serez arrivée à la fin des 10 semaines, toutes ces corrections, ajoutées les unes aux autres, vous auront fait perdre de la graisse et gagner une meilleure santé.

→ La première semaine : boire huit verres d'eau par jour

L'eau est la composante la plus importante des cellules des êtres vivants et elle est indispensable à l'équilibre minéral qui permet à notre organisme de fonctionner normalement. Cependant, malgré son importance vitale, nous oublions souvent d'en boire ou, pire encore, nous préférons d'autres types de liquides comme les sodas sucrés, le café, le thé et l'alcool qui provoquent l'effet contraire :

Un avertissement

L'eau du robinet contient souvent du chlore et d'autres substances chimiques ou des polluants comme le plomb, l'aluminium ou des résidus de pesticides provenant de l'agriculture. Il est préférable de boire de l'eau minérale.

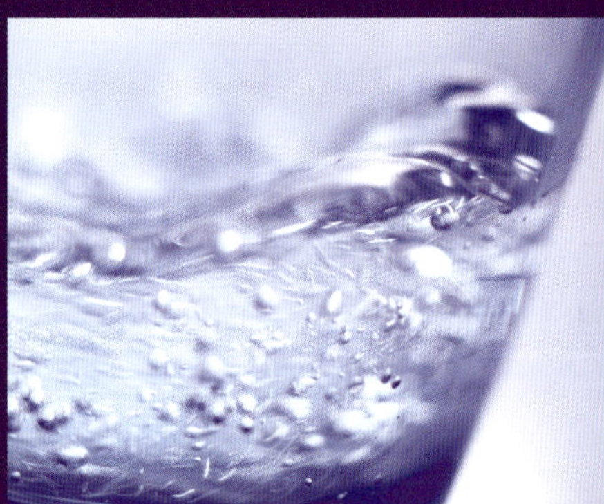

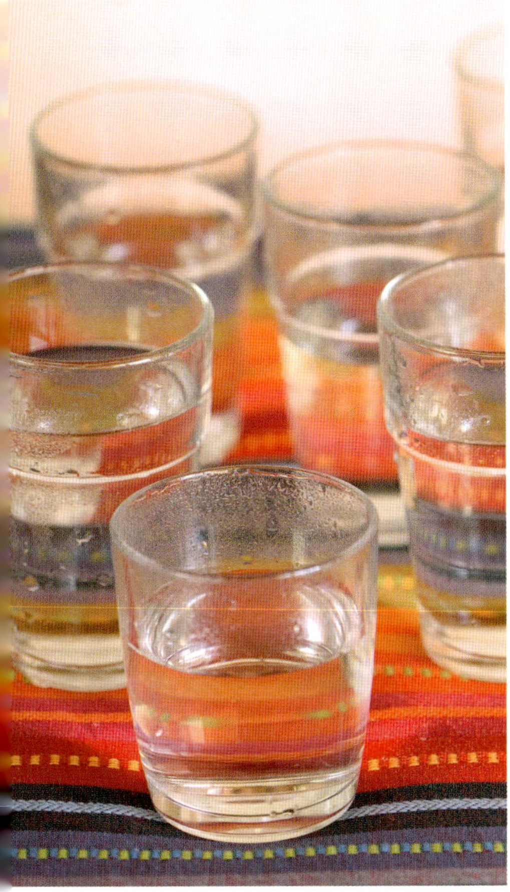

ils enlèvent à l'organisme plus d'eau qu'ils ne lui en fournissent par leurs propriétés diurétiques et déminéralisantes. En outre, avec le temps qui passe, nous perdons de l'eau et, d'une certaine manière, vieillir consiste à se déshydrater doucement. Un bébé a environ 80 % d'eau corporelle tandis qu'un vieillard n'en a que 55 %.

Boire de l'eau en quantité suffisante est donc l'un des moyens les plus efficaces pour rajeunir. Une mesure préventive consiste à boire huit verres d'eau par jour qu'on pourra répartir ainsi : un verre en vous levant le matin, un ou deux autres verres avant chaque repas, indépendamment du fait que vous buviez des jus, des tisanes ou des soupes. Mieux vaut ne pas boire d'eau pendant les repas pour que les sucs gastriques fassent leur travail sans interférences « liquides » et pour favoriser la digestion.

Il faut également s'hydrater avant de faire du sport, et plus fréquemment s'il fait chaud. Le plus important est de ne pas attendre d'avoir une sensation de soif pour boire de l'eau, car c'est un signal clair de déshydratation au niveau cellulaire.

Parmi les nombreuses fonctions que l'eau remplit dans l'organisme, on citera celle de drainer les toxines, lubrifier les articulations et les espaces entre les organes, et d'éviter la constipation en émulsionnant les excréments.

Ce n'est pas mal pour un début, non ? Cette semaine vous permettra d'apprendre à restaurer votre eau corporelle et vous commencerez déjà à remarquer des changements. Et seulement en buvant de l'eau en quantité suffisante !

→ La deuxième semaine : tournez-vous vers le bio

Il faut dès maintenant vous mettre en quête d'aliments aussi proches de leur état naturel que possible, c'est-à-dire ceux auxquels on n'a pas enlevé de micronutriments (vitamines et minéraux), de fibres (substances cellulosiques) et qui ne contiennent ni sel, ni sucre, ni additifs (édulcorants artificiels, stabilisants, conservateurs...). En somme, cela revient à éviter absolument tous les aliments en conserve, précuisinés et raffinés.

Les produits naturels sont également meilleurs d'un point de vue nutritionnel puisqu'ils poussent dans des conditions qui préservent leur teneur en vitamines et en minéraux. Même si vous ne mangez bio que pendant ce programme, vous soulagerez déjà beaucoup votre foie. Cet organe vital est chargé d'éliminer de l'organisme toutes les substances chimiques potentiellement nocives qui passent par lui et, comme nous vivons dans un milieu très pollué, notre foie est très sollicité.

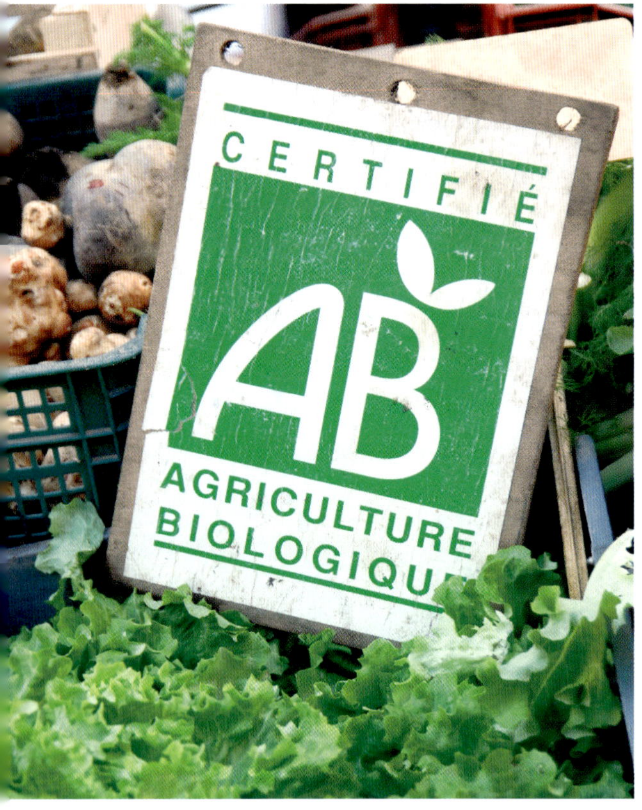

→ La troisième semaine : mangez davantage de fruits et légumes

Comme la majorité des gens, vous ne mangez pas assez de fruits et de légumes. Une règle primordiale à suivre est de s'habituer à manger une plus grande quantité et une plus grande variété d'« aliments vivants ». Ils contiennent des vitamines, des minéraux et des composés phytochimiques qui stimulent les défenses et ont une action antioxydante puissante qui peut retarder le processus de vieillissement.

Par exemple, les légumes à feuilles vertes, tels que le brocoli ou le chou vert, contiennent des substances différentes de celles présentes dans les fruits et les légumes de couleur orange ou jaune comme le melon, le citron ou la citrouille. Pour jouir de l'importante protection antioxydante que la nature peut vous offrir, vous avez besoin de manger une grande variété de légumes. Les plantes sont également une excellente source de fibres, ce qui est essentiel pour favoriser la digestion et combattre la constipation.

Un morceau de fruits est un en-cas parfait car il est rafraîchissant, rassasiant et permet de satisfaire le désir de manger quelque

Réduire la charge toxique de votre alimentation peut donner à votre foie le temps dont il a besoin pour rajeunir avec le reste de l'organisme.

Dans les paragraphes qui décrivent chaque semaine du programme, de nombreuses recommandations diététiques sont présentées. Toutes renvoient à des aliments biologiques. Pour ce qui est des fruits et des légumes qui peuvent être consommés avec la peau, il faut simplement bien les laver avant de les manger. Ceux qui viennent de l'agriculture conventionnelle devront être pelés, car c'est dans la peau que les pesticides sont concentrés. Certains fruits et légumes sont même recouverts de cire (comme les pommes, les piments ou les poivrons), une substance qui « scelle » les produits chimiques qui sont sur la peau.

La meilleure alternative

Ce sont les aliments provenant de l'agriculture biologique, qui ne sont pas pollués par les insecticides ni couverts de cire ni frelatés d'aucune manière.

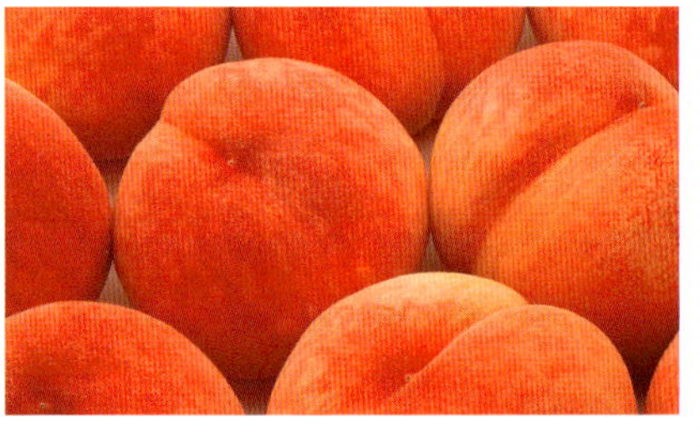

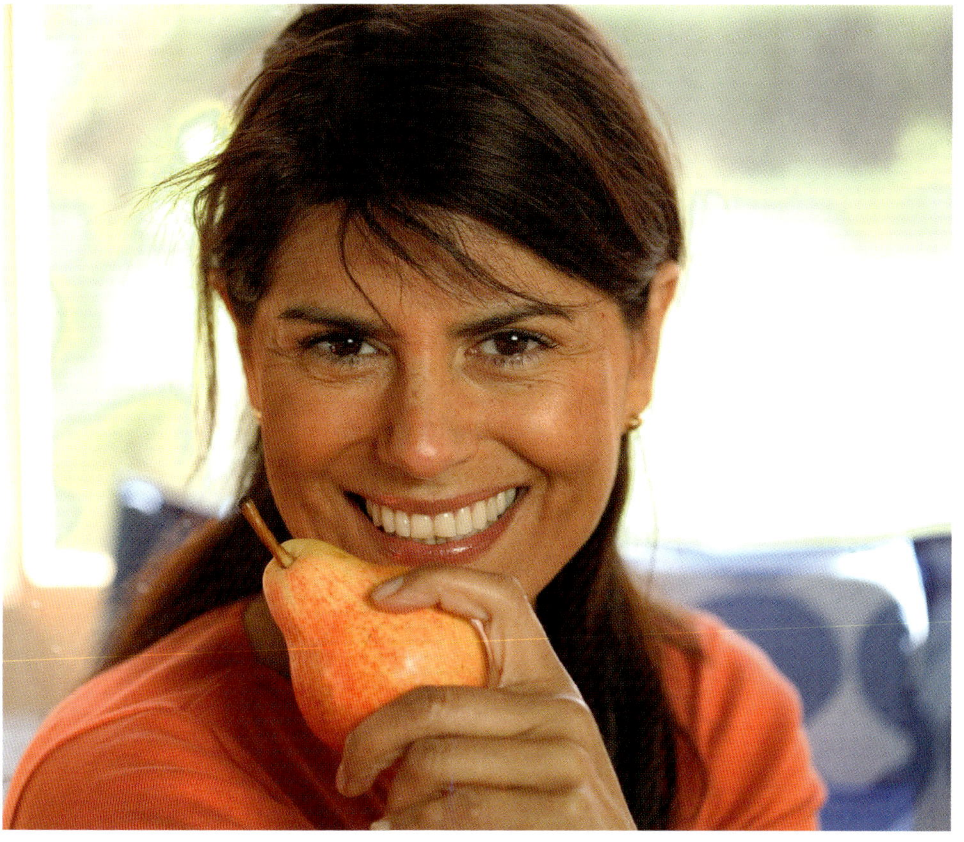

L'idéal serait...

de consommer chaque jour entre cinq et huit portions de légumes différents (une portion = une demi-tasse) et trois portions de fruits (une portion = une pomme, une poire ou une orange de taille moyenne, ou une tasse de salade de fruits) que vous pouvez manger crues, cuites ou en jus.

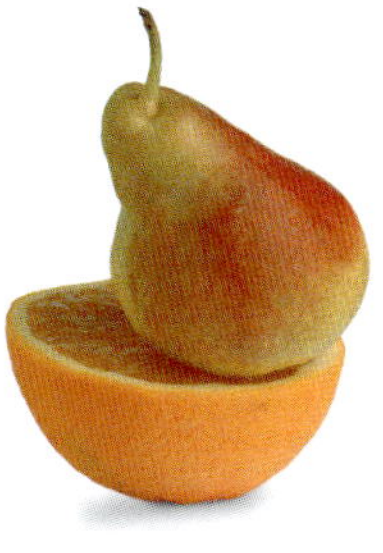

chose de sucré. Il faut néanmoins émettre une réserve : si vous éprouvez souvent une forte envie de manger du sucré, c'est probablement dû à un déséquilibre du niveau de glucose dans votre sang. Si c'est le cas, pendant au moins 6 semaines, vous devrez vous passer de fruits et d'autres aliments qui provoquent des baisses de sucre. Consultez les pages 36-38 pour plus de détails à ce sujet.

Si vous êtes végétarienne, vous n'aurez aucune difficulté à suivre ce régime ; si votre régime est omnivore ou ovo-lacto-végétarien, vous devrez simplement faire plus de place aux plats de légumes et de fruits.

Tableau des vitamines (en mg par 100 g de chaque aliment)

Fruits	Vitam. A	Vitam. E	Vitam. B1	Vitam. B2	Vitam. B3	Vitam. B6	Vitam. C
Avocat	12	3	0,08	0,15	1,1	0,5	13
Abricot	298	0,5	0,04	0,05	0,7	0,07	10
Myrtille	26	*	0,02	0,02	0,4	0,06	22
Cerise	14	0,1	0,04	0,04	0,3	0,05	15
Prune	35	0,8	0,07	0,04	0,4	0,05	5
Cachiman	0	*	0,09	0,11	1	*	*
Framboise	7	4,5	0,03	0,07	0,3	0,08	25
Fraise	13	0,2	0,03	0,06	0,6	0,06	6
Cassis	23	1	0,05	0,05	0,3	0,08	189
Groseille rouge	7	0,2	0,04	0,03	0,2	0,05	36
Figue	8	*	0,06	0,05	0,5	0,1	3
Kiwi	*	*	0,02	0,05	0,4	*	100
Citron	2	*	0,04	0,01	0,1	*	51
Mangue	*	1	0,05	0,04	0,7	*	30
Pomme	7	*	0,02	0,03	0,3	0,05	1
Pêche	73	0,3	0,03	0,05	0,9	0,03	10
Melon vert	*	0,1	0,05	0,03	0,5	*	25
Mûre	*	*	0,05	0,04	0,4	*	10
Orange	15	*	0,09	0,04	0,4	0,05	50
Nèfle	*	*	*	*	*	*	2
Papaye	125	*	0,03	0,04	0,4	*	70
Poire	5	0,4	0,03	0,04	0,2	0,02	5
Ananas	10	*	0,08	0,03	0,2	0,08	20
Banane	38	0,5	0,05	0,06	0,7	0,37	11
Pastèque	58	*	0,05	0,05	0,3	0,07	10
Raisin	5	*	0,05	0,03	0,3	0,07	4

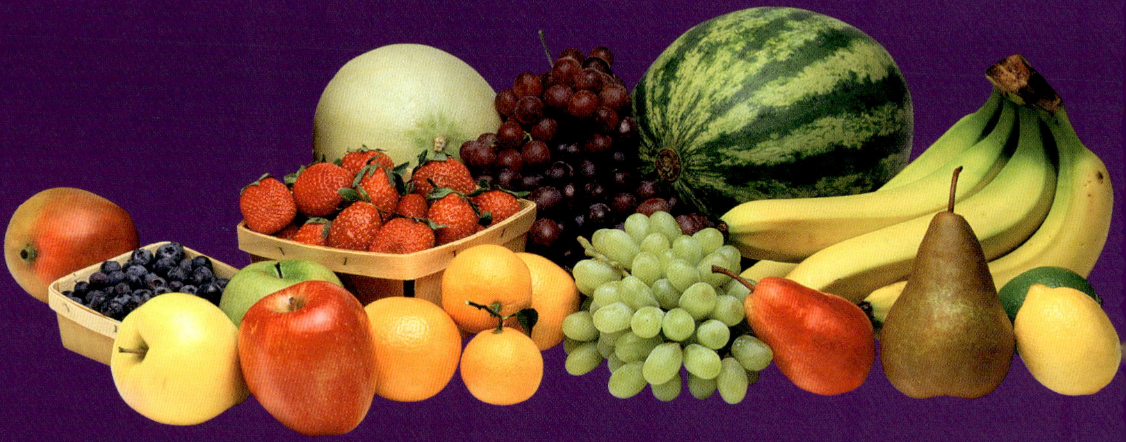

Légumes	Vitam. A	Vitam. E	Vitam. B1	Vitam. B2	Vitam. B3	Vitam. B6	Vitam. C
Blette	583	*	0,1	0,2	0,6	*	39
Ail	*	+	0,2	0,08	0,6	*	14
Céleri	*	*	0,03	0,04	0,3	*	7
Oignon	33	0,1	0,03	0,03	0,2	0,13	10
Chou-fleur	21	0,1	0,1	0,11	0,6	0,2	69
Endive	216	*	0,05	0,03	0,2	0,05	10
Épinard	816	1,7	0,1	0,2	0,6	0,2	51
Fenouil	783	6	0,2	0,1	0,2	0,1	93
Gingembre	*	*	*	*	*	*	*
Laitue	150	0,4	0,06	0,08	0,4	0,06	29
Navet	+	*	0,03	0,03	0,4	0,06	29
Pomme de terre	2	0,1	0,1	0,05	1,2	0,2	22
Concombre	28	0,1	0,02	0,03	0,2	0,04	8
Persil	1,2	*	0,14	0,3	1,4	*	166
Poivron	100	3,1	0,07	0,05	0,4	0,27	140
Betterave	0	0	0,04	0,05	0,6	0,08	25
Tomate	133	0,8	0,06	0,04	0,6	0,1	24
Carotte	1,1	0,6	0,06	0,05	0,6	0,1	8

* = inconnu ; + = traces.

Boire : un atout santé

Les jus constituent une manière rapide et agréable de manger des fruits et des légumes à n'importe quelle heure de la journée. Lorsqu'on presse les fruits et les légumes, on ne prend que la partie digeste de leurs fibres et on profite d'une plus grande quantité de vitamines et de minéraux. Utilisez des fruits et des légumes issus de l'agriculture biologique chaque fois que c'est possible pour profiter de leurs peaux (dans lesquelles on trouve de nombreuses vitamines) sauf pour la banane, la mangue, l'ananas, le citron et l'orange. La variété de jus à préparer est presque illimitée et, selon les ingrédients, nous favorisons par ce biais une partie ou une fonction de notre organisme. Voici quelques recettes intéressantes :

Riches en minéraux et vitamines

- **Calcium :** 3 feuilles de chou, une poignée de persil, 4 carottes et une demi-pomme.
- **Fer :** 3 feuilles de betterave, 4 carottes, un poivron vert et une demi-pomme.
- **Magnésium :** une gousse d'ail, un petit bouquet de persil, 4 carottes, 2 pincées de céleri.
- **Acide folique :** 2 feuilles de chou, un petit bouquet de persil, une poignée d'épinards et 4 carottes.
- **Vitamine E :** une poignée d'épinards, 4 carottes, 4 asperges et un bouquet de chou-fleur.
- **Provitamine A :** un petit bouquet de persil, une poignée d'épinards, 4 carottes et une demi-pomme.

Tableau des minéraux (en mg par 100 g de chaque aliment)

Fruits	Sodium	Potassium	Calcium	Phosphore	Magnésium	Fer	Fluor
Avocat	3	503	10	38	29	0,6	*
Abricot	2	280	17	22	9	0,6	0,01
Myrtille	1	73	13	11	2	0,9	0,02
Cerise	3	210	20	20	15	0,4	0,02
Prune	2	221	14	18	10	0,4	0,02
Cachiman	*	*	15	40	*	0,6	*
Framboise	3	153	18	13	16	2,6	*
Fraise	2	156	24	25	15	1,0	0,02
Cassis	5	98	15	10	*	0,3	*
Groseille rouge	+	110	7	7	*	0,3	*
Figue	2	217	54	32	20	0,6	0,02
Kiwi	4	295	40	31	24	0,5	*
Citron	2	142	11	12	10	0,2	*
Mangue	7	190	10	13	18	0,5	*
Pomme	2	109	7	8	4	0,3	0,01
Pêche	1	204	8	21	9	0,5	0,02
Melon vert	14	320	19	30	20	0,8	*
Mûre	2	260	36	48	15	1,6	*
Orange	1	157	11	16	12	0,2	0,01
Nèfle	6	250	30	28	11	0,5	*
Papaye	3	200	23	15	40	0,4	*
Poire	2	128	9	13	8	0,3	0,01
Ananas	1	149	15	9	*	0,3	*
Banane	1	382	8	27	36	0,7	0,02
Pastèque	1	158	15	15	3	0,4	0,01
Raisin	3	132	12	12	9	0,4	0,01

Des jus pour pallier certains troubles

• **Cholestérol :** une poignée d'épinards, une poignée de graines germées de luzerne, 4 carottes et une pomme.

• **Circulation :** une poignée d'épinards, 3 feuilles de chou, 4 carottes, 2 gousses d'ail, un demi-poivron et une pomme.

• **Insomnie :** 3 feuilles de laitue et une gousse d'ail.

• **Stress :** 2 feuilles de chou, un petit bouquet de persil, une gousse d'ail, une carotte, un demi-poivron rouge, une tomate et une petite fleurette de brocoli.

• **Rhume :** 4 tomates, un demi-concombre, un demi-poivron vert, une gousse d'ail et 2 branches de céleri.

• **Rétention de liquide :** 2 pommes et un radis rouge.

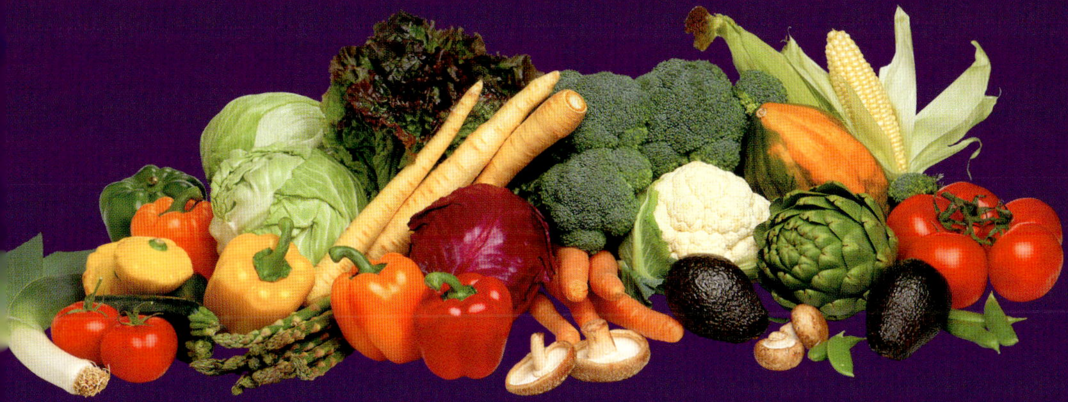

Légumes	Sodium	Potassium	Calcium	Phosphore	Magnésium	Fer	Fluor
Blette	90	376	103	39	*	2,7	*
Ail	*	*	38	134	*	1,4	*
Céleri	96	291	50	40	27	0,5	*
Oignon	9	175	27	42	11	0,5	0,04
Chou-fleur	16	311	22	72	17	1,1	0,01
Endive	4	192	26	26	13	0,7	*
Épinard	54	633	126	51	58	4,1	0,1
Fenouil	86	494	109	51	49	2,7	*
Gingembre	34	910	97	140	130	17	*
Laitue	10	224	37	31	11	1	0,03
Navet	18	322	32	30	15	0,9	*
Pomme de terre	3	443	9	50	25	1	0,1
Concombre	8	141	15	23	8	0,5	0,02
Persil	33	1 000	245	128	41	8	0,1
Poivron	2	213	10	26	12	0,7	*
Betterave	200	242	2	29	*	*	*
Tomate	6	297	13	27	20	0,5	0,02
Carotte	60	290	37	36	17	2,1	0,04

* = inconnu ; + = traces.

Les substances phytochimiques : où les trouver ?

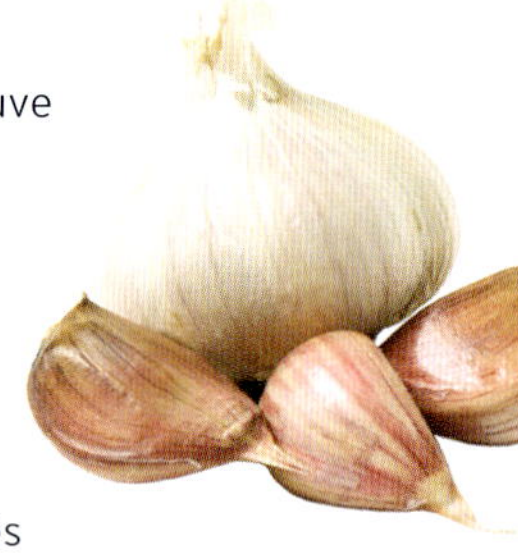

L'allicine et les autres composants du soufre (l'ail)

✷ L'ail mâché libère des composants soufrés parmi lesquels se trouve l'allicine, une substance responsable non seulement de l'odeur caractéristique de l'ail cru, mais aussi de sa puissante action antibactérienne. Ces composants du soufre ont d'autres bienfaits, comme ceux de lutter contre les tumeurs cancéreuses, de diminuer le cholestérol dans le sang, de prévenir les maladies infectieuses, de lutter contre le rhume et la grippe (on raconte même qu'au Moyen Âge les moines mangeaient d'énormes quantités d'ail pour se protéger de la peste). Mais n'oubliez pas que l'ail perd ses bienfaits une fois qu'on l'a cuit.

Les anthocyanes (les fruits rouges)

✷ Ces substances ont une grande capacité antioxydante. Elles se sont révélées efficaces dans la destruction de plusieurs types de carcinogènes courants. Parmi leurs vertus, elles permettent de lutter contre les affections oculaires, cardiaques, circulatoires et articulaires, et constituent un véritable allié pour la peau car elles adhèrent au collagène et permettent de le conserver dans son intégrité. Ces substances se trouvent dans les fruits rouges, comme les cerises, les fraises, les groseilles, les prunes, les raisins noirs, etc. Les anthocyanes des myrtilles sont particulièrement indiquées pour traiter les troubles oculaires. Le vin rouge est également riche en anthocyanes et on le recommande pour prévenir les affections cardio-vasculaires. Il faut cependant le consommer avec beaucoup de modération car le vin contient aussi de l'alcool qui n'est pas seulement l'ennemi du foie mais qui s'ajoute également aux calories qu'on appelle « vides ». Le choix le plus sain est le moût de raisin.

Les catéchines (le thé vert)

✷ Les catéchines sont aujourd'hui considérées comme l'un des neutralisants des radicaux libres les plus puissants. L'une d'elles, l'épigallocatéchine gallate (EGCG), est présente dans le thé vert ; elle a un effet antioxydant extraordinaire. Le vin rouge contient également des catéchines.

Le limonène (les agrumes)

✷ On en trouve dans l'huile essentielle d'orange et dans la peau et la pulpe blanche qui couvrent les autres agrumes. L'anis, l'aneth et la citronnelle en contiennent également. Cette substance stimule la production naturelle d'enzymes à l'origine de cellules qu'on appelle « killers », capables de détruire le cancer. On essaie actuellement ces plantes sur des patientes atteintes du cancer du sein.

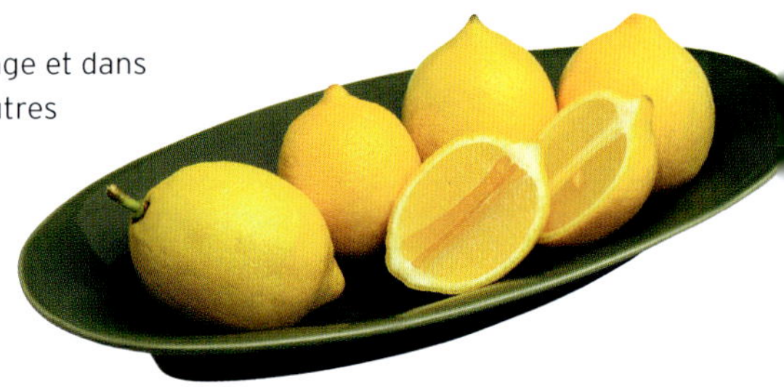

Le sulforaphane (le brocoli)

✷ Cette substance prévient l'apparition de tumeurs en désactivant les radicaux libres et en protégeant l'ADN de possibles agressions. Elle est présente dans le brocoli et les différentes variétés de chou. Essayez de manger fréquemment une portion de ces aliments. Ce sont de véritables fontaines de jouvence !

La lutéine (les légumes verts)

✷ Cette substance est un membre de la famille des caroténoïdes. Des études ont montré que les personnes qui consomment des aliments riches en lutéine sont beaucoup moins enclines à développer une dégénérescence maculeuse qui est la principale cause d'aveuglement au cours de la vieillesse, car la lutéine est l'une des caroténoïdes les plus efficaces dans la protection oculaire. On en trouve dans les légumes à feuilles vertes comme le chou, les blettes, les épinards, etc., ainsi que dans les légumes jaunes (maïs, carotte).

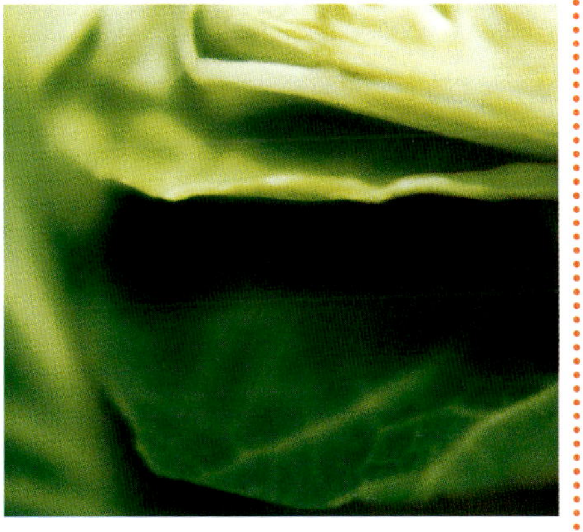

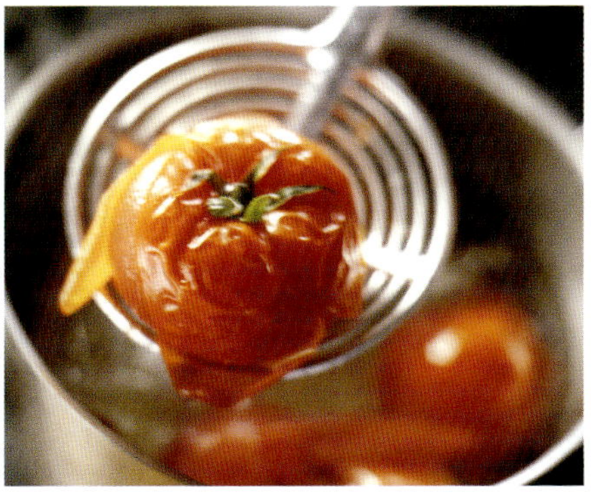

Le lycopène (les tomates cuites)

✷ L'étude menée autour de cette substance dura six ans et porta sur plus de 48 000 hommes ; les chercheurs de Harvard ont découvert que manger des tomates cuites, de la sauce tomate et de la pizza plus de deux fois par semaine réduit de 30 % le risque de développer un cancer de la prostate. Les chercheurs ont conclu que cela était dû au lycopène, substance chimique qui donne aux tomates leur couleur rouge et qui est un antioxydant puissant. Il semblerait que les tomates cuites apportent une meilleure protection que les tomates crues. Ce nutriment agit d'autant mieux s'il est accompagné d'un peu de graisse (référez-vous aux recettes de pizza et lasagnes végétariennes, qui contiennent du lycopène).

La quercétine (l'oignon)

✷ Ses propriétés sont antiallergiques et antioxydantes ; c'est un anti-inflammatoire naturel ; elle protège contre les maladies cardiaques et certaines formes de cancer. Les oignons rouges et jaunes sont de grandes sources de quercétine.

Vous trouverez de nombreux aliments riches en substances antioxydantes dans le chapitre des recettes.

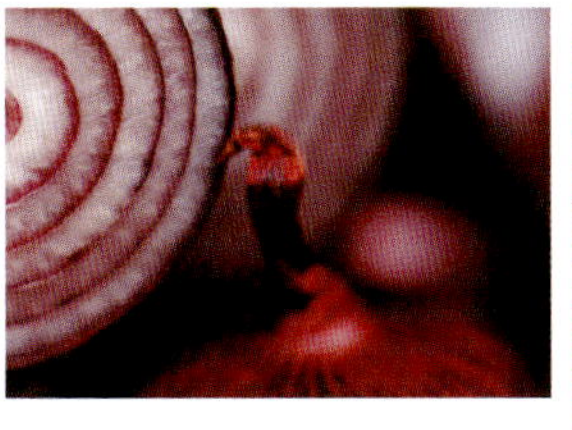

* Précieuse phytochimie

Les fruits et légumes contiennent une grande quantité de substances phytochimiques aux propriétés antioxydantes ; ces principes actifs issus de certaines plantes permettent de lutter contre les maladies et de retarder le vieillissement.

Vous en connaissez sans doute déjà beaucoup, comme la vitamine C – présente dans les poivrons, les fraises, le persil, les agrumes, etc. –, la vitamine E – présente dans le germe de blé, les fruits secs et les graines –, ou encore le carotène présent dans les fruits et les légumes de couleur jaune-orange. Mais il existe encore d'autres antioxydants plus puissants et moins connus. Vous trouverez p. 32-33 la liste des plus importants, accompagnée d'une description des aliments qui en contiennent. Essayez de les incorporer à votre régime alimentaire dès que possible.

→ La quatrième semaine : éloignez-vous du sucre et habituez-vous aux fibres

Cette semaine, nous essaierons de nous débarrasser d'une mauvaise habitude pour en favoriser une qui soit bonne. Comme vous le verrez, les deux sont liées.

Il faut nous concentrer sur les hydrates de carbone les plus adéquats. Ces nutriments se classent en deux catégories : les simples (les sucres rapidement assimilés) et les complexes (les amidons, d'assimilation lente). Comprendre la différence entre ces deux catégories est essentiel pour rétablir le métabolisme de la jeunesse car les uns accélèrent le processus de vieillissement et les autres nous font rajeunir.

Certains hydrates de carbone simples comme le sucre blanc, la saccharine, le glucose, le miel raffiné, le maltose et le dextrose se désagrègent rapidement dans le sang et provoquent une brusque augmentation du niveau de glucose juste après leur ingestion. Il s'ensuit l'apparition de symptômes comme la fatigue, la nausée, l'irritabilité, la somnolence, une baisse d'énergie... et l'envie soudaine de manger encore autre chose (en général de sucré) ou de boire un café. On satisfait alors ce désir de manger quelque chose de sucré et le cycle se répète indéfiniment.

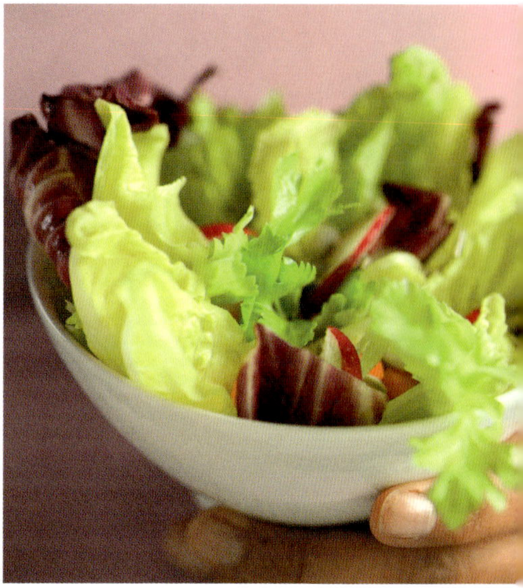

Le sucre

Certaines sortes d'hydrates de carbone peuvent être de véritables entraves pour notre métabolisme : outre l'excès de sucre dans le sang qui aggrave le problème de la résistance à l'insuline, elles provoquent de l'anxiété et une sensation d'avoir toujours besoin de manger quelque chose qui conduit à la consommation d'encore plus d'hydrates de carbone nocifs. Un cercle vicieux commence ainsi et se termine avec quelques kilos en trop et un système immunitaire affaibli.

La consommation excessive de sucre est la source de nombreux maux (obésité, diabète, arthrose, candidose, etc.).

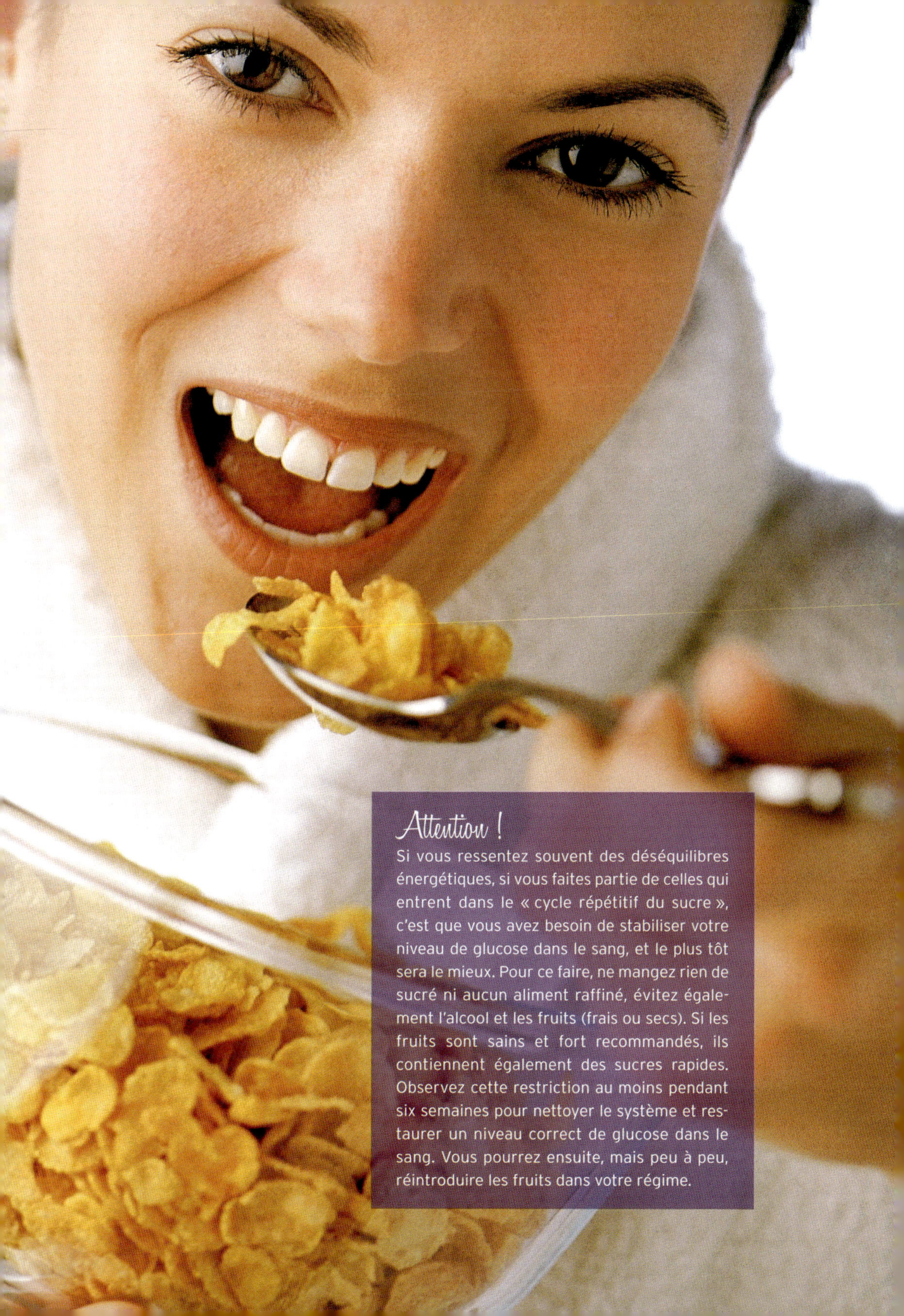

Attention !

Si vous ressentez souvent des déséquilibres énergétiques, si vous faites partie de celles qui entrent dans le « cycle répétitif du sucre », c'est que vous avez besoin de stabiliser votre niveau de glucose dans le sang, et le plus tôt sera le mieux. Pour ce faire, ne mangez rien de sucré ni aucun aliment raffiné, évitez également l'alcool et les fruits (frais ou secs). Si les fruits sont sains et fort recommandés, ils contiennent également des sucres rapides. Observez cette restriction au moins pendant six semaines pour nettoyer le système et restaurer un niveau correct de glucose dans le sang. Vous pourrez ensuite, mais peu à peu, réintroduire les fruits dans votre régime.

L'excès de sucre apporte une acidité anormale à l'organisme et celui-ci, pour contrer cet effet, va puiser dans ses réserves de calcium ; le sucre devient alors un « voleur de calcium ».

Il n'est pas recommandé de consommer les aliments qui contiennent ce type de sucres, tels que les pâtisseries industrielles (qu'elles soient raffinées ou complètes), certains pains, des céréales de petit-déjeuner sucrées, des produits laitiers sucrés, des desserts, des gourmandises, des glaces, du fast-food, certaines sauces et boissons sucrées. Lisez les étiquettes de ce que vous consommez !

D'une certaine façon, tous ces aliments sucrés fonctionnent comme des accélérateurs du vieillissement, car, si on en prend l'habitude, ils provoquent des déséquilibres de toutes sortes dans l'organisme.

Les édulcorants artificiels, comme le xylitol, le mannitol, l'aspartame et la saccharine, ne sont pas non plus très recommandés.

Si vous êtes prise d'un désir irrépressible de manger quelque chose de sucré, choisissez un morceau de fruit et, si vous voulez sucrer un aliment, utilisez des ingrédients plus naturels comme le sirop de pomme, le sirop d'érable, la mélasse ou le miel pur (qui n'a pas été soumis à la chaleur).

Mangez des hydrates de carbone complexes car ils finissent également par se transformer en sucre dans l'organisme. Mais ils le font lentement en évitant les variations brutales de sucre qu'on évoquait plus haut. Je pense aux céréales et à leurs dérivés (les pains et les copeaux de céréales au petit-déjeuner), aux pâtes, aux légumes, aux tubercules comme la pomme de terre, au manioc, à la patate douce et aux amidons comme la châtaigne et le maïs. Toutefois, même si tous les hydrates de carbone sont bons pour l'organisme, ils ne sont pas tous semblables et il faut en limiter les quantités.

N'oubliez pas !

Si vous mangez des confitures, choisissez-les sans sucre ni édulcorants ajoutés ; si vous buvez du jus d'orange naturel, n'ajoutez pas de sucre et salivez bien à chaque gorgée. Si vous buvez des infusions, ne les sucrez pas, ou très peu, pour vous habituer de nouveau aux saveurs naturelles. L'idée est de diminuer peu à peu la quantité de sucres que vous utilisez.

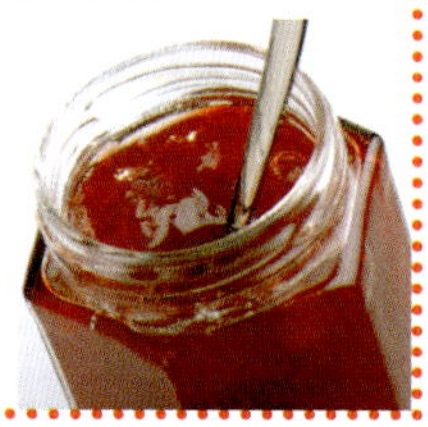

→ Devenez l'amie des fibres !

Par exemple, les céréales raffinées comme le riz blanc, les pains faits à base de farine de blé, les pâtes blanches, etc., provoquent une montée beaucoup plus rapide de sucre dans le sang que les farines complètes qui sont pleines de fibres – un élément qui retarde la décomposition des hydrates de carbone dans le sang.

Il existe deux types de fibres : solubles et insolubles. Celles qui sont insolublent se trouvent dans les aliments comme les algues, l'avoine, les fruits, les légumes ; elles aident à faire baisser les niveaux de cholestérol dans le sang.

Les fibres insolubles, présentes dans la composition du son de blé et de certains légumes, activent le mouvement des aliments dans les intestins et permettent d'éviter la constipation et d'autres problèmes digestifs. Vous trouverez dans l'encadré de la page 37 la liste de certaines particularités des fibres.

Malheureusement, au cours du raffinage de certains aliments, les fibres se défont. On recommande donc de consommer des aliments complets. Les fibres sont un allié précieux pour lutter contre le diabète car elles réduisent la vitesse à laquelle le glucose est libéré dans le flux sanguin.

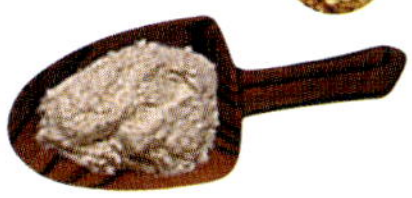

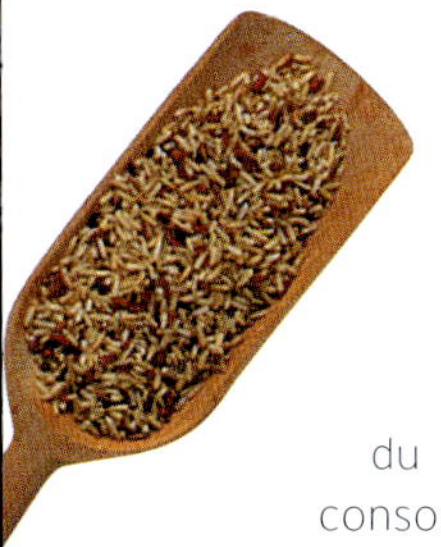

En résumé, consommer trop d'hydrates de carbone inadaptés et pauvres en fibres favorise le diabète et le vieillissement prématuré.

Dès la quatrième semaine du programme, évitez de consommer du pain blanc, des produits raffinés, des friandises, des pâtisseries et des boissons sucrées, au moins pendant le temps que dure le programme. Remplacez-les par des céréales complètes, que ce soit du pain, des pâtes, du riz, des flocons pour le petit-déjeuner ou du muesli sans sucre ajouté, rationnées au maximum à quatre portions par jour (une portion équivaut à une tranche de pain, une tasse de riz ou de pâte ou une tasse de céréales).

Nous vous recommandons également d'introduire dans votre régime d'autres céréales peu consommées habituellement (comme le

Tout sur les fibres

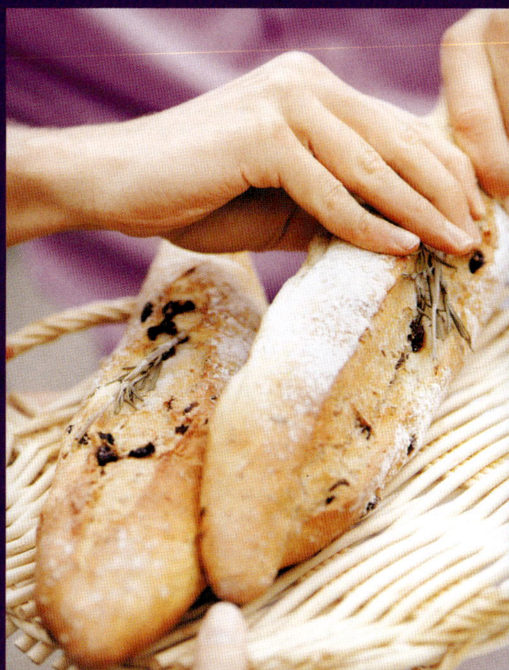

- Elles n'apportent ni calorie ni nutriment.
- Elles retiennent l'eau et permettent d'augmenter et de ramollir les excréments. Les selles avancent donc plus rapidement et plus facilement dans le côlon (c'est sa fonction anticonstipation).
- Cette réduction du temps dans le transit intestinal diminue l'action potentielle de substances cancérigènes sur le côlon.
- Elles retiennent également d'autres substances comme le cholestérol, les acides biliaires ou d'autres éléments toxiques. Elles réduisent donc les niveaux hépatiques et plasmatiques de cholestérol.
- Elles réduisent la pression interne digestive, ce qui préserve l'organisme des hémorroïdes et de l'appendicite.
- Elles occupent un grand volume dans l'estomac et donnent une sensation de satiété.
- Comme elles réduisent la vitesse de libération du glucose dans le sang, elles sont essentielles pour prévenir les altérations dans la sécrétion d'insuline.
- Elles retardent la décomposition d'hydrates de carbone dans l'organisme et préviennent les montées brusques de sucre dans le sang.
- Elles sont riches en magnésium (le minéral qui protège contre le diabète) et en acide phytique, une substance phytochimique qui joue sans doute également un rôle dans la régulation du sucre.

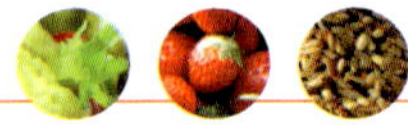

Goûtez de nouvelles céréales

Il existe des céréales peu connues, même si leurs origines remontent à l'Antiquité, comme l'amarante, le quinoa et d'autres qu'on ne consomme que de temps en temps, ou encore le boulgour et le millet. Les céréales ne se résument pas au blé, au riz et aux flocons d'avoine.

✷ **Le quinoa,** qu'on utilise comme une céréale, est en fait le fruit sec d'une plante originaire de Bolivie et du Pérou. Les Incas appelaient le quinoa « la graine-mère » et en faisaient un aliment sacré car ils pensaient qu'il favorisait la santé et la longévité. Ils avaient l'intuition de ce que les nutritionnistes ont découvert récemment : le quinoa est une source riche de protéines de haute qualité, qu'on ne trouve que dans la viande ou les produits laitiers (il contient d'ailleurs plus de calcium que le lait). Sa texture est légère et spongieuse ; il est très digeste. Il existe aussi sous forme de flocons pour le petit-déjeuner et de farine.

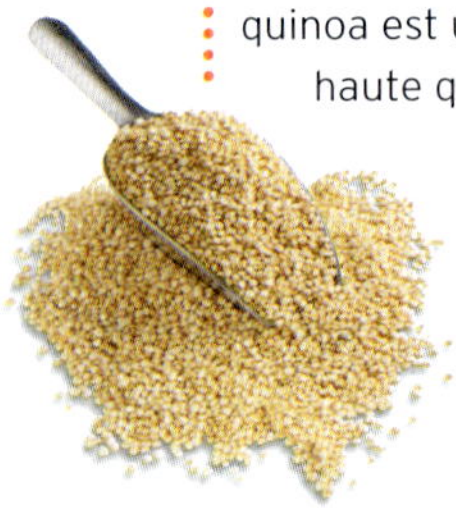

On peut l'utiliser alors pour cuisiner des pains et des galettes. C'est une excellente alternative pour les personnes qui ont développé une intolérance au gluten.

✷ **L'amarante** était, voilà plus de 500 ans, l'aliment de base des Aztèques. C'est une petite graine dont le goût rappelle un peu la noix et qui a l'apparence du sésame. À la différence des autres céréales, l'amarante est riche en lysine, l'un des huit acides aminés que l'organisme ne sait pas synthétiser. On peut le manger comme du riz ou alors l'utiliser pour faire du pain.

✷ **Le millet** est la céréale idéale pour lutter contre la fatigue intellectuelle, la dépression nerveuse, l'asthénie et l'anémie. Il ne contient pas de gluten, il est très facile à digérer, alcalin et peu allergénique.

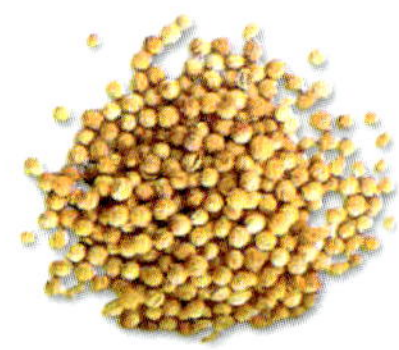

✷ **Le boulgour** est une variante du blé, savoureux aussi bien dans les plats chauds que froids.

quinoa, l'amarante ou le millet). Goûtez les pains au levain artisanaux, dont la saveur est plus rustique et un peu acide. Ils n'ont rien à voir avec les pains industriels dits « complets », qui sont fabriqués avec de la farine blanche, un peu de son et une quantité considérable d'additifs chimiques.

→ La cinquième semaine : oubliez le lieu commun selon lequel « manger sans viande n'est pas manger »

Si la viande fait partie de votre régime habituel, vous consacrerez cette semaine du programme à en réduire la consommation. Nous avons plusieurs raisons de vous le recommander.

La plupart des habitants des pays développés mangent environ deux fois plus de protéines que nécessaire. Le problème est que le genre de protéines consommé est plus préjudiciable que bénéfique. La viande rouge, par exemple, qui représente la plus grande source de protéines dans le régime des habitants des pays riches, est un aliment qui contient trop de graisses saturées : elles font monter le taux de cholestérol dans le sang, ce qui multiplie le risque de troubles cardiaques, d'apoplexie, de cancer du côlon et de problèmes de vésicule biliaire. Sans oublier que la consommation de viande aujourd'hui nous fait prendre de gros risques : les animaux sont souvent élevés dans des conditions terribles, mal alimentés, intoxiqués par des hormones ou des substances à l'origine douteuse, pour terminer dans notre assiette. La question doit être posée en ces termes : « Qu'a de nourrissant un morceau de viande issu d'un animal traité dans de telles conditions ? »

Beaucoup de gens ont une peur infondée : ils se disent que, s'ils commencent à ne plus manger de viande, ils auront des carences. Mais les diététiciens sont tous d'accord pour dire que ce n'est pas vraiment le cas. Le monde végétal offre de nombreuses variantes, dont les qualités protéiques suffisent à l'organisme.

Mais prenons notre temps : si vous consommez habituellement un type de viande et que vous ne voulez pas arrêter complètement, ce que vous avez de mieux à faire est d'en limiter la consommation et de ne choisir que des viandes issues de l'agriculture biologique. C'est plus cher mais c'est la seule garantie de ne pas ingérer de substances chimiques. Et si vous êtes disposée à appliquer le programme, vous préférerez sans doute remplacer le plus souvent possible ces viandes par des aliments végétaux que nous allons détailler ensuite.

Les protéines

On associe couramment les protéines à la viande, les œufs et les produits laitiers. Mais en fait beaucoup d'aliments contiennent des protéines. Les graines oléagineuses crues, le soja, le tofu, le seitan et les légumes, avec les céréales, sont également d'excellentes sources de protéines.

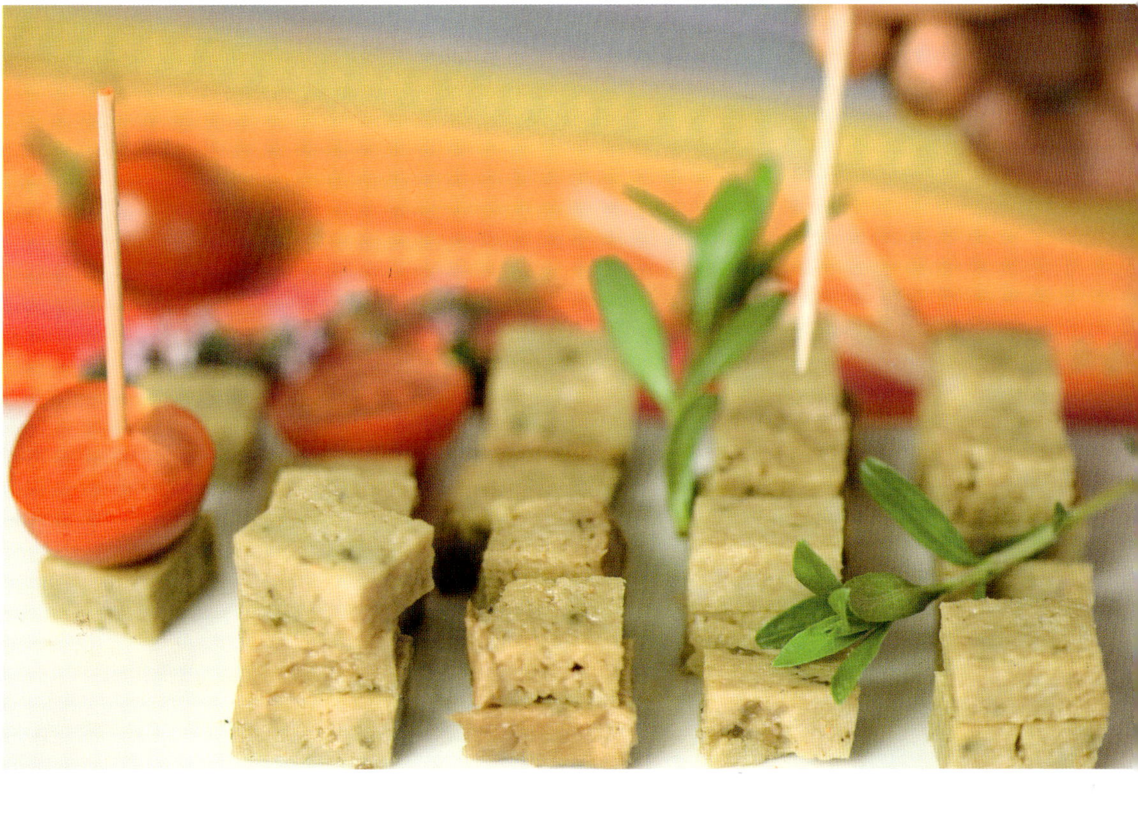

→ La sixième semaine : découvrez les vertus du soja

L'idée phare de cette semaine consiste à vous familiariser avec un aliment dont la consommation demeure modeste dans le régime de la majorité des pays occidentaux : le soja.

Ce légume contient des valeurs nutritives supérieures aux aliments d'origine animale : pensez que, dans 100 g de viande, il y a 20 g de protéines alors que, dans 100 g de soja, il y en a presque 37 g ; dans 10 cl de lait, il y a 0,16 % de calcium tandis que, dans la même quantité de soja, il y en a 0,26 %.

Dans les pays d'Extrême-Orient comme le Japon ou la Chine, le soja est une matière première irremplaçable et on sait que les habitants de ces contrées jouissent d'une longévité et d'une bonne santé depuis des générations. Selon des études récentes, les femmes japonaises ont quatre fois moins de risque de souffrir d'un cancer du sein que les femmes occidentales. Elles ont des ménopauses beaucoup moins pénibles et souffrent moins de bouffées de chaleur et d'altérations du cycle menstruel. De même, les hommes occidentaux ont cinq fois plus de risque que les Japonais d'être victime d'un cancer de la prostate.

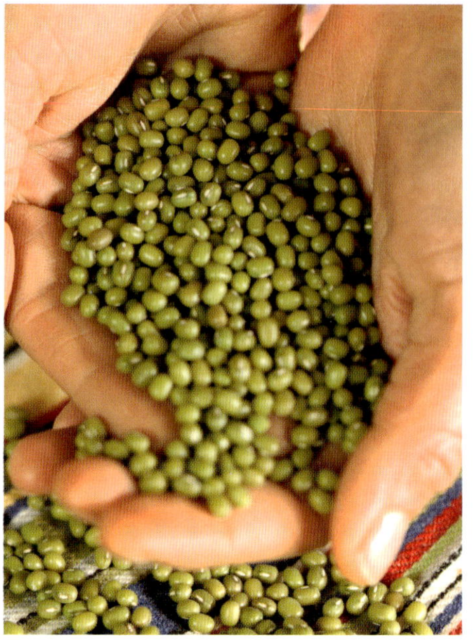

Les chercheurs pensent que ces différences sont dues à la consommation régulière de soja, qui est riche en isoflavones (génistéine, daidzéine et biocanine A), des composants semblables à ceux que notre organisme produit. Une différence importante est à noter cependant entre le soja et les substances pro-

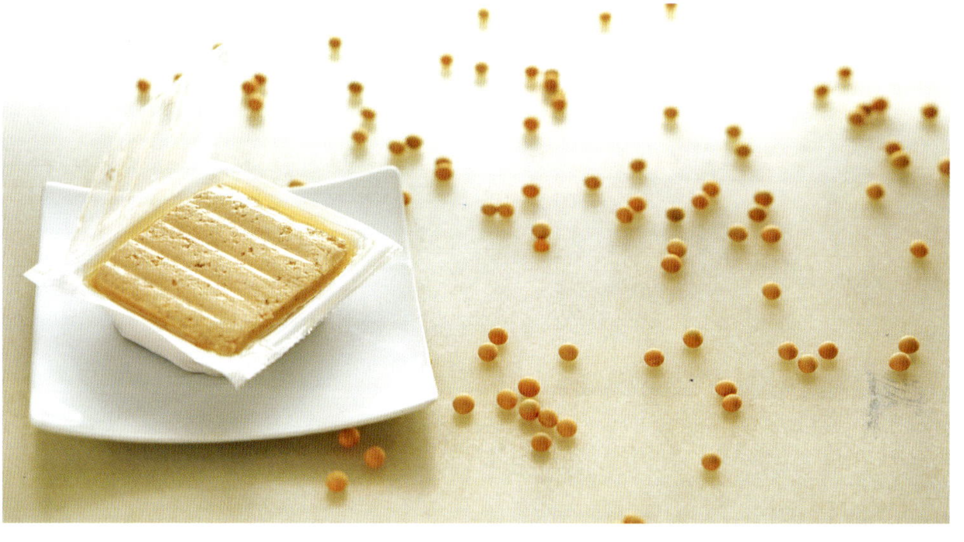

Le soja comme base alimentaire

Un autre avantage du soja est qu'il est exempt de graisses saturées, et bien sûr de cholestérol. Il a très peu de calories et c'est un aliment très adaptable. Il sert de base pour préparer :

- La **boisson** (ce qu'on appelle le « lait de soja ») avec laquelle on peut concocter des milk-shakes, des desserts, accompagner du muesli au petit-déjeuner, etc.
- Le **yaourt au soja** constitue une alternative au yaourt au lait de vache et on peut le mélanger avec des fruits ou des flocons de céréales.
- Le **tofu** est le sous-produit du soja le plus digeste et il peut remplacer la viande ou le fromage dans de nombreuses recettes.
- Les **hamburgers végétaux** sont préparés à base de soja texturé ou de haricots de soja cuits, de légumes et de céréales.
- Les **saucisses et les autres charcuteries végétales,** qui ressemblent à celles qui viennent de la viande, ont des saveurs variables, plus douces ou plus prononcées.
- Les **graines germées** sont riches en enzymes qui apportent de l'énergie vitale et retardent le processus du vieillissement. Elles n'ont pas besoin d'être cuites et gardent ainsi leur grande valeur nutritionnelle.
- Le **miso,** une pâte épaisse avec laquelle on peut préparer une soupe agréable ou assaisonner les plats, stimule le système immunitaire.
- Le **tamari,** un genre de sauce au soja qu'on utilise comme condiment et/ou substitut du sel.
- Le **tempeh,** un aliment fermenté qui est une extraordinaire source de vitamines B12.
- Et puis il y a aussi **l'huile, la farine** (qui n'est pas 100 % panifiable et qu'il faut donc mélanger à de la farine de blé) et la lécithine de soja, un produit extraordinaire pour faire baisser son cholestérol. Il fait également office d'antioxydant très efficace.

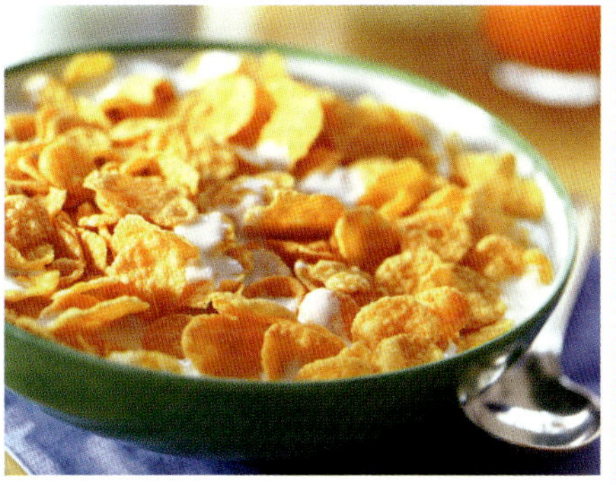

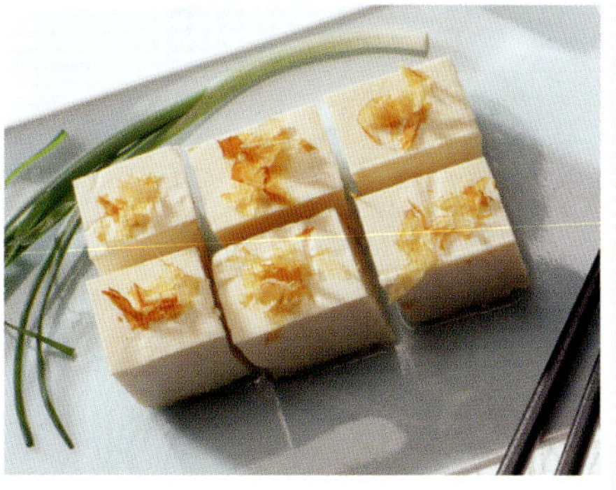

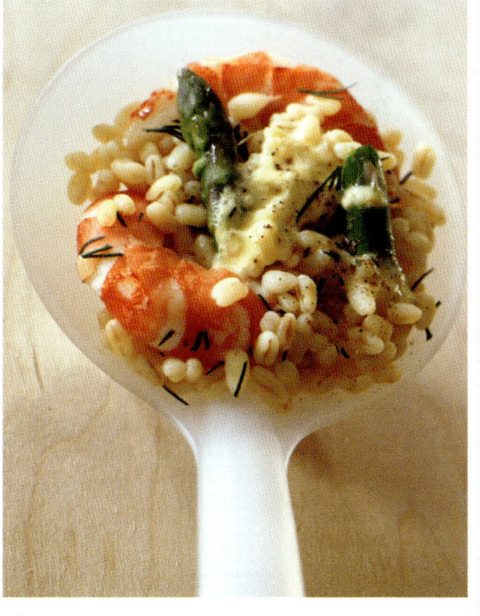

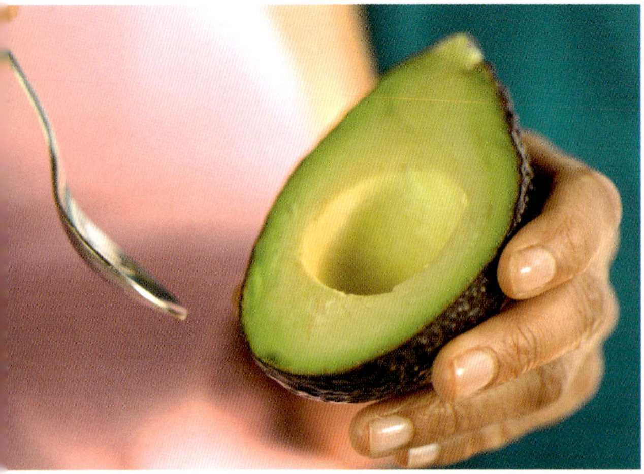

pres à notre organisme : les isoflavones que contient le soja normalisent les niveaux d'hormones dans notre corps et retardent la croissance des cancers dépendant des hormones.

Pour vous familiariser davantage avec les produits à base de soja, vous pouvez les goûter dans les restaurants végétariens où de nombreux plats sont élaborés à partir de ce légume. Le mieux est encore d'observer comment vous vous sentez ensuite.

Si vous souffrez de troubles digestifs, il serait préférable d'utiliser des produits à base de soja fermenté (tempeh et sauce au soja) et de bien cuisiner les autres, comme le tofu ou la boisson au soja. On recommande d'ailleurs dans ce cas-là de ne pas boire de boisson au soja (« le lait de soja »).

→ La septième semaine : adoptez les « bonnes graisses »

Lorsque nous pensons à la graisse, les aliments qui nous viennent à l'esprit sont ceux qui font grossir, qui encrassent les artères et font monter le niveau de cholestérol. Mais toutes les graisses ne sont pas identiques. Certaines sont très dommageables et d'autres sont vitales. Ces « bonnes » graisses sont connues comme les acides gras essentiels (acides gras polyinsaturés).

Il existe deux types d'acides gras essentiels : les oméga 6 (ou acide linoléique) et les oméga 3 (ou acide alphalinoléique). Voyons où on peut les trouver :

Oméga 6 : les noix et les graines oléagineuses, l'avocat, l'huile de morue, l'huile d'onagre, l'huile de groseille, l'huile de chanvre et les huiles de maïs, de sésame, de tournesol, de lin et de soja.

Oméga 3 : les huiles de poissons gras d'eaux froides (saumon, cabillaud, sardine), les légumes verts. Ils se trouvent de façon concentrée dans les graines de lin, de canola, de noix, de tournesol et le germe de blé.

De nombreux chercheurs postulent que l'insuffisance d'acides gras essentiels oméga 3 augmente les risques de maladies cardiaques et de tous les types de cancer. Ce déficit en acides gras essentiels est dû au fait qu'il est difficile d'en absorber en quantité suffisante uniquement par l'alimentation. Même si vous mangiez beaucoup de poisson gras, ces huiles sont très fragiles et la chaleur

Graines et fruits secs

Consommez les graines et les fruits secs crus de préférence ou très peu grillés, car, une fois exposés à la chaleur, ils tendent à s'oxyder et se chargent de radicaux libres. Il vaut mieux donc veiller à ne pas trop les cuire ou les manger crus. Essayez les crèmes de graines comme le tahin, une pâte faite à base de graines de sésame, saine et délicieuse, ou les crèmes de noix, de tournesol ou de cacahuètes bio. Vous pouvez les utiliser pour tartiner du pain complet ou enrichir ainsi vos soupes et ragoûts.

Les algues les plus courantes

Voici une liste des algues que vous pouvez trouver habituellement dans les boutiques de diététique et de produits naturels ou asiatiques :

- **Kombu :** Elles ramollissent les fibres des aliments qui sont cuits dans le même plat ; il est donc idéal d'en ajouter un morceau dans la cuisson des légumes (cela les rend plus digestes). Le kombu est l'une des algues les plus riches en iode.
- **Agar-agar :** l'ingrédient le plus sain pour préparer les desserts ou pour solidifier un plat, car c'est une gélatine naturelle au goût neutre. Il faut la tremper puis la faire bouillir quelques minutes jusqu'à sa dissolution complète.
- **Nori :** c'est la fameuse enveloppe des rouleaux de maki et sushi, mais on peut également l'ajouter grillée ou coupée dans les salades, les soupes, les céréales.
- **Hiziki :** on dit qu'elle est une excellente alliée des cheveux, qu'elle rend élastiques et brillants. Il faut également la faire tremper puis la cuire pour l'ajouter dans les plats, les pâtes, les ragoûts.
- **Arame :** elle a un goût légèrement sucré à cause de sa teneur en mannitol, un sucre naturel. Parmi ses qualités, on citera sa capacité à soulager les troubles des organes reproducteurs et à lutter contre l'hypertension.

peut les détruire. Il existe des capsules d'huile de poisson qui peuvent compenser ces carences, mais vous pouvez également obtenir ces acides gras oméga 3 dans des graines de lin qui constituent une excellente ressource diététique contenant plus d'acides gras que les poissons.

À partir de cette semaine, n'oubliez pas d'ajouter une cuillère de graines (courge, tournesol, sésame) à vos plats. Pour commencer la journée, vous pouvez saupoudrer deux cuillères de germe de blé dans les céréales du petit-déjeuner, qu'elles soient froides ou chaudes.

→ La huitième semaine : ajoutez des algues à vos plats

Les algues appartiennent au groupe d'aliments qu'on ne consomme que dans les restaurants japonais et dire qu'elles sont excellentes et tellement rajeunissantes ! Une étude a démontré, il y a peu, que l'on vit plus longtemps et plus sainement dans les régions où on mange des algues en abondance.

Les *amas*, ces femmes qui pratiquent l'apnée à la recherche de perles au Japon ou en Corée, se nourrissent d'algues wakame, hiziki et nori avant de plonger à des profondeurs considérables. Beaucoup font ce travail jusqu'à 70 ans passés !

Il paraît aussi que le secret de la peau douce et de la chevelure brillante, épaisse et

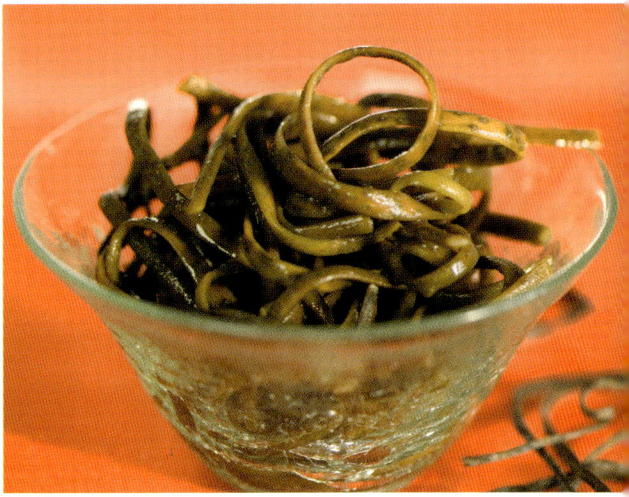

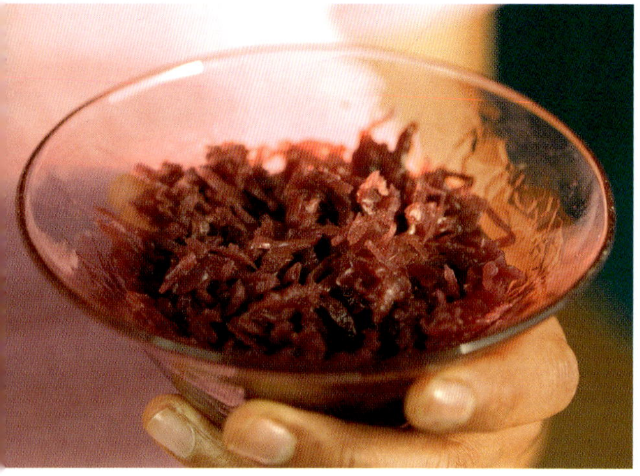

forte des Japonaises est dû à leur consommation régulière d'algues. Ce n'est pas étonnant, car les algues apportent énormément de minéraux à l'organisme, ce qui n'est pas nécessairement le cas des fruits et légumes qui ne sont pas issus de l'agriculture biologique. En outre, les algues contiennent entre dix et vingt minéraux de plus que les légumes, une richesse que seule la mer est capable de fournir…

Les algues permettent de purifier l'organisme, d'éliminer les toxines et d'en expulser des métaux polluants, radioactifs et toxiques. Elles fonctionnent aussi comme des toniques du système nerveux, elles alcalisent le sang, facilitent la digestion et aident à dissoudre les graisses et les mucosités produites par la consommation excessive de produits carnés et laitiers. Elles ne contiennent quasiment aucune calorie et aucune graisse.

Lait fermenté et kéfir

Ce sont les produits laitiers les plus digestes ; ils contiennent plein de micro-organismes qui régénèrent la flore intestinale. Choisissez-les de préférence biologiques, sans sucre et sans graisse.

→ La neuvième semaine : prenez soin de vos intestins avec les produits fermentés

Dans ce programme rajeunissant, il ne faut surtout pas oublier une partie essentielle du système digestif : les intestins. C'est dans l'intestin grêle que les nutriments sont absorbés avant de passer dans le sang et d'être traités par le foie. C'est dans le gros intestin que les aliments non absorbés sont transformés en déchets grâce à l'action des bactéries qui y vivent. Garder ses intestins propres et en bon état est fondamental pour rester en bonne santé. Malheureusement, en général, ils accumulent une infinité de toxines qui adhèrent aux parois et font gonfler le ventre.

Il est donc très utile de nettoyer ses intestins en jeûnant de temps en temps, en les lavant ou en faisant des régimes particulièrement dépuratifs. Pour les entretenir simplement, il n'y a rien de tel que d'intégrer à notre alimentation des aliments fermentés. Ils rétablissent l'équilibre bactériologique de la flore intestinal et permettent une meilleure digestion.

→ La dixième semaine : gardez sous la main la liste des conseils

Nous arrivons à la dernière semaine et il faut espérer que vous consommez désormais une grande variété d'aliments sains. L'idéal à ce stade du programme est que votre régime comprend :
– une hydratation suffisante,
– des produits biologiques,
– plus de fruits et de légumes,
– moins de sucres,
– de nouvelles céréales comme le quinoa, l'amarante, le millet et le boulgour,
– des protéines et des hydrates de carbone adéquats,
– moins de « mauvaise graisse » et davantage de « bonnes graisses »,
– des produits à base de soja,
– des aliments végétaux nouveaux ou peu

Les produits fermentés sur la table

Voici quelques produits fermentés à intégrer à vos menus :

• **Les légumes fermentés,** comme la choucroute (chou blanc ou rouge), les pickles (poivrons, carottes ou concombres). Si vous prenez l'habitude d'en mettre une cuillère dans les plats principaux, vous en tirerez beaucoup de bienfaits (ils neutralisent, par exemple, le désir de manger du sucre).

• **La sauce soja** qu'on utilise comme un substitut du sel de table. Vous assaisonnerez ainsi tous vos sautés de légumes, le riz et les salades. Quand vous l'achetez, vérifiez que l'étiquette spécifie : eau, fèves de soja, blé et sel (certaines ne contiennent pas de blé). Évitez celles qui ont en plus des colorants, du caramel ou d'autres additifs.

• **Le tempeh :** c'est un substitut de la viande. Vous pouvez le faire griller, en morceaux, sauté, en beignet.

• **Le miso :** si vous avez déjà mangé dans un restaurant japonais, vous avez sans doute goûté la soupe de miso, un classique. Le miso est une pâte salée qu'on doit d'abord bien dissoudre pour élaborer des soupes, enrichir des potages et assaisonner d'autres plats. On raconte qu'un des secrets de la santé et de la longévité des japonais est qu'ils boivent chaque jour une soupe de miso. Il a de nombreuses qualités rajeunissantes et c'est un stimulant extraordinaire des défenses de l'organisme. Si vous vous habituez à boire fréquemment une soupe de miso, vous en remarquerez les bienfaits immédiats sur votre organisme. L'important avec le miso est de ne jamais le faire bouillir car, dans ce cas, il perd ses propriétés.

• **Umeboshi :** c'est une prune fermentée dans le sel marin pendant plus de 2 ans. Ses propriétés thérapeutiques sont indéniables : elle alcalinise le sang, écarte la fatigue et retarde le vieillissement. En outre, elle a des vertus antibiotiques et antiseptiques. Vous pouvez utiliser le vinaigre d'umeboshi pour assaisonner les salades ou manger une prune lorsque vos défenses sont affaiblies.

courants comme les algues et les produits fermentés.

C'est un bon début. Pour enrichir la partie qui concerne une meilleure nutrition, nous allons compléter la liste.

Vous trouverez ensuite quelques orientations à propos de boissons et d'aliments qui devront être sur votre table chaque jour. Certains ont déjà été évoqués dans le programme des 10 semaines et d'autres restent à découvrir.

Il faut les garder bien présents à l'esprit pour votre régime quotidien. Vous pouvez donc vous faire un pense-bête à coller sur le réfrigérateur.

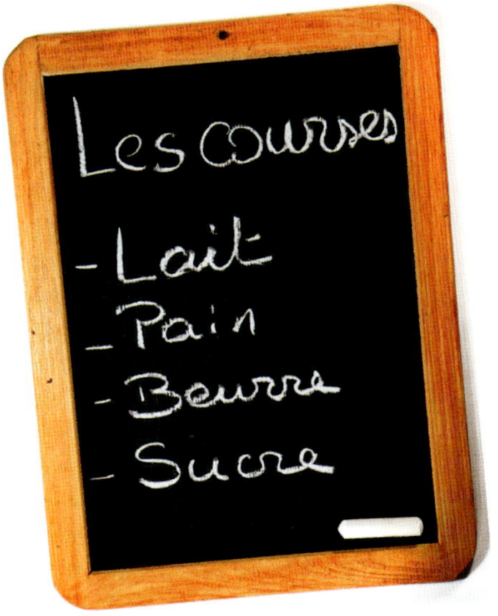

* Les boissons conseillées

L'eau sera la boisson principale, mais vous pouvez aussi vous donner plus de choix :

→ Le thé vert

Ce thé, qui fait l'objet d'un véritable culte dans certaines cultures d'Extrême-Orient, devient le thé noir lorsqu'il est soumis au processus de fermentation. Il perd alors la plupart de ses substances phytochimiques.

Plusieurs chercheurs ont montré que les composants du thé vert (appelés polyphénols) peuvent protéger du cancer, notamment de celui du poumon. Au Japon, on a pu constater que les personnes qui vivent dans des régions productrices de thé vert (et qui en boivent en grande quantité) présentent un taux de cancer beaucoup plus bas.

Le thé vert contient également des catéchines, des composants dont les propriétés bactéricides sont, en outre, efficaces pour lutter contre les streptocoques mutants, des bactéries qui sont à l'origine des caries dentaires et des gingivites (maladie des gencives). Les catéchines sont d'excellents antioxydants. Le thé vert est donc considéré comme l'un des meilleurs atouts contre le vieillissement.

Le lait : merci, sans façon...

Le lait est nécessaire pendant les premières années de la vie, mais on peut ensuite s'en passer. La preuve en est que nous perdons, au fil des années, l'enzyme qui permet de digérer le lactose. Il est donc possible que du lait soit resté dans vos intestins et qu'il donne lieu à des putréfactions et des mucosités qui adhèrent aux parois de ces derniers et empêchent l'absorption de nutriments. C'est pour cela que le lait est responsable de beaucoup de problèmes de santé. Une recommandation supplémentaire : dans les périodes de rhumes ou de défenses affaiblies, il est préférable d'éviter le lait car il est à l'origine d'une mucosité importante.

→ Le thé pu er

Ce thé originaire de Chine a fait irruption en force dans notre société. On lui attribue le pouvoir de faire baisser le « mauvais » cholestérol et d'éliminer le surpoids. Cela lui a d'ailleurs valu le surnom de « dévorateur de graisses ». Mais, selon la médecine traditionnelle chinoise, le thé pu er n'est pas un « aliment miracle » et, pour être efficace, il doit être accompagné de bonnes habitudes alimentaires, qui sont ni plus ni moins celles qu'on vous recommande d'adopter pendant ces 10 semaines.

→ Le thé rooibos

Ce thé qui provient d'Afrique du Sud est exempt de théine. Il possède de nombreuses vertus, dont une haute teneur en vitamine C, une capacité antioxydante captatrice de radicaux libres. Il a des effets tranquillisants et permet de freiner la production d'histamine, une substance impliquée dans les processus allergiques. Comme il ne contient pas de caféine, on peut en boire à volonté sans aucun risque pour la santé.

→ Les infusions de plantes

Le monde des plantes offre une quantité intéressante d'alternatives alimentaires et chacune d'elles dispose de propriétés thérapeutiques spécifiques : les plantes digestives sont, par exemple, l'origan, la camomille, le pouliot et le fenugrec. Parmi celles qui ont un effet relaxant, vous pouvez goûter la valériane ; la passiflore favorise le sommeil ; le marron d'Inde améliore la circulation, etc. Si vous avez un doute, consultez un herboriste.

→ Les « laits végétaux »

On les appelle « lait » parce qu'ils sont de couleur blanche, mais ce sont en réalité des boissons à base de végétaux comme le soja, les amandes, les noisettes, le riz et l'avoine. Elles n'apportent pas de cholestérol et on peut les utiliser pour faire des milk-shakes, des desserts, des sauces, accompagner le muesli, etc. Nous vous conseillons de bien regarder les étiquettes car ces boissons ne devraient pas contenir de sucre ajouté.

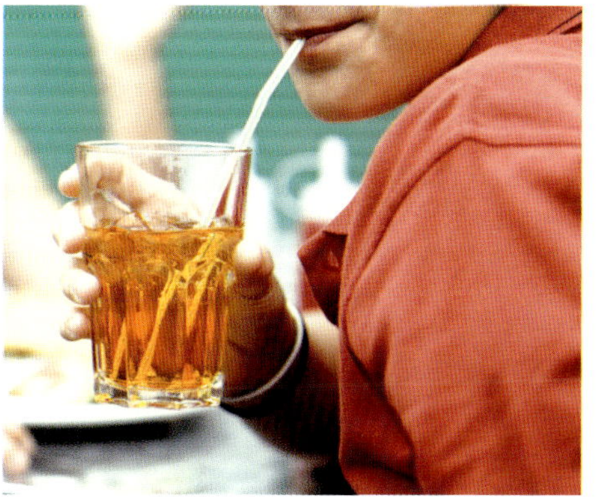

Les boissons déconseillées

→ Les boissons alcoolisées

Prendre un verre de vin de temps à autre n'est pas vraiment un problème, surtout s'il s'agit de vin rouge puisqu'il contient des catéchines et des anthocyanes, apportées par le raisin noir. Ces substances exercent une action préventive sur les troubles cardio-vasculaires et sur certains types de cancer. On peut préférer le jus de raisin qui contient les mêmes principes actifs. De toute façon, le problème réside dans la consommation régulière, excessive et incontrôlée d'alcool qui peut inhiber l'absorption de nutriments comme les vitamines du groupe B et de minéraux comme le zinc, le magnésium et le calcium qui sont indispensables à la densité osseuse et à la prévention de l'ostéoporose. On sait bien sûr que l'alcool est très mauvais pour le foie.

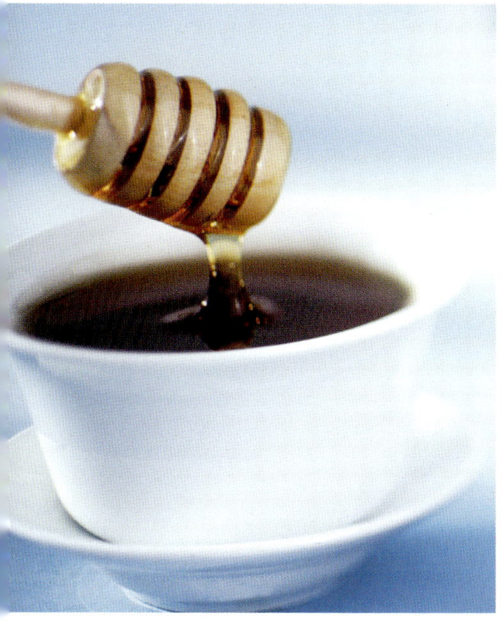

→ Les boissons sucrées

Vous connaissez toutes ces boissons : les jus de fruits industriels, les sodas, ceux qui sont préparés à base de poudre. Outre qu'elles contiennent trop de sucres raffinés, elles sont à elles seules une véritable encyclopédie d'additifs. Les sodas, par exemple, sont pleins d'acide phosphorique qui sert à faire les petites bulles, or cette substance empêche l'absorption du calcium.

→ Les boissons à la caféine

Certaines substances ont des effets nocifs sur l'organisme. On les appelle methylxanthines, elles sont présentes dans les boissons qui contiennent de la caféine, comme le thé noir, le café, les sodas au cola et le cacao. La caféine fatigue l'organisme, affaiblit le système nerveux. Son acidité perturbe les sécrétions hormonales et empêche l'absorption de nutriments. Il existe

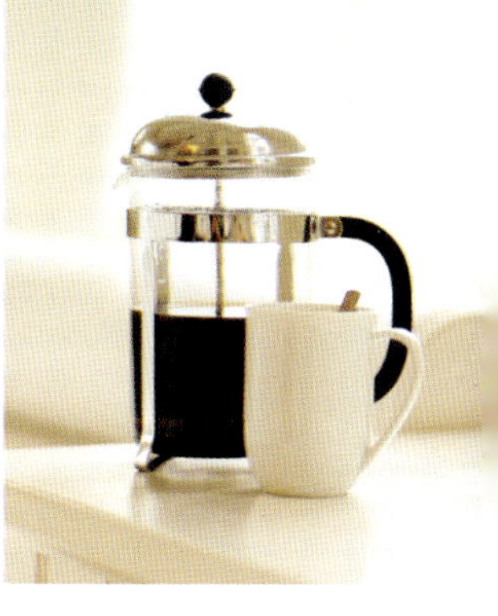

sur le marché d'excellents succédanés à base de malt, de chicorée ou de mélange de céréales. Goûtez-les !

Les aliments déconseillés

→ La margarine et les huiles végétales hydrogénées

La margarine est une sorte de graisse non essentielle. Nous vous suggérons de l'éliminer de votre régime alimentaire pour toujours. Pendant un moment, la margarine était promue comme bonne pour le cœur parce qu'elle ne contient pas de graisse saturée, mais nous savons aujourd'hui que le processus qui transforme l'huile en margarine produit des acides gras qui peuvent élever le niveau de cholestérol. Les huiles végétales hydrogénées sont des graisses végétales (coco, palme) auxquelles on a ajouté de l'hydrogène, ce qui en fait des huiles saturées. La plupart des produits de pâtisseries industrielles contiennent ce type de graisse. Mieux vaut s'en abstenir. Un morceau de beurre traditionnel est sans doute plus sain que de la margarine. Mais si votre niveau de cholestérol est élevé, évitez-les tous les deux.

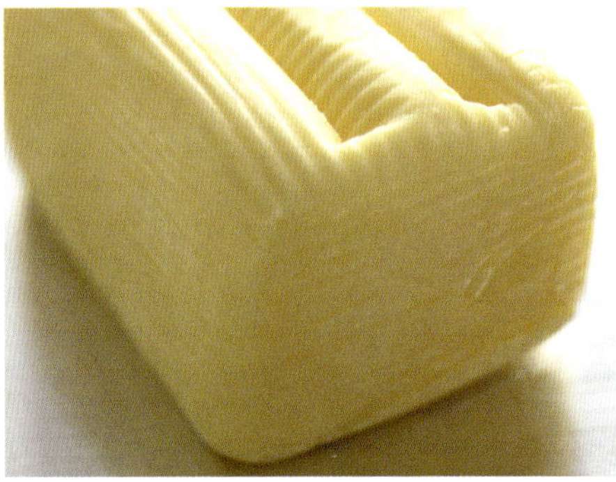

→ Les œufs produits en masse

Nous en avons la certitude aujourd'hui : des poules mal alimentées, placées en surnombre dans les poulaillers et souffrant d'un stress important, ne peuvent que pondre des œufs d'une qualité douteuse. Il est préférable d'acheter des œufs de poules élevées à l'air libre, alimentées avec des céréales. De toute façon, n'abusez pas des œufs car les jaunes sont riches en cholestérol. Une bonne solution consiste à battre un jaune d'œuf dans trois blancs et à les mélanger à des légumes pour cuisiner une délicieuse omelette.

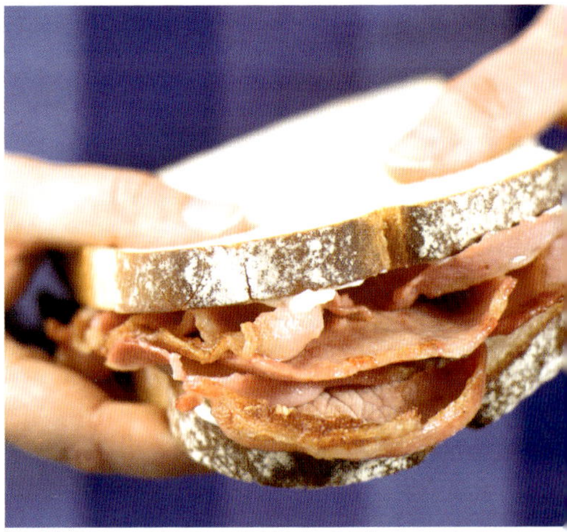

→ Les viandes transformées

Ce qu'on appelle en général les « charcuteries » sont en fait des aliments dont le taux de graisse saturée (la pire des graisses) est terriblement élevé ; elles contiennent des substances chimiques telles que les nitrites qui, une fois dans l'estomac, deviennent des nitrosamines. Il s'agit de substances chimiques potentiellement cancérigènes qui favorisent la formation de radicaux libres.

Les personnes qui mangent souvent des aliments à haute teneur en nitrites présentent des taux plus élevés de cancers gastro-intestinaux. En effet, manger de la charcuterie équivaut à manger des radicaux libres. Depuis quelques années, on a vu apparaître des charcuteries pauvres en graisses (faites à base de poulet ou de dinde à la place du porc et du veau). On vante leur mérite parce qu'elles sont moins riches en graisse, mais elles contiennent toujours des nitrites.

→ Le sel

Une consommation excessive de sel (comme c'est le cas dans le régime occidental) provoque des déséquilibres importants dans l'organisme. Le potassium-sodium doit se trouver dans nos plats en proportion adéquate ; si on mange trop de sel (chlorure de sodium), ce déséquilibre donne lieu à des troubles. Le plasma sanguin est affecté, ainsi que la fluidité des articulations et celle de la colonne vertébrale. L'excès de sel donne de l'hypertension et de la rétention d'eau, surtout chez les femmes. Maîtrisez le sel ajouté dans vos assiettes.

* Votre programme de cuisine

Si vous avez commencé à suivre le programme proposé, ce changement d'habitude alimentaire se reflète désormais dans votre organisme. Vous le ressentez peut-être déjà physiquement, en vous sentant plus légère et plus jolie. Vous avez peut-être plus de vitalité et d'énergie.

→ Un programme simple

Nous avons vu que certains aliments favorisent le vieillissement et que d'autres le préviennent. C'est le moment de mettre en place votre plan de cuisine. C'est la partie du

Voici venu le moment de mettre en pratique votre nouveau programme de cuisine.

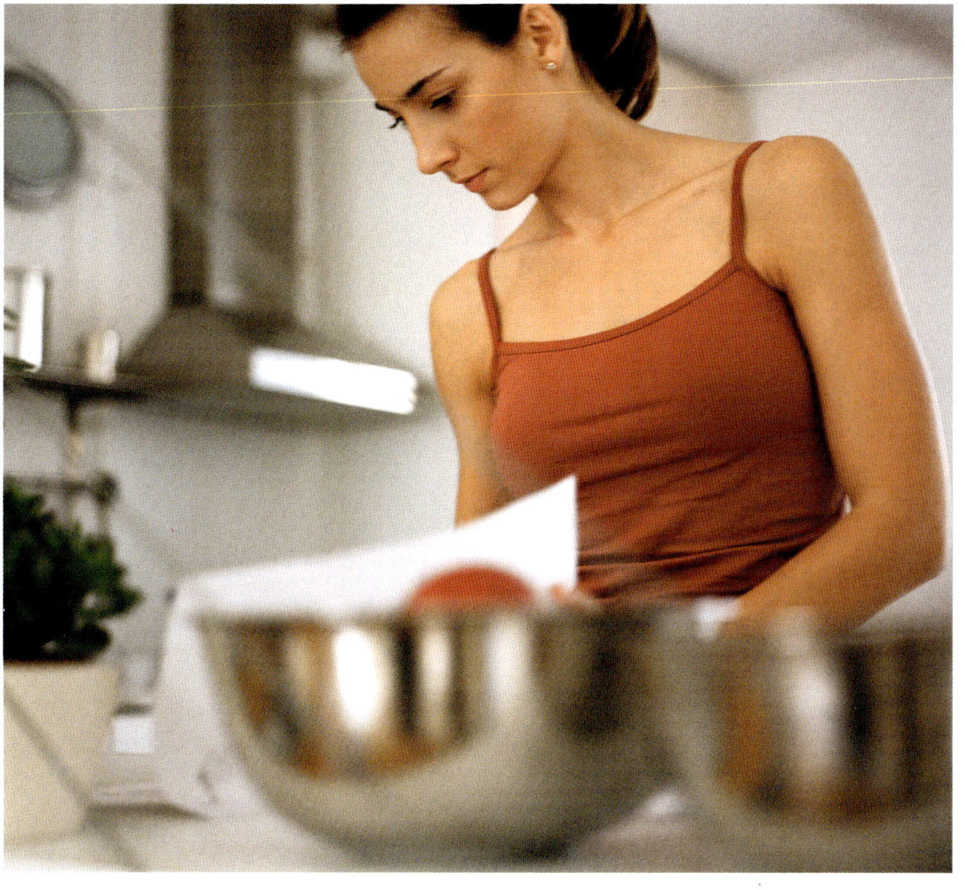

programme en général la moins appréciée. On pense toujours : « Bon, le moment est venu de fermer le réfrigérateur avec un cadenas… » Le chemin du rajeunissement ne passe pas nécessairement par des privations, c'est beaucoup plus simple. Si vous apprenez à bien manger, si vous donnez à votre organisme tout ce dont il a besoin, il n'y a aucune raison d'être anxieuse.

→ Créez vos propres menus

Maintenant que nous avons parlé des aliments qui ralentissent comme de ceux qui accélèrent le vieillissement, vous pouvez vous-même décider de ce que vous allez manger. L'un des atouts de ce programme est que vous pouvez créer vos propres menus en utilisant simplement ce schéma comme un guide.

Hydrates de carbone

Trois ou quatre portions parmi ces choix : pain complet*, pâtes ou céréales cuites. Une portion équivaut à une tranche de pain ou à une tasse de pâte ou de céréale cuite.

✷ Les légumes
De cinq à huit portions de légumes de toutes sortes (s'il s'agit de maïs ou de pommes de terre, limitez leur consommation à une portion deux fois par semaine). Une portion équivaut à une demi-tasse de légumes cuits ou une tasse de légumes crus.

✷ Les fruits
De trois à quatre portions de toutes sortes de fruits. Une portion équivaut à un morceau de fruit de taille moyenne.

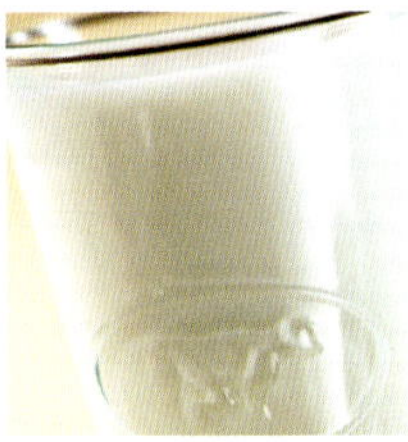

✷ Le yaourt
ou fromage blanc
Une portion équivaut à 125 g (un yaourt du commerce).

✷ Les protéines
De trois à quatre portions parmi les choix suivants :

✷ Tofu, seitan, tempeh
Une portion équivaut à environ 150 g.

✷ Les légumineuses
Une portion équivaut à une demi-tasse de haricots cuits.

✷ Œufs
Une portion équivaut à un jaune d'œuf mélangé à deux blancs d'œufs.

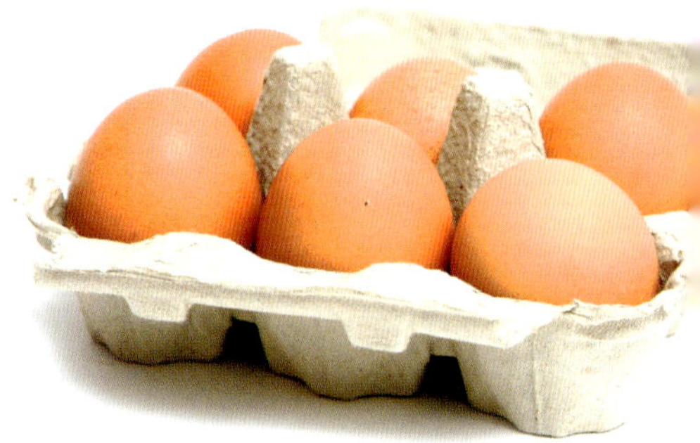

✷ Graisse
Limitez la consommation de graisses à 2 cuillères d'huile d'olive vierge de première pression à froid et 2 cuillères de graines ou de fruits secs.

** Le pain complet auquel nous nous référons est fait à base de farine complète de blé (ou d'autres céréales) et de préférence avec de la levure-mère, et non pas un pain fabriqué à base de levures blanches auxquelles on a ajouté du son et des additifs.*

Il existe trois types de macronutriments

Les hydrates de carbone, les protéines et les graisses ou lipides. Notre régime propose un équilibre optimal entre ces nutriments. Presque tous les aliments sont composés de ces trois macronutriments, mais on préfère les classer en fonction de leur composition, selon le nutriment le plus significatif. Le lait par exemple est considéré comme une source de protéines même s'il contient aussi les autres macronutriments.

Les hydrates de carbone sont une excellente source d'énergie et comprennent une vaste gamme d'aliments : les légumes, les tubercules, les fruits, les céréales (et leurs dérivés) et les légumineuses.

Les protéines sont essentielles à la formation, l'entretien et la conservation des tissus corporels. On en trouve dans une plus forte proportion dans les produits laitiers, les œufs, la viande et le poisson, mais aussi dans les céréales, les légumineuses, les graines et les fruits secs.

Les graisses ou lipides se trouvent dans les huiles, les graisses contenues dans certains aliments (produits laitiers, viandes, pâtisseries), le beurre, les fruits secs et les graines oléagineuses.

Dans un régime équilibré, entre 55 et 60 % des aliments quotidiens doivent être composés d'hydrates de carbone, entre 12 et 15 % de protéines et environ 25 à 30 % de lipides.

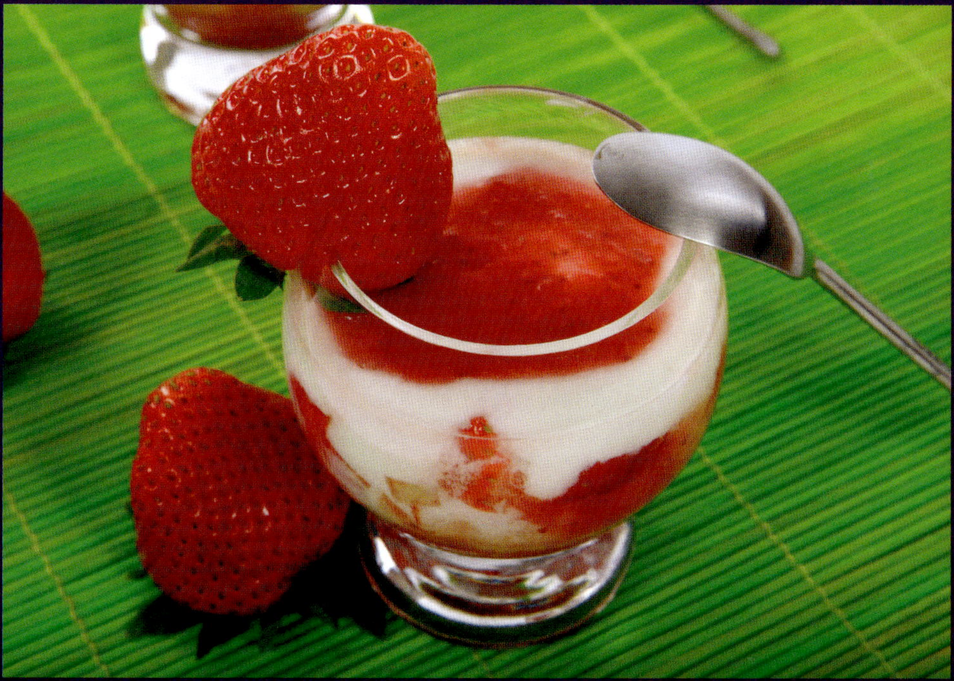

Lundi

Petit-déjeuner

* Une demi-tasse de muesli maison mélangée à une tasse de yaourt naturel ou une tasse de lait de soja, des baies fraîches, un quartier d'orange, une pêche et 2 cuillères de graines de tournesol.
* Un petit pain de céréales complètes.
* Une tasse de thé vert, de thé rouge ou de café de céréales avec une cuillère de miel.

Déjeuner

* Tofu grillé sur de l'amarante, accompagné d'épices marocaines (voir recette à la p. 70).
* Une demi-tasse de raisins et de fraises mélangées et une demi-tasse de yaourt naturel écrémé.
* Une tasse d'infusion de plantes ou de thé vert.

Dîner

* Sandwich de hamburger végétal dans un petit pain complet, accompagné de laitue, de tranches de tomate et d'oignons et une poignée de graines germées.
* Salade de chou au sésame et à la mandarine (voir recette à la p. 72).
* Une pomme.
* Une tasse d'infusion aux plantes ou au thé vert.

Mardi

Petit-déjeuner

* Une tasse de céréales (par exemple des flocons ou des grains d'avoine, d'orge ou de blé triturés et laissés trempés 12 heures) mélangées à une tasse de lait de soja.
* 1/4 de melon avec une demi-tasse de fromage blanc écrémé et un kiwi coupé en morceaux.
* Une tasse de café de céréales ou de thé rouge avec une petite cuillère de miel.

Déjeuner

* Une pizza maison (recette à la p. 64).
* Salade verte.
* Une orange.

Dîner

* Salade de tofu : 120 g de tofu coupé en petits cubes, mélangé à une demi-pomme coupée en dés, une tranche d'avocat et 2 cuillères d'assaisonnement pauvre en graisse.
* 6 biscuits au son.
* Une tasse d'infusion aux plantes ou de thé vert.

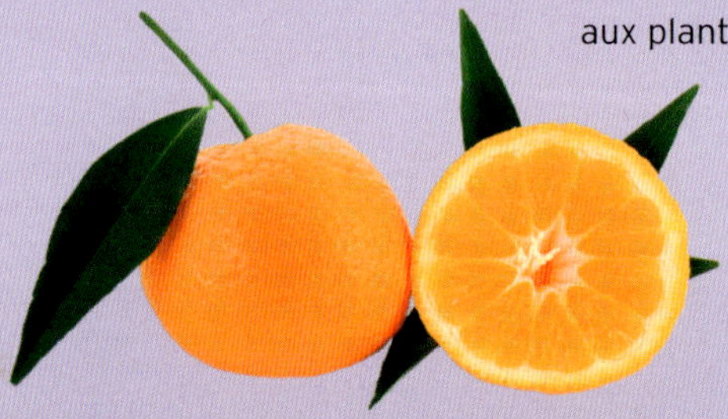

Mercredi

Petit-déjeuner

- Crêpes au blé complet.
- Pêches fraîches coupées en tranches.
- Une tasse de café de céréales ou de thé rouge sucrée avec une cuillère de miel.

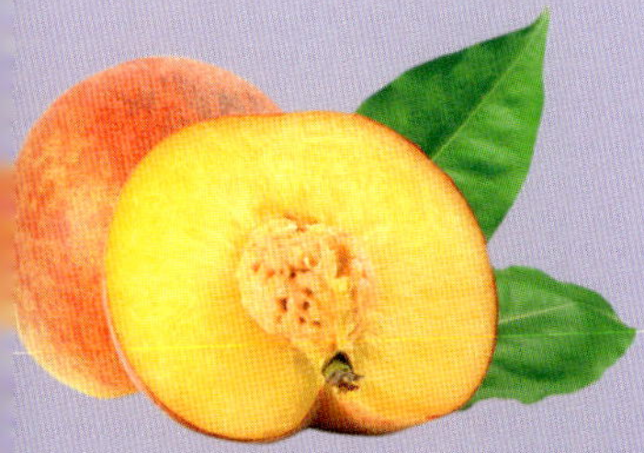

Déjeuner

- Tempeh grillé avec du riz complet et de la sauce teriyaki aux champignons (recette à la p. 71).
- Macédoine de fruits frais : une demi-pomme coupée en petits morceaux, une demi-banane coupée en rondelles et une cuillère de fruits rouges des bois.
- Une tasse d'infusion aux plantes.

Dîner

- Un pain de pita complet farci avec du houmous (recette à la p. 60), des tranches de concombre, de tomate, de laitue coupée en morceaux, un demi-avocat coupé en petites tranches et une cuillère de graines germées.
- Salade de brocoli, tomate et oignon rouge avec un assaisonnement pauvre en graisse.
- Une tasse d'infusion aux plantes.

Jeudi

Petit-déjeuner

- Une tasse de son de blé avec une demi-tasse de lait de soja ou de lait demi-écrémé.
- Une tasse de yaourt naturel avec le quart d'une tasse de morceaux de banane.
- Une tasse de thé rouge sucrée avec une petite cuillère de miel.

Déjeuner

- Lasagnes végétariennes (recette à la p. 63).
- Salade de laitue, de chicorée et de petits quartiers de pamplemousse assaisonnés avec de l'huile de lin.
- Yaourt naturel écrémé, mélangé à des raisins.

Dîner

- Soupe de haricots (recette à la p. 67).
- Salade grecque : légumes verts, cœurs d'artichauts, feta, olives noires, poivron et tomate.

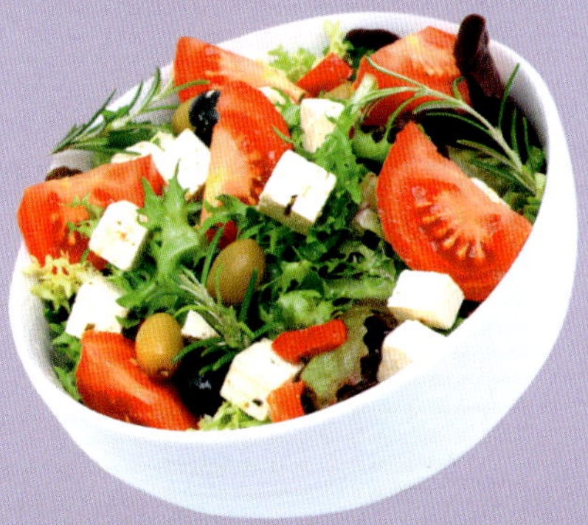

Vendredi

Petit-déjeuner

* Une tasse de flocons d'avoine (laissés à tremper depuis la veille au soir) chauds, mélangés à une demi-banane et saupoudrés d'un peu de cannelle.
* Un demi-pamplemousse.
* Un café de céréales ou du thé rouge sucré avec une cuillère de miel.

Déjeuner

* Tarte aux asperges et aux poireaux (recette à la p. 62).
* Salade de concombres.
* Poires aromatisées (recette à la p. 73).
* Une tasse d'infusion aux plantes.

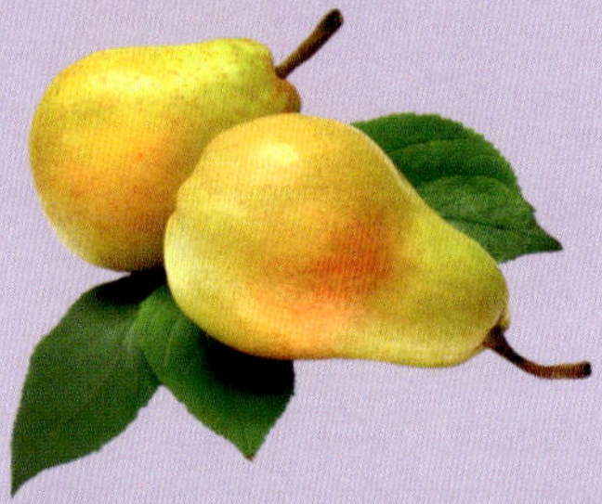

Dîner

* Sandwich végétal : du pain complet tartiné de tapenade d'olives, de feta, de champignons et de rondelles de betteraves grillées, une laitue coupée en petits morceaux et des tranches de tomate.
* Salade aux deux haricots (recette à la p. 66)
* Un morceau de fruit frais de saison
* Une tasse d'infusion aux plantes ou de thé vert.

Samedi

Petit-déjeuner

* 2 tartines de pain complet et de graines (recette à la p. 61) ou de pain de céréales germées.
* Une tasse de yaourt avec une demi-tasse de fruits des bois (fraises, myrtilles...).
* Café aux céréales ou thé rouge avec du lait de soja sucré avec une cuillère de miel.

Déjeuner

* Seitan grillé avec une sauce au yaourt (recette à la p. 64).
* Couscous aux épices (recette à la p. 74).
* Salade verte assaisonnée à l'huile de lin.
* Pain croustillant aux fruits.
* Une tasse d'infusion aux plantes à votre goût.

Dîner

* Une tasse de haricots piquants.
* Salade verte avec un assaisonnement pauvre en graisse.
* Un demi-petit melon.
* Une tasse d'infusion aux plantes.

Dimanche

Petit-déjeuner

* Omelette de légumes (cuisinée à partir d'un jaune battu avec 3 blancs d'œufs).
* Une tartine de pain de seigle.
* Un demi-pamplemousse.
* Café de céréales ou thé rouge et lait de soja sucré avec une petite cuillère de miel.

Déjeuner

* Teriyaki de tofu (recette à la p. 68)
* Une tasse de riz complet.
* Salade verte assaisonnée avec de l'huile d'olive et de la sauce tamari.
* Une demi-tasse de fraises coupées en morceaux.
* Une tasse d'infusion aux plantes.

Dîner

* Tortillas mexicaines végétales (recette à la p. 71)
* Une tasse d'infusion ou de thé vert.

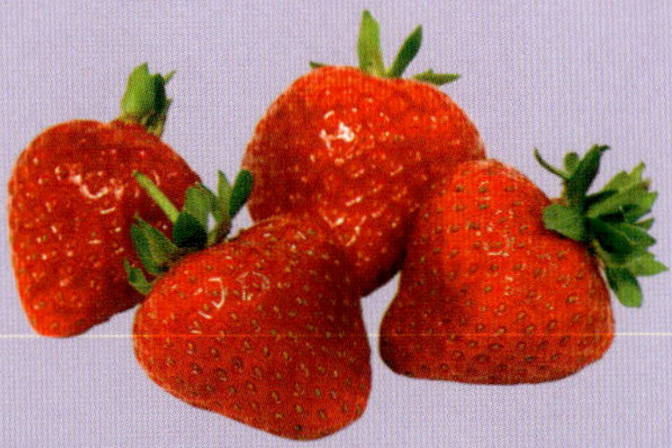

Attention !

• La manière de cuisiner est aussi importante que le choix des aliments. Nous vous recommandons de cuire à la vapeur, au four, à la poêle ou à l'étouffée.

• Il est également préférable de cuisiner avec peu d'huile, et de toute façon seulement avec de l'huile d'olive. Vous pouvez verser une petite cuillère dans la poêle et l'étaler avec du papier sulfurisé.

• Si vous utilisez davantage d'huile, il faut bien veiller à ne pas trop la faire chauffer et qu'elle ne fume pas, car c'est un indice de toxicité. Une astuce consiste à saisir rapidement les légumes (sur un feu fort en remuant les aliments par intermittence), mais en ayant au préalable fait chauffer la poêle à sec et une fois que le fond est bien chaud (vous pouvez verser quelques gouttes d'eau et voir si elles sautent) ; versez l'huile, puis les aliments.

• Pour ce qui est des condiments pour les salades, vous pouvez utiliser des huiles de première pression à froid comme l'huile d'olive, de sésame ou de tournesol, des herbes fraîches ou sèches et du jus de citron. L'idéal est de mélanger les huiles, par exemple une cuillère d'huile d'olive et une cuillère d'huile de sésame.

• Surtout : écartez toutes les sauces crémeuses pour accompagner les légumes. Non seulement elles couvrent le véritable goût des aliments, mais de plus elles ajoutent des calories superflues à vos petits plats !

Les repas

Nous vous donnons la possibilité de préparer vos propres menus avec des idées pour les petits-déjeuners, les déjeuners, les repas, les goûters et les dîners. Essayez de les équilibrer de telle sorte que, si vous mangez, par exemple, du yaourt et des fruits secs au petit-déjeuner, vous n'en repreniez pas aux autres repas.

→ Le petit-déjeuner

De nombreuses personnes ne prennent pas de petit-déjeuner, non seulement parce qu'elles n'en prennent pas le temps, mais surtout parce qu'elles n'en ont pas envie. Cela contredit les normes diététiques conventionnelles qui disent qu'il faut toujours prendre un petit-déjeuner pour ne pas avoir de « baisses » hypoglycémiques, mais il est aussi important d'apprendre à connaître et à écouter notre propre corps. Si vous faites partie de celles qui n'ont pas faim, vous pouvez peut-être prendre un verre de jus de fruits et manger quelque chose au milieu de la matinée.

Si votre petit-déjeuner est normalement composé du classique café au lait avec des tartines ou des pains au lait, il est possible que les alternatives que nous vous proposons ici vous paraissent un peu étranges, surtout si vous n'êtes pas habituée à manger des graines par exemple ou des boissons végétales. Il est bien question ici de s'ouvrir à de nouvelles manières de s'alimenter et de tirer un maximum de profit de ce que vous avez dans la bouche : de l'énergie durable, des vitamines, des minéraux...

Des alternatives pour varier les petits-déjeuners

Si vous aimez le muesli, l'idéal serait de le laisser tremper dès la veille au soir dans de l'eau et, si vous le souhaitez, vous pouvez ajouter deux ou trois noix et quelques noisettes. Le matin, ajoutez-y un peu de fruits frais ou secs, comme des abricots secs issus de l'agriculture biologique. Si vous utilisez des fruits sucrés comme la banane, les dates ou les pruneaux, vous n'avez pas besoin d'ajouter ni miel ni sucre. C'est une base, que vous pouvez compléter avec du kéfir, un yaourt naturel ou un peu de jus de riz.

Voilà quelques exemples de petits-déjeuners énergisants et digestes.

* Un yaourt naturel, du kéfir ou une boisson végétale (au riz, à l'avoine ou au soja), un fruit de saison ou une poignée de fruits rouges et 2 cuillères de graines de tournesol, une tranche de pain complet artisanal.
* Milk-shake aux fruits et kéfir avec quelques fruits secs ; une tranche de pain complet artisanal et grillé avec du pâté végétal ou une pâte au sésame.
* Une tasse de muesli dans une demi-tasse de boisson au riz.

Vous pouvez boire avec tout cela :

* Une tasse de café de céréales, du thé rouge, du thé vert ou une infusion de plantes sucrée avec seulement une petite cuillère de miel.

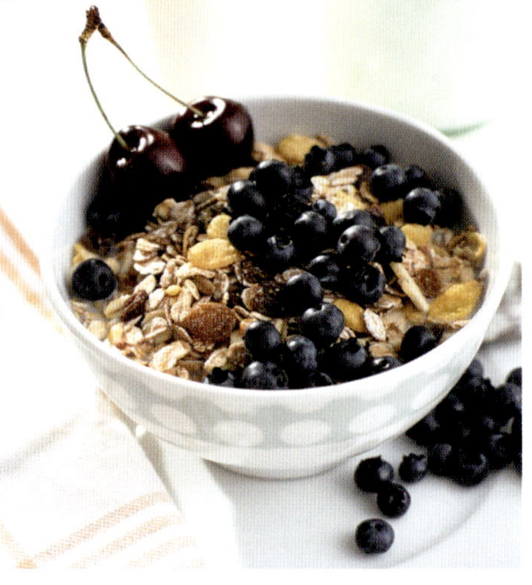

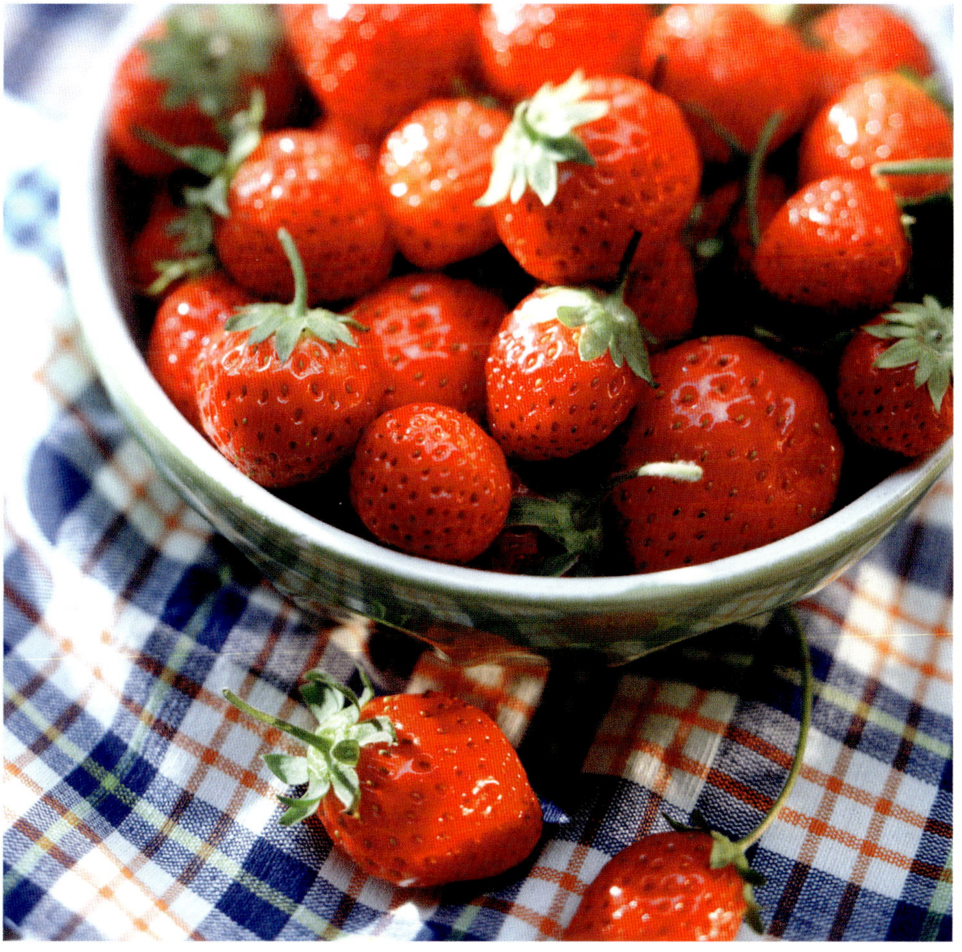

→ Le milieu de matinée

Certaines personnes n'ont pas besoin d'en-cas, d'autres si. Ce n'est pas une règle universelle, mais on a l'habitude de le recommander pour que le métabolisme reste bien actif et éviter d'arriver avec un gros appétit à l'heure du déjeuner.

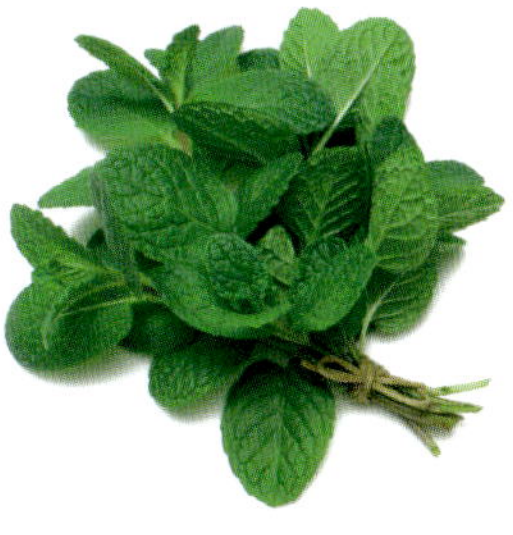

* Des fruits secs (5 amandes, des noix) et un jus de pomme.
* Un cocktail de pomme et de carotte avec une tranche de pain complet artisanal.
* Un kéfir et une demi-tasse de fraises.
* Une tranche de pain complet artisanal avec un avocat et une tomate ; une infusion.
* Un bol de macédoine
* Une tranche de fromage frais et une pomme.

→ Le déjeuner

Essayez d'avoir une bonne portion de légumes (crus et cuits), un peu de protéines, des céréales et des fruits.

Entrées :

* Salade de légumes frais, de saison. Assaisonnez-la avec de l'huile d'olive vierge (ou un mélange d'huiles), du jus de citron ou du vinaigre et du sel aux herbes.
* Soupes de légumes et/ou assaisonnées au miso dissous dans le potage. Vous pouvez ajouter du riz ou du vermicelle complet.
* Des soupes froides comme le gaspacho, la vichyssoise, un potage à l'ail blanc (à base d'amandes) ou aux carottes.
* Des légumes cuits à la vapeur, assaisonnés avec de la sauce au soja. Vous pouvez compléter cela avec des algues, des herbes fraîches, une cuillère de graines de sésame, une cuillère de tahin (pâte de sésame), une cuillère de miso dissoute dans de l'eau chaude, une cuillère de gomasio (mélange de graines de sésame moulues et de sel marin).
* Petite salade de pommes de terre, de carottes, de petits pois, de betterave et de mayonnaise au tofu.
* Une portion de tarte aux légumes ou d'omelette aux légumes.

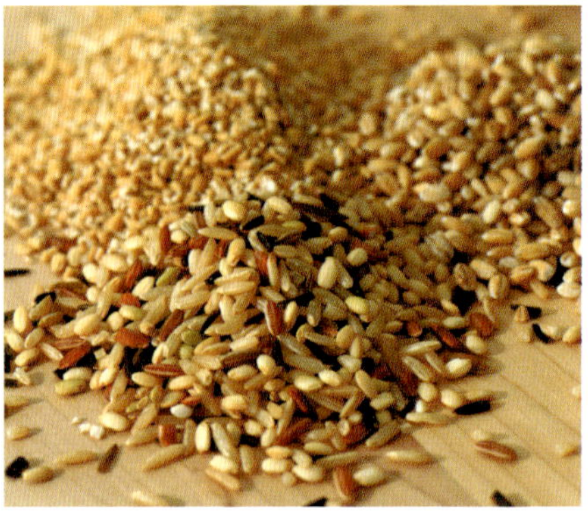

Plats principaux :

* Tofu grillé sur de l'amarante aux épices marocaines.
* Œufs brouillés, champignons et ciboulette avec du pain complet.
* Fajitas (avec des petites galettes de blé ou de maïs) farcies de bandes de tofu grillées à la poêle, accompagnées de poivrons et d'oignons.
* Petites boulettes végétales avec des pommes de terre, des petits pois et de la sauce tomate maison.
* Filets de seitan en beignets frits ou cuits au four.
* Tempeh grillé avec de la sauce teriyaki aux champignons (recette à la p. 71).
* Lasagnes végétariennes (recette à la p. 63).
* Seitan grillé avec de la sauce au yaourt et un oignon rouge (recette à la p. 64).
* Teriyaki de tofu confit avec une orange et des épices (recette à la p. 68).

Vous pouvez accompagner ces plats d'une bonne portion de céréales : pâtes complètes, riz complet, quinoa, couscous, orge, millet, amarante, boulgour, etc.

Desserts :

* Fruits secs (si vous avez tendance à digérer très lentement, il vaut mieux vous limiter aux pommes et aux poires) ou en compote.
* Kéfir, yaourt ou dessert à base de boissons végétales.
* Pommes cuites au four avec des raisins secs, de la cannelle et un peu de miel.
* Poires aromatisées (recette à la p. 73).
* Crème de coco (recette à la p. 68).

Vous pouvez terminer avec une tasse d'infusion aux plantes ou un thé vert.

→ Le goûter

Pour certaines personnes, il y a une heure critique dans l'après-midi où se fait sentir une baisse d'énergie, une « envie de sucré »... Si vous avez faim, faites les bons choix, mâchez lentement et mesurez ce que vous mangez.

Si vous êtes à l'extérieur, ne vous laissez pas tenter par les premières choses que vous voyez, essayez d'être sélective. Vous pouvez toujours trouver un yaourt naturel, un jus, un fruit ou une galette complète.

Les alternatives

* Deux ou trois galettes de riz avec une cuillère rase de confiture et une infusion.
* Un milk-shake de banane avec une boisson végétale.
* 1/4 de melon, deux tranches de pastèque ou deux rondelles d'ananas.
* Des jus combinés : pomme, carotte et céleri ; orange, carotte et gingembre avec une ou deux galettes complètes.
* Le dessert que vous n'avez pas mangé : un flan, un pudding, une crème brûlée...
* Une biscotte complète avec une infusion.
* Un petit sandwich végétal.
* Crumble de fruits (recette à la p. 74).

→ Le dîner

Essayez de faire un plat unique et complet, mais léger.

* Une soupe (froide ou chaude) plus un sandwich de hamburger végétal dans un petit pain complet, avec de la laitue, des rondelles de tomate et un oignon et une poignée de graines germées.
* Une brochette de seitan ou de tofu fumé, des champignons et un oignon avec une salade de chou, au sésame et à la mandarine (recette à la p. 72).
* Une soupe de haricots avec une salade (recette à la p. 67).
* Des œufs brouillés aux algues, du cabillaud, des épinards et de la ciboulette avec de la salade.
* Des œufs brouillés, de la tomate, du maïs accompagnés de salade verte.
* Une soupe, des légumes cuits à la vapeur ou une salade, des saucisses de Francfort grillées avec de la ciboulette.
* Salade grecque : légumes verts, cœurs d'artichauts, feta, olives noires, poivron et tomates.
* Potage aux légumes ou aux algues, avec un pain azyme complet farci à l'houmous (recette à la p. 60) et des rondelles de concombre, des tomates, de la laitue coupée en lamelles fines, un demi-avocat coupé en rondelles et une cuillère de graines germées.
* Tarte aux asperges et aux poireaux (recette à la p. 62).
* Sandwich de pain complet artisanal tartiné avec de la tapenade d'olives, de la feta, des champignons, des rondelles de betteraves grillées, de la laitue coupée en lamelles fines et des rondelles de tomates.
* Salade aux deux haricots (recette à la p. 66).
* Galette mexicaine végétale.

Vous pouvez compléter les plats avec une tranche de pain complet artisanal (sauf si vous avez choisi de manger des sandwichs) ou des galettes de riz, un morceau de fruit et une infusion.

Des recettes pleines de santé

Pâté de tofu aux algues

Idéal à mettre dans les sandwichs, à prendre en en-cas ou à servir sur du pain complet pour l'apéritif.

- 1 cuillère d'algues
- 250 g de tofu
- 1 feuille de laurier
- 1 gousse d'ail
- 1 tasse d'eau
- Huile d'olive
- Sel marin
- 1 cuillère d'origan sec
- 1 cuillère de persil sec

Faire tremper les algues jusqu'à ce qu'elles soient bien molles.
Coupez le tofu en morceaux et mettez-le dans une casserole avec les algues, le laurier et l'ail. Faites bouillir pendant 10 minutes. Retirez la feuille de laurier et triturez le tofu et les algues avec les herbes restantes, du sel marin à votre convenance et de l'huile en quantité suffisante pour émulsionner le tout et former une pâte. Servez sur des tartines ou du pain.

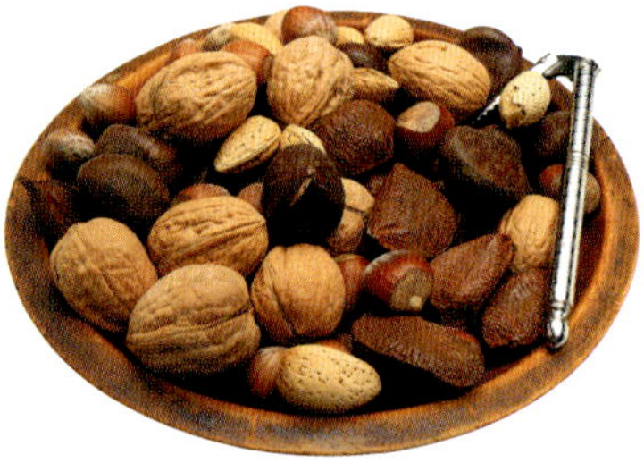

N.B. : Vous pouvez modifier cette recette en utilisant une céréale et des fruits secs. L'idéal est de préparer un accompagnement à base de jus de fruits frais ou d'une boisson végétale comme du lait de riz par exemple.

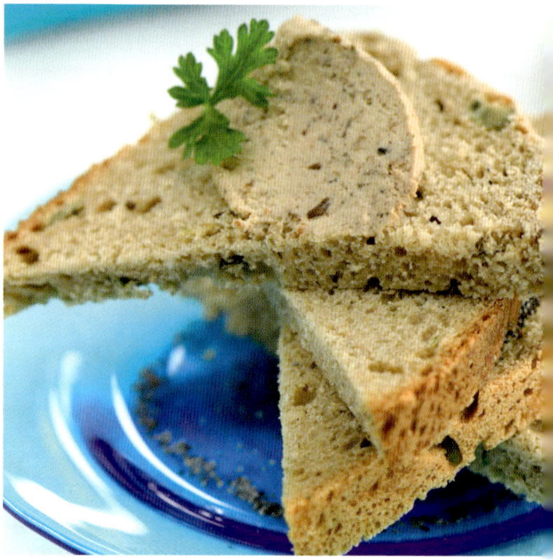

Houmous

C'est une pâte à tartiner aujourd'hui fameuse, provenant du Moyen-Orient. Elle est très nourrissante, en plus d'être délicieuse.

- 2 tasses de pois chiches cuits
- 1/4 de tasse de pâte de sésame (tahin)
- 2 gousses d'ail moulues
- Le jus d'un demi-citron à votre goût
- 1 cuillère de persil frais haché
- 1 cuillère de piment rouge

Mettez tous les ingrédients, sauf le persil et le piment, dans un mixeur et mélangez jusqu'à obtenir une purée homogène. Si le mélange vous paraît trop sec, ajoutez de l'eau.
Saupoudrez avec le piment et le persil haché au moment de servir.
Utilisez ce houmous pour farcir vos sandwichs de pain complet ou pour accompagner les apéritifs sur la table.

Granola

Vous pouvez quadrupler les ingrédients de cette recette et ne vous en verser qu'une partie chaque matin.

Pour 4 portions :

- 2 tasses de flocons d'avoine
- 1 cuillère de cannelle moulue
- 1/2 tasse de noix ou d'amandes pilées
- 1/4 de tasse de graines de tournesol
- 1/4 de tasse ou moins d'huile de tournesol de première pression à froid
- 1/2 tasse de miel ou de sirop de riz

Faites préchauffer le four à 150 °C (th. 5). Mettez dans un plat les flocons d'avoine, la cannelle, les noix pilées, les graines, l'huile et le miel ou le sirop. Mélangez bien tous les ingrédients avec les mains afin d'obtenir une sorte de pâte, et surtout pour que l'huile et le miel soient bien incorporés.

Déposez le mélange sur du papier sulfurisé et faites dorer au four, en remuant de temps en temps pour obtenir un ensemble homogène.

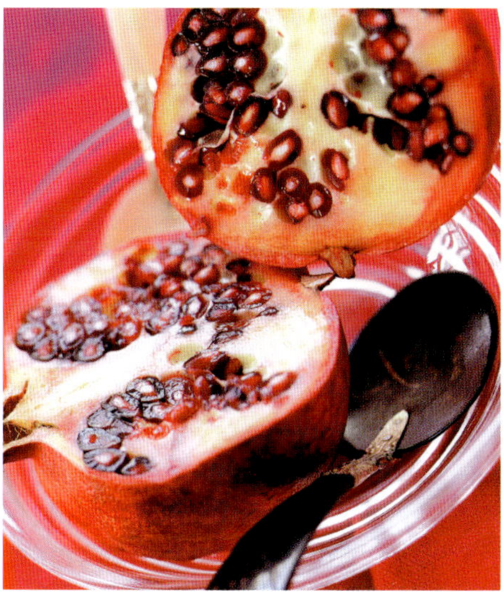

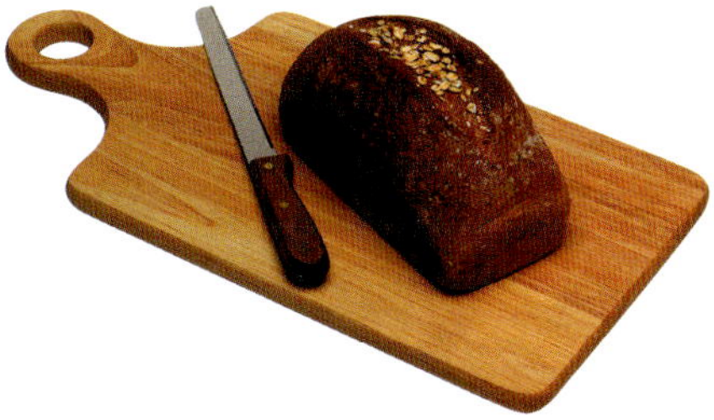

Pain complet aux graines variées

Un régime équilibré comprend toujours un bon pain artisanal. Cette recette est formidable ; on peut ensuite le garder plusieurs jours.

- 30 g de levure boulangère
- 1 cuillère de miel
- 1,5 tasse d'eau tiède
- 3 tasses de farine complète
- 1,5 tasse de farine blanche biologique
- 1 cuillère de sel marin
- 1 cuillère d'huile d'olive
- 4 cuillères de graines de tournesol
- 4 cuillères de graines de coquelicot
- 4 cuillères de graines de lin

Mélangez la levure avec le miel. Ajoutez l'eau, une demi-tasse de farine complète et une demi-tasse de farine blanche. Mélangez et laissez reposer pendant 35 minutes.

Incorporez au mélange le reste des ingrédients et pétrissez l'ensemble jusqu'à former une boule qui ne colle pas aux mains. Laissez la pâte gonfler pendant 45 minutes. Ensuite, pétrissez de nouveau, donnez une forme allongée à la pâte et placez-la dans un moule à cake légèrement huilé. Griffez la surface et couvrez avec un torchon propre et humide. Laissez reposer 30 minutes de plus.

Enfournez à 180 °C (th. 6) et faites cuire le pain pendant 50 minutes environ.

Tarte aux asperges et aux poireaux

Voici une excellente alternative pour un dîner léger ou pour emporter en pique-nique lorsque le temps se prête aux sorties.

Pour 6 personnes :

* 2 tasses de farine complète
* Huile d'olive
* 250 g d'asperges
* 2 poireaux (la partie blanche)
* 3 œufs
* 1 tasse de fromage blanc écrémé
* 1/4 de tasse fromage parmesan râpé
* 1/4 de tasse de lait écrémé ou d'une boisson végétale
* 1/4 de cuillère de noix de muscade râpée
* Sel marin et eau

Dans un bol, mélangez la farine complète avec une cuillère, du sel marin et de l'eau en quantité suffisante pour obtenir une pâte qui ne colle pas aux doigts. Pétrissez-la en lui donnant une forme arrondie, puis déposez-la dans un moule à tarte.

Faites cuire la pâte à blanc dans un four à 180 °C (th. 6) pendant 5 minutes. Réservez.

Coupez les poireaux et les asperges en rondelles. Faites-les revenir dans une poêle avec un filet d'huile d'olive.

Dans un petit saladier, mélangez bien les œufs, le fromage blanc, le parmesan, le lait et la noix de muscade. Ajoutez-y les légumes et versez l'ensemble sur la pâte.

Remettez la tarte au four et poursuivez la cuisson jusqu'à ce que la surface soit dorée. Laissez refroidir la tarte pendant 10 minutes environ avant de la couper.

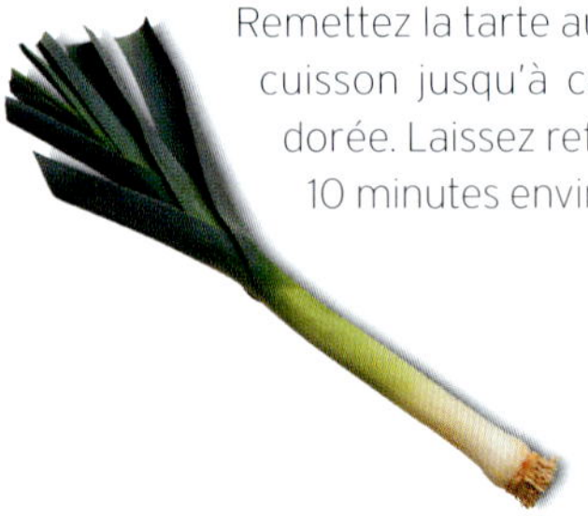

Salade d'algues, de carottes et de chou frisé

Si vous n'avez jamais mangé de salades d'algues, voici une occasion de le faire.

Pour 4 personnes :

* 2 tasses d'un mélange d'algues (wakame, dulce, etc.)
* Un demi-chou frisé
* 1 carotte
* 1 cuillère de graines de sésame
* 1 cuillère de tahin (pâte de sésame)
* 1 cuillère de vinaigre de cidre
* 2 cuillères d'huile d'olive

Faites tremper les algues dans de l'eau froide. Égouttez-les, puis mettez-les dans un saladier.

Coupez finement le chou en julienne et la carotte en lamelles épaisses.

Dans un saladier, mélangez tous les ingrédients de l'assaisonnement et versez-le sur la salade. Mélangez bien et saupoudrez de graines de sésame avant de servir.

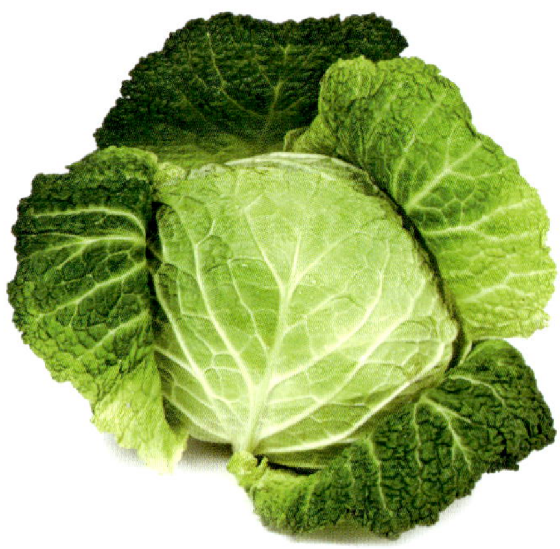

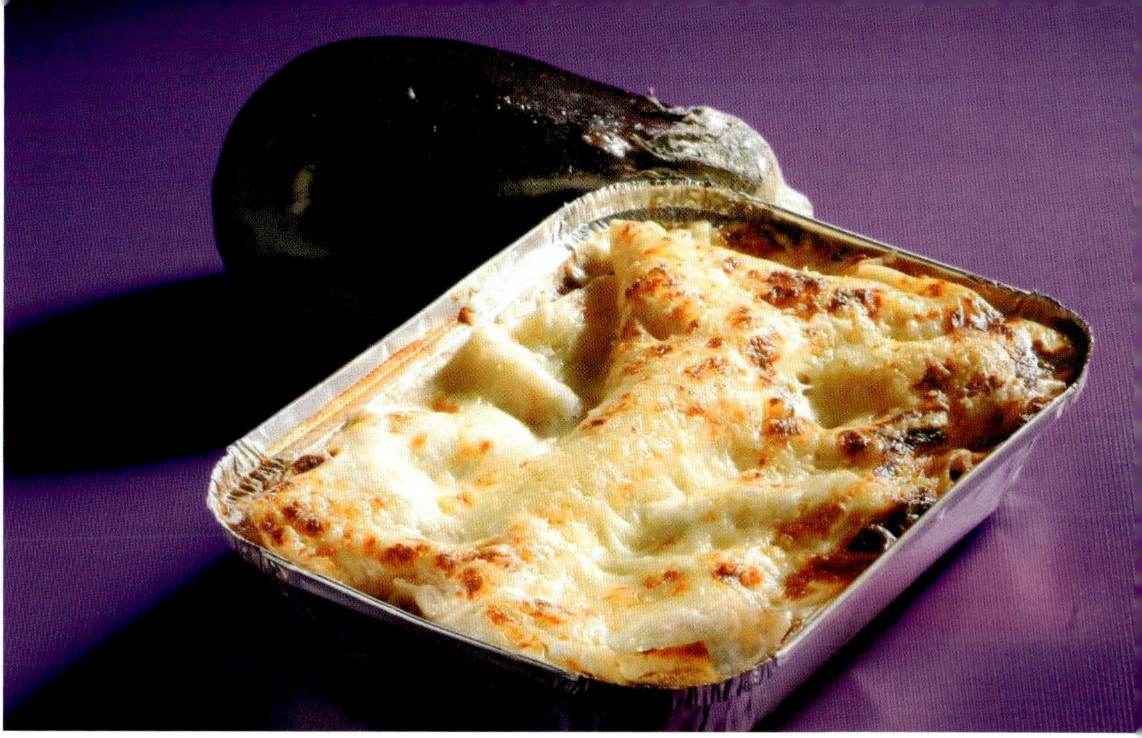

Lasagnes végétariennes

Cette recette prouve à celles qui en douteraient qu'on peut cuisiner sans viande. Essayez-la.

Pour 8 personnes :

Pour la sauce :

- 3 gousses d'ail
- 1 cuillère d'origan
- 2 cuillères de persil frais haché
- 2 cuillères de basilic frais haché
- 8 champignons coupés en lamelles
- 1 poivron vert haché
- 1/2 oignon haché
- 8 tomates mûres pelées et coupées en lamelles fines

Pour les lasagnes :

- 1 courgette finement tranchée
- 1 petite courge d'été, finement coupée
- 1 carotte finement coupée
- 1/4 de cuillère de noix de muscade râpée
- 60 g de fromage blanc
- Feuilles de pâte à lasagnes
- Fromage râpé au choix

Mélangez tous les ingrédients de la sauce et mettez-les à cuire à feu doux pendant une vingtaine de minutes.

Préchauffez le four à 180 °C (th. 6). Mélangez tous les légumes au fromage blanc et à la noix de muscade. Couvrez le mélange jusqu'au moment de l'utiliser.

Faites cuire les feuilles de lasagnes selon les instructions données sur l'emballage.

Couvrez le fond d'un plat à four rectangulaire avec une couche de feuilles, puis répandez une couche du mélange de légumes que vous saupoudrez de fromage. Continuez à faire des couches alternées jusqu'à finir les ingrédients.

Faites cuire au four pendant 45 minutes. Avant de servir, versez la sauce.

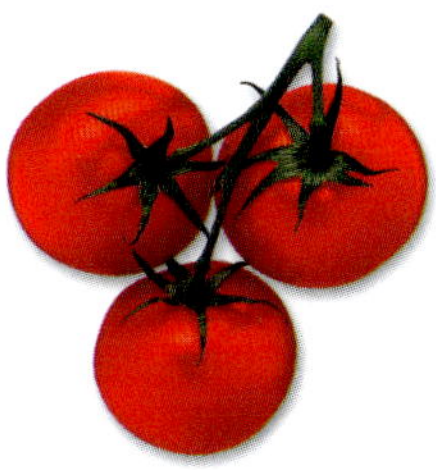

Seitan grillé à la sauce yaourt

Pour faire connaissance avec le seitan que l'on peut considérer comme la « viande végétale » par excellence.

Pour 2 portions :

- 1 morceau de seitan de 250 g environ
- 1 yaourt naturel écrémé
- 1/2 cuillère d'aneth frais haché menu
- 1 concombre
- 1 oignon rouge
- Sel marin, piment et huile d'olive

Pelez le concombre sans enlever complètement la peau et râpez-le ou coupez-le en petits dés.
Mélangez le concombre avec le yaourt, l'aneth et assaisonnez le tout avec du sel, du piment et un filet d'huile d'olive. Réservez le tout jusqu'au moment de l'utiliser.
Coupez le seitan en petits dés et faites-le frire dans une poêle avec une goutte d'huile d'olive, jusqu'à ce qu'il soit doré.
Servez le seitan accompagné de sauce au yaourt et décoré avec des rondelles d'oignon.

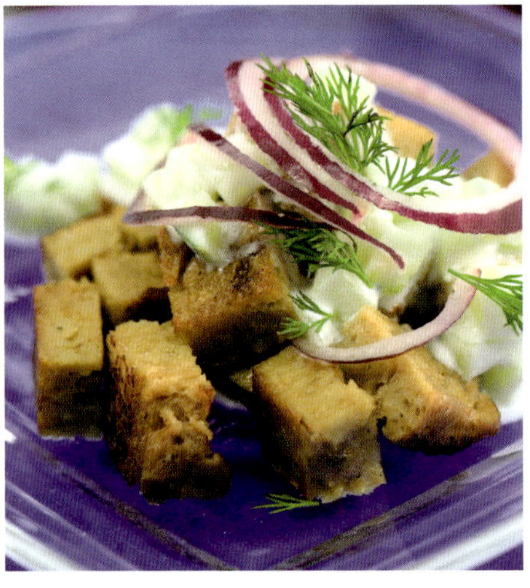

Pizza maison

La pizza maison est un classique autour duquel se réunissent la famille et les amis. Mettez la main à la pâte.

Pour 6 à 8 portions :

Pour la pâte :

- 1 cuillère pleine de levure fraîche de boulanger
- 1/2 tasse d'eau tiède
- 3/4 de tasse de farine blanche de blé biologique
- 3/4 de tasse de farine complète biologique
- 1 cuillère d'huile d'olive
- 1 cuillère de sel marin

Pour la garniture :

- 1/2 cuillère d'huile d'olive
- 1 gousse d'ail
- 2 tomates pelées
- 5 feuilles de basilic frais haché menu
- 1/2 cuillère d'origan sec
- 1/2 cuillère de piment rouge moulu
- 1/2 oignon rouge coupé en rondelles très fines
- 2 cuillères de fromage râpé
- Quelques feuilles d'épinards frais

Dans une casserole, dissolvez la levure dans l'eau tiède (si elle est chaude, cela risque d'empêcher la levure d'agir).
Dans un saladier, mélangez les farines avec une cuillère d'huile d'olive. Ajoutez la levure, le sel marin et mélangez bien le tout.
Posez la pâte sur une surface légèrement farinée. Pétrissez jusqu'à ce qu'elle devienne bien douce et élastique (entre 6 et 8 minutes environ).
Mettez la pâte dans un récipient et recouvrez-la avec un torchon. Laissez-la monter jusqu'à ce qu'elle atteigne le double de son volume initial.
Pendant que la pâte monte, préparez la sauce. Mettez l'huile dans une poêle avec l'ail,

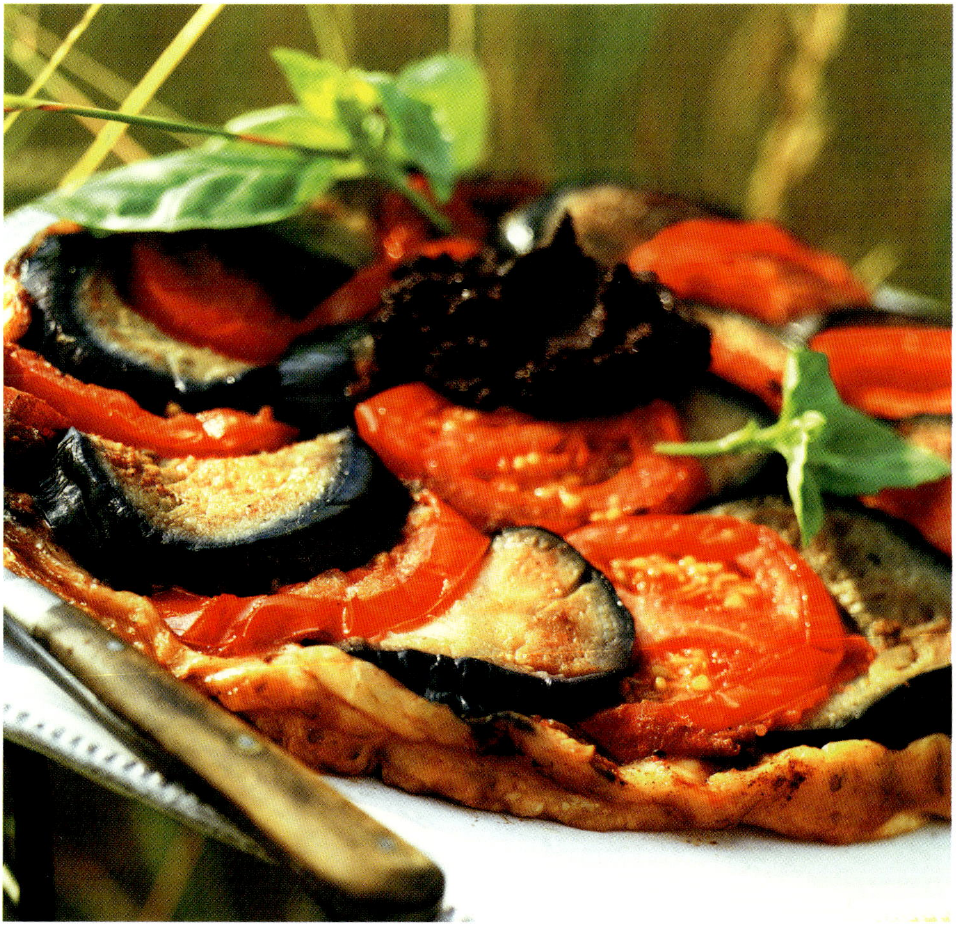

faites chauffer sans dorer et ajoutez la tomate coupée, le basilic, l'origan et le piment. Montez le feu jusqu'à ébullition, puis baissez au minimum. Laissez cuire jusqu'à ce que la tomate se défasse.

Une fois que la pâte a effectivement doublé de volume, étalez-la au rouleau à pâtisserie sur une surface enfarinée jusqu'à former un disque de 40 cm de diamètre.

Faites chauffer le four à température maximale. Déposez la pâte étalée dans un moule à pizza et faites cuire au four pendant 5 minutes environ. Retournez-la ensuite et faites-la cuire encore 5 minutes de l'autre côté.

Étalez la sauce sur la pizza, couvrez avec les feuilles d'épinards émincées, l'oignon en rondelles et saupoudrez de parmesan.

Remettez-la au four jusqu'à ce que le fromage soit fondu.

Des pizzas à votre goût

Changez les ingrédients en fonction de vos envies, mais goûtez cette pâte. Si vous remportez un succès, vous pouvez tripler les quantités et préparer de la pâte à pizza congelée d'avance.

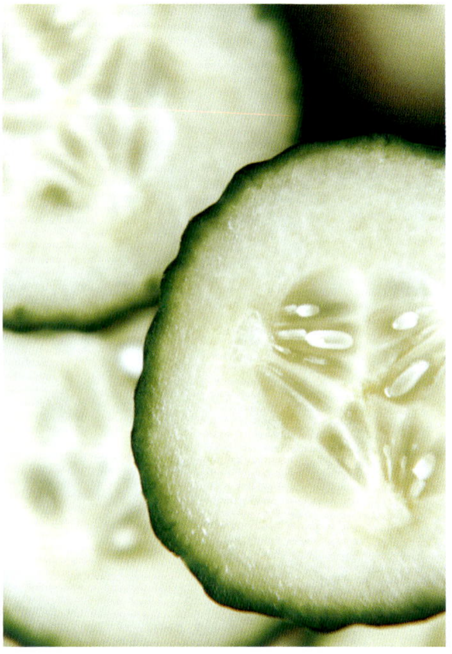

Salade de concombre au gingembre

Rien de tel que de préparer un plat avec très peu d'ingrédients pour en apprécier les saveurs, comme cette salade de style japonais.

Pour 2 portions :

* 1 concombre pelé et coupé en fines rondelles
* 1/4 de tasse de vinaigre de riz (ou de cidre)
* 1 cuillère de graines de sésame
* 1/2 cuillère de gingembre frais râpé placé dans un petit sac en toile
* 1 cuillère de sirop de riz

Mélangez tous les ingrédients et réservez le mélange dans le réfrigérateur pendant 2 heures. Avant de servir, retirez le gingembre du petit sac.

Salade aux deux haricots

Vous pouvez vous en servir pour faire une salade ou en mettre 2 cuillères sur des tartines et les présenter en apéritif.

Pour 6 à 8 portions :

Pour l'assaisonnement :

* 3 cuillères d'huile d'olive vierge
* 1 cuillère de tamari
* 1 cuillère de vinaigre balsamique (italien)
* 1 cuillère d'herbes fraîches hachées
* 1 cuillère de miel

Pour la salade :

* 1 tasse de haricots rouges cuits
* 1 tasse de haricots noirs cuits
* 1 poivron rouge coupé finement
* 1/4 de tasse d'olives noires dénoyautées et hachées

Battez les ingrédients de l'assaisonnement dans un grand bol. Mettez les ingrédients de la salade dans un saladier et ajoutez la sauce vinaigrette. Mélangez et gardez au réfrigérateur jusqu'au moment de servir.

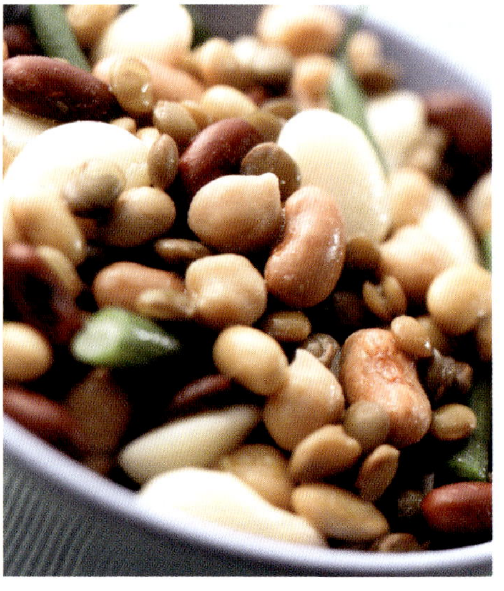

Soupe de haricots

Il n'y a pas d'hiver sans une bonne soupe réconfortante et celle-ci est une véritable jardinière de légumes qui vous rendra votre jeunesse.

Pour 6 portions :

* 50 cl de bouillon de légumes
* 750 g de tomates entières, écrasées en purée
* 1 pomme de terre rouge moyenne, coupée finement
* 1 navet moyen, coupé finement
* 1 piment moyen
* 1 poireau coupé en rondelles (la partie blanche seulement)
* 1 racine de chardon coupée finement
* 1/4 d'oignon haché
* 1 gousse d'ail hachée
* 2 cuillères d'huile d'olive
* 600 g de haricots cuits et égouttés
* 1/2 tasse d'orge cuit ou d'une autre céréale
* Poivre noir

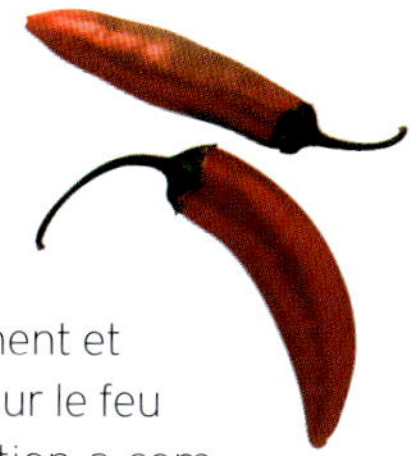

Dans une grande casserole, versez le bouillon de légumes, les tomates, la pomme de terre, le navet, le piment et le poivre noir. Posez-la sur le feu et, une fois que l'ébullition a commencé, baissez le feu et laissez bouillir environ de 20 à 25 minutes, jusqu'à ce que la pomme de terre soit bien cuite.
Versez l'huile dans une poêle et faites revenir le poireau, le chardon, l'oignon et l'ail pendant 4 minutes.
Ajoutez les légumes sautés dans la casserole et laissez bouillir à feu doux pendant 20 minutes. Enfin, ajoutez les haricots et l'orge et laissez cuire pendant 10 minutes.

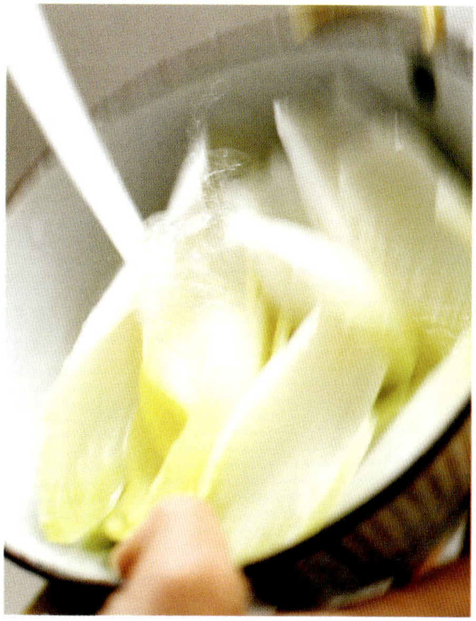

Salade méditerranéenne

Un plat frais et ensoleillé pour profiter au mieux de notre terre.

Pour 6 portions :

* 6 cœurs de laitue
* 3 concombres pelés et coupés en rondelles
* 1/2 oignon rouge, coupé en rondelles fines
* 3 tomates hachées
* 1 tasse de cœurs d'artichaut en conserve
* 5 feuilles de basilic frais haché
* 1 cuillère de fromage feta
* 3 cuillères d'huile d'olive vierge extra
* 1 cuillère de vinaigre de cidre

Dans un saladier, mettez tous les ingrédients, mélangez bien et laissez reposer au réfrigérateur pendant 2 heures au moins avant de servir.
Accompagnez la salade avec du pain complet grillé.

Teriyaki de tofu confit aux oranges et aux épices

Ne vous laissez pas impressionner par l'intitulé de la recette, c'est très facile à préparer et c'est savoureux.

Pour 6 portions :

* 1 kg de tofu
* 1/2 tasse de tamari ou sauce au soja
* 1 cuillère de sucre de canne brut
* 2 cuillères d'huile d'olive
* 2 gousses d'ail pilées
* 1 cuillère de gingembre frais râpé
* 2 cuillères de vinaigre de cidre
* 2 cuillères de miel
* 1/4 de tasse de jus d'orange fraîchement pressé
* Poivron noir moulu à votre convenance
* 250 g de marrons en conserve, coupés en rondelles

Égouttez et séchez le tofu dans un torchon de cuisine. Coupez le tofu en tranches.
Pour la marinade, mélangez le tamari, le sucre, l'huile, l'ail, le gingembre, le vinaigre, le miel, le jus d'orange et le poivre. Mettez la moitié de cette marinade dans un plat, déposez-y les tranches de tofu et par-dessus les marrons. Recouvrez le tout avec le reste de marinade et laissez mariner pendant plusieurs heures.
Ôtez le tofu et les marrons de la marinade et faites cuire à feu doux dans une casserole couverte, avec un peu de marinade, jusqu'à ce que les ingrédients soient bien dorés et que le liquide soit absorbé.
Accompagnez ce plat de riz.

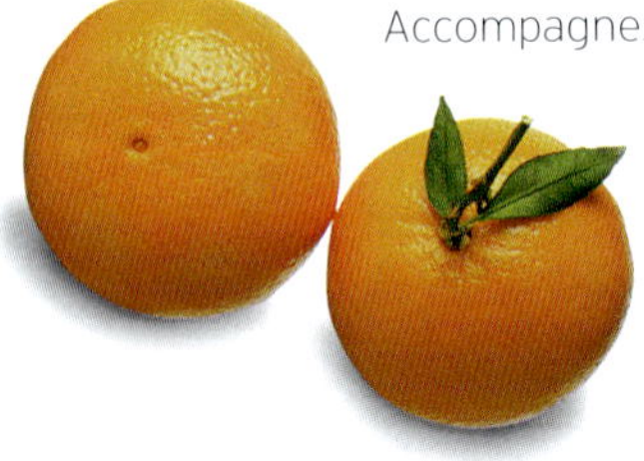

Crème de coco au fruit caramélisé

Un dessert délicieux, très facile et rapide à préparer. Goûtez-le vite.

* 1 boîte de lait de coco
* 2 cuillères de maranta ou de kuzu
* 1 fruit de votre choix (ananas, banane, poire...)
* 1 cuillère de cannelle moulue
* 4 cuillères de sucre de canne brut

Délayez la maranta dans de l'eau. Mettez le lait de coco dans une casserole, avec la maranta et une cuillère de sucre. Faites chauffer à feu moyen et mélangez jusqu'à épaississement. Retirez du feu, versez le mélange dans une casserole et recouvrez-le avec un film alimentaire. Faites refroidir au réfrigérateur.
Pendant ce temps-là, pelez le fruit, coupez-le en petits morceaux et roulez ceux-ci dans un mélange composé de cannelle et de 3 cuillères de sucre. Piquez 2 morceaux sur des petites piques à brochette en bois et faites-les chauffer dans une casserole jusqu'à ce qu'ils caramélisent. Déposez-les dans un plat et réservez. Répartissez la crème dans des verres et servez avec les brochettes de fruit.

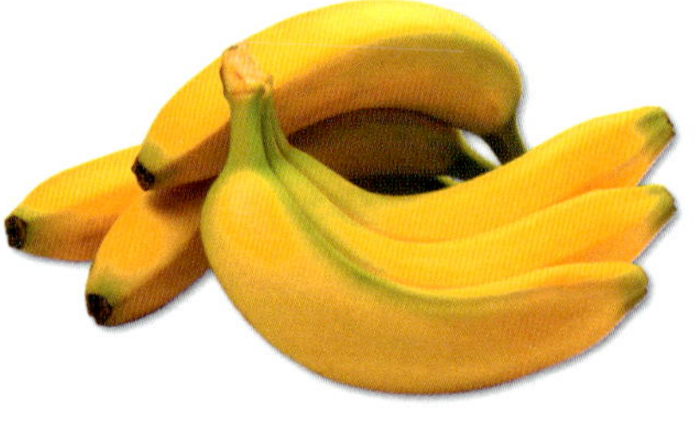

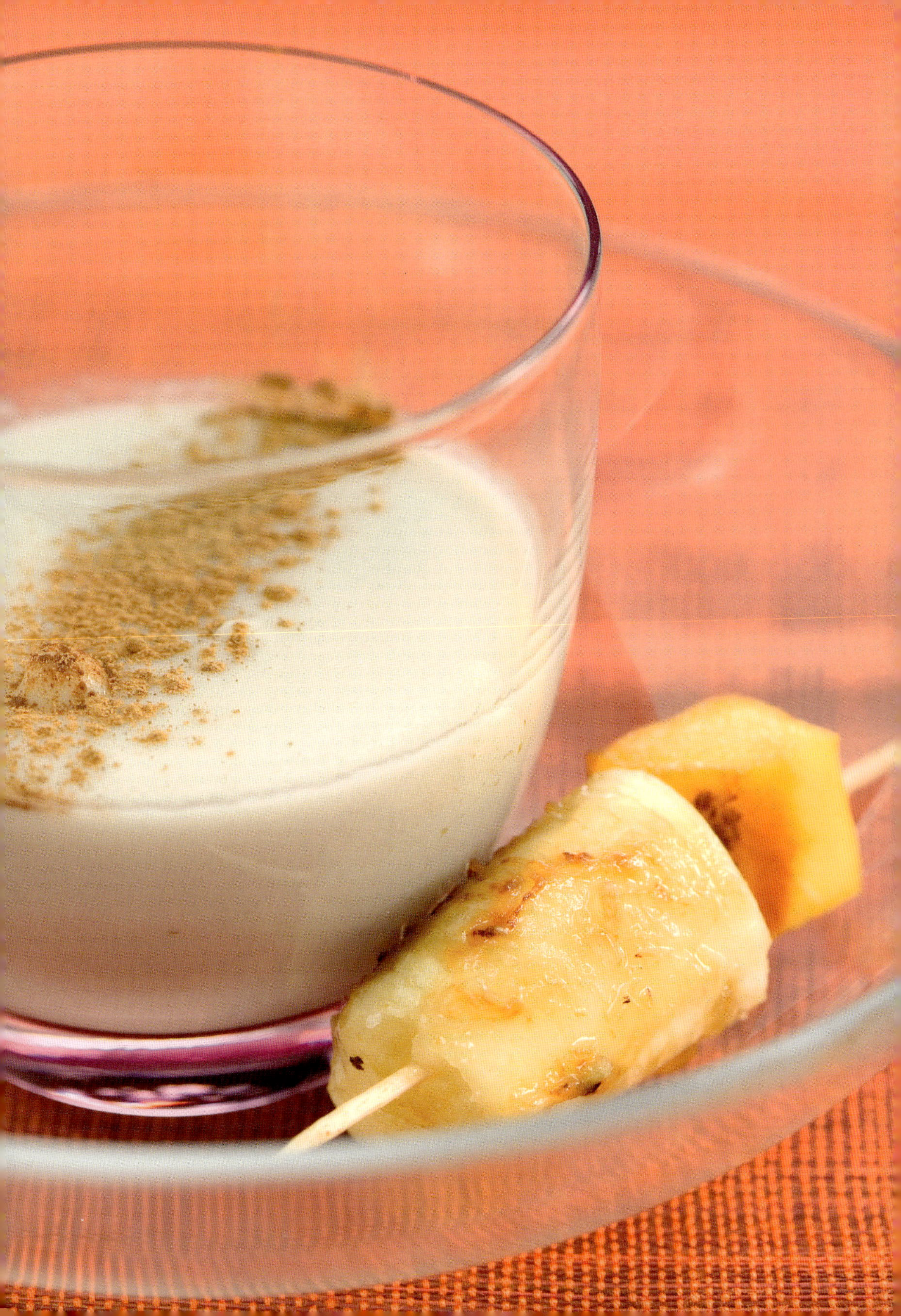

Amarante à la marocaine

Voici une occasion de goûter une céréale différente. Si vous ne trouvez pas d'amarante, vous pouvez utiliser le quinoa, le millet ou une autre céréale.

Pour 6 portions :

- 1 tasse d'amarante
- 1 betterave
- 1 gros oignon
- 1 gousse d'ail pilée
- 1 poivron rouge et un piment vert
- 4 carottes
- 1 courgette
- 1 petite courge
- 1 tasse de haricots cuits et égouttés
- 1,5 tasse de sauce tomate maison
- 1,5 tasse de bouillon végétal
- 1/4 de tasse de raisins secs
- 2 cuillères de curry en poudre
- 1/2 cuillère de piment de Cayenne
- 1 cuillère de piment rouge moulu
- 3 tasses d'eau froide
- Huile d'olive

PELEZ ET COUPEZ tous les légumes en petits dés.
Versez un peu d'huile d'olive dans une poêle et faites revenir l'oignon et l'ail jusqu'à ce qu'ils soient transparents.
Ajoutez le poivron rouge et le piment vert, les carottes et la betterave. Faites revenir les légumes pendant 10 minutes à la poêle, en remuant de temps en temps.
Ajoutez ensuite la courgette et la courge et laissez-les cuire également quelques minutes.
Ajoutez les haricots, la sauce tomate, le bouillon, les raisins secs, le curry et les piments. Couvrez, portez à ébullition et laissez mijoter à feu doux pendant 20 minutes.
Dans une casserole avec un couvercle, mettez à chauffer l'eau froide avec l'amarante. Lorsque l'eau commence à bouillir, baissez la source de chaleur et laissez cuire à feu doux pendant 20 minutes.
Mettez l'amarante dans un plat et couvrez avec les légumes.

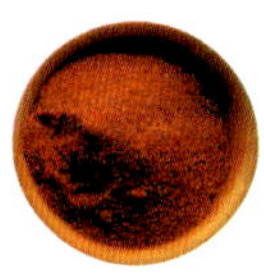

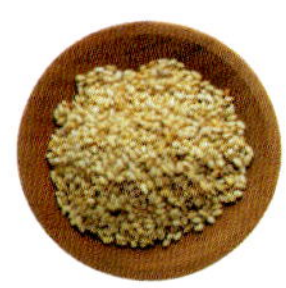

Assaisonnement à base d'huile de lin

- 1/2 tasse d'huile de lin
- 1/2 tasse de vinaigre d'estragon
- 1 cuillère de persil frais haché
- 1 gousse d'ail pilée
- 1 cuillère de ciboulette coupée finement

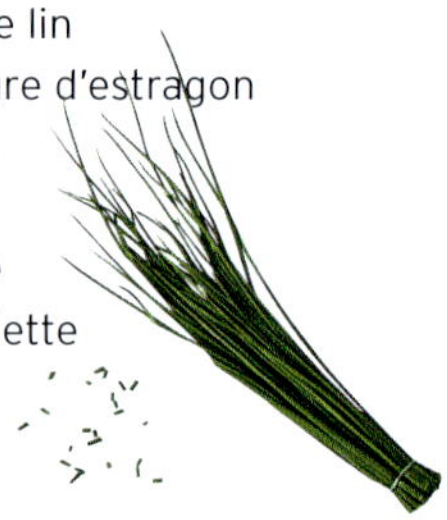

Mélangez tous les ingrédients dans un saladier et battez bien avec une fourchette. Versez le mélange dans un récipient en verre avec un couvercle et placez-le dans le réfrigérateur. Agitez bien avant de servir.
Un assaisonnement toujours bon à avoir sous la main, bien utile en cas de constipation.

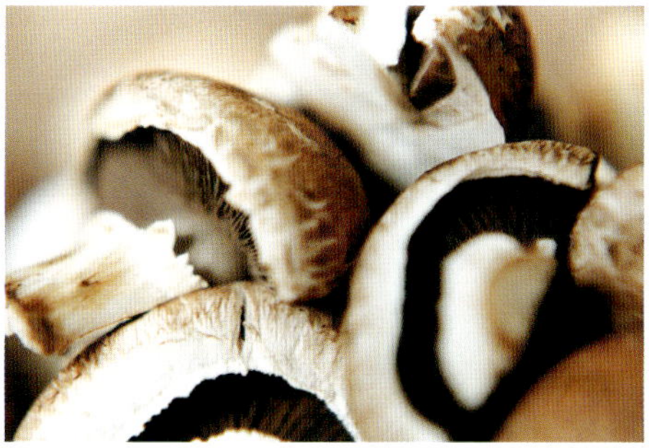

Tempeh grillé avec de la sauce teriyaki aux champignons

Le tempeh a un goût particulier ; avec cette sauce et un peu de riz, vous découvrirez un plat vraiment différent, légèrement exotique et simple à préparer.

Pour 2 portions :

* 150 g de tempeh prêt à l'emploi

Pour la sauce teriyaki :

* 1/4 de tasse de sauce de soja
* 1/2 tasse d'eau
* 1 cuillère de concentré de pomme ou de sirop de riz
* 1/2 cuillère de vinaigre de riz
* 2 tasses de champignons coupés en lamelles
* 1 gousse d'ail

Pour préparer la sauce, mettez dans une casserole la sauce au soja, l'eau, le concentré de pomme, le vinaigre, les champignons et l'ail et laissez bouillir à feu doux pendant 15 minutes.
Pendant ce temps-là, faites griller le tempeh dans une poêle, d'un côté puis de l'autre.
Déposez le tempeh dans chaque assiette et versez la sauce dessus. Accompagnez avec du riz complet.

Tortillas mexicaines végétales

Goûtez cette recette délicieuse à l'occasion d'un dîner informel en famille ou avec des amis.

Pour 6 portions :

* 6 tasses de haricots rouges cuits
* 1/2 tasse de sauce tomate maison
* 1 cuillère de piment en poudre
* 1 cuillère de coriandre hachée
* 6 tortillas (galettes) mexicaines au blé complet
* 1 petit oignon finement coupé
* 1 laitue coupée en lamelles
* 2 carottes coupées en julienne
* 1 poivron vert coupé en lamelles fines
* 1,5 tasse de tomates coupées finement
* 6 cuillères de yaourt naturel écrémé

Mettez les haricots dans le bol du mixeur avec la sauce tomate, le piment et la coriandre. Mixez et versez le mélange dans un plat à four. Faites cuire au four pendant 30 minutes. Ensuite, faites chauffer les galettes dans le four (sinon, elles risquent de sécher) pendant quelques minutes.
Gardez-les au chaud et humides en les enveloppant dans un torchon de cuisine chaud.
Mettez dans différents plats la purée de haricots, les légumes et le yaourt assaisonnés avec du sel et du poivre pour que chacun puisse mettre sur les galettes les ingrédients qu'il désire.

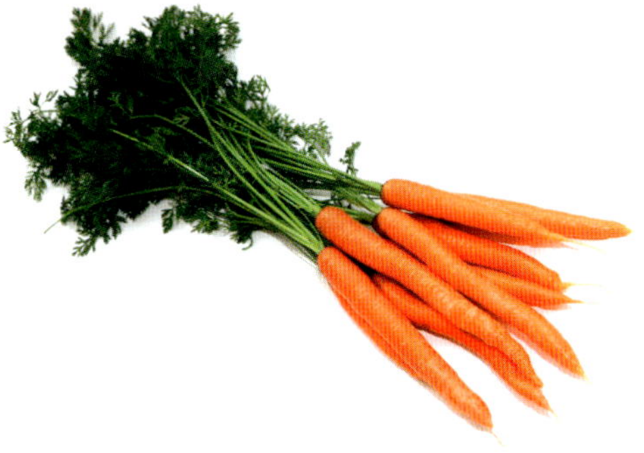

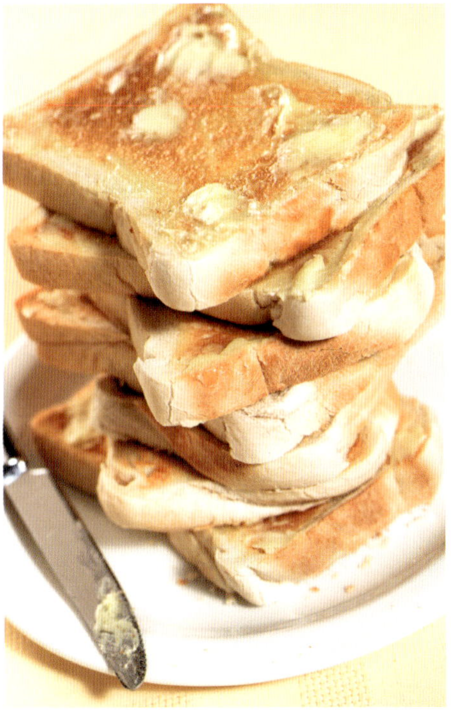

Tartines

Pour 6 portions :

- 4 blancs d'œufs
- 1/2 tasse de lait écrémé
- 1 cuillère de vanille liquide
- Cannelle moulue à votre gré
- 12 tranches de pain de blé complet

Pour accompagner :

- Confiture naturelle de fruits, sirop d'érable, miel, compote de pommes...

Mélangez dans un bol les blancs d'œufs, le lait, la vanille et la cannelle.
Plongez chaque tranche de pain dans la préparation.
Faites-les griller dans une poêle antiadhésive et retournez-les pour les faire dorer des deux côtés.
Servez avec l'accompagnement choisi.

Salade de chou, au sésame et à la mandarine

Les choux sont formidables en salade. Ils sont riches en calcium comme le sésame.

Pour 6 portions :

Pour l'assaisonnement :

- 1/2 tasse de sauce au soja
- 4 cuillères d'huile d'olive vierge extra
- 2 cuillères d'huile de sésame
- 2 cuillères de vinaigre de riz
- 2 cuillères de moutarde
- 1/2 cuillère de gingembre frais râpé
- 1 cuillère de sirop de riz

Pour la salade :

- 1/2 chou vert moyen
- 1/2 chou rouge
- 4 carottes
- 1 tasse de quartiers de mandarine
- 1 cuillère de graines de sésame grillées

Mélangez tous les ingrédients de l'assaisonnement et réservez.
Râpez les carottes et coupez le chou en lamelles très fines. Mélangez les légumes avec l'assaisonnement, ajoutez les quartiers de mandarine et saupoudrez de graines de sésame.

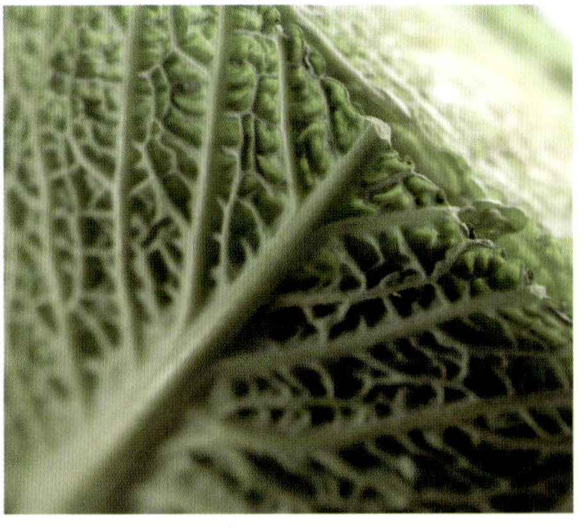

Poires aromatisées

Une autre version des poires Belle-Hélène.

Pour 2 portions :

* 2 grosses poires peu mûres
* 1/2 tasse de concentré de pomme
* 2 tasses d'eau
* 2 bâtons de cannelle
* 3 clous de girofle

Pour la sauce :

* 1/2 verre de lait de riz
* 2 cuillères de caroube en poudre
* 2 cuillères de kuzu ou maranta dissoutes dans 2 cuillères d'eau froide

Pour décorer :

* Amandes effilées grillées au four

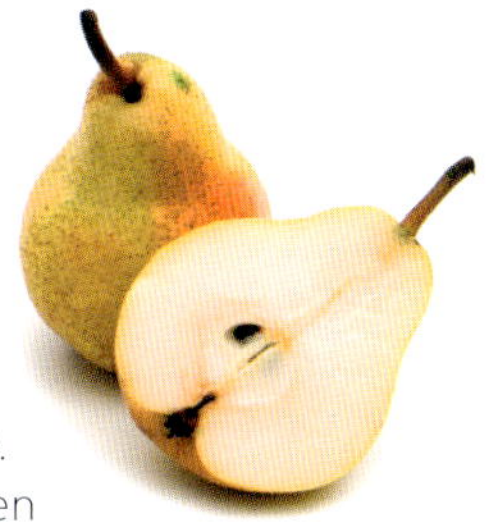

Pelez les poires, évidez-les et mettez-les dans une casserole avec le concentré de pomme, l'eau, les bâtons de cannelle et les clous de girofle. Faites-les cuire à feu moyen jusqu'à ce qu'elles soient bien tendres.
Ôtez les poires avec une écumoire et disposez-les dans des assiettes individuelles. Réservez le jus pour la sauce.
Pour préparer la sauce, mettez le jus de cuisson des poires dans une casserole, ajoutez la poudre de caroube, le kuzu dissous dans le lait de riz et Faites cuire le tout à feu doux, en remuant jusqu'à ce que le mélange soit épais.
Versez un peu de sauce sur chaque poire et saupoudrez d'amandes.

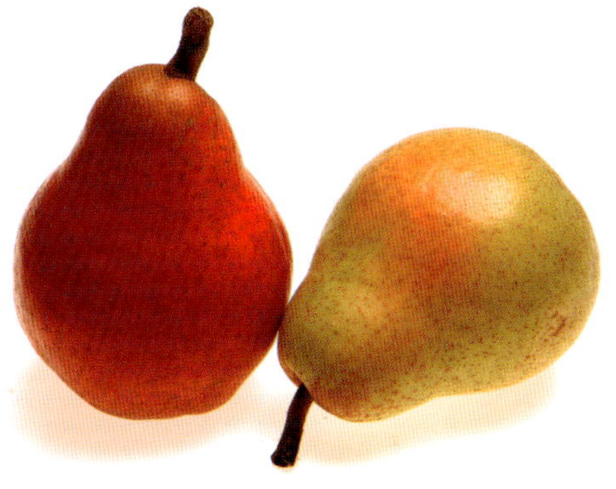

Épaissir… naturellement

Le kuzu et la maranta sont des épaississants naturels qu'on utilise pour élaborer des sauces, des crèmes, des flans et des glaces. On les utilise comme la Maïzena, c'est-à-dire qu'il faut les diluer d'abord dans un peu de liquide avant de les incorporer à la préparation. Si vous n'en trouvez pas, utilisez la Maïzena.

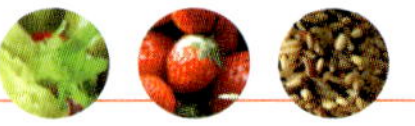

Couscous aux épices

Ce plat léger et savoureux se mange chaud ou froid. En été, on peut y ajouter des poivrons, des dés de tomates, des herbes fraîches... En hiver, vous pouvez essayer de le préparer avec du tofu grillé, des poivrons ou des oignons.

Pour 4 portions :

- 2 tasses d'eau
- 2 cuillères d'huile d'olive
- 1 cuillère de curry moulu
- 1 cuillère de cannelle moulue
- 1 cuillère de cumin moulu
- 1/4 de tasse de petits pois frais
- 180 g de couscous

Mettez l'eau à bouillir, puis ajoutez les cuillères d'huile, le curry, la cannelle, le cumin et les petits pois.
Versez ensuite soigneusement le mélange sur le couscous, couvrez et laissez reposer pendant 10 minutes environ. Égrenez le mélange à l'aide d'une fourchette et servez de suite.

Crumble de fruits de saison

Voilà un abrégé de nutrition : les fruits, les céréales, les fruits secs, le miel... la seule chose à faire est de mesurer les portions et... d'en profiter !

Pour 4 portions :

- 2 tasses de fruits frais variés, pelés et coupés
- 1/4 de tasse de concentré de pomme
- 1/4 de tasse de farine de blé complet
- 1/2 tasse de farine d'avoine
- 2 cuillères de cannelle moulue
- 2 cuillères d'huile de noix ou d'olive vierge extra
- 1/4 de tasse de noix pilées
- 2 cuillères de miel
- 1 cuillère de sirop de riz

Faites préchauffer le four à 160 °C (th. 5).
Recouvrez le fond d'un plat à four (20 cm de diamètre) avec les fruits. Versez le jus concentré de pomme sur cette couche.
Mélangez bien les farines, la cannelle, l'huile et les noix.
Saupoudrez le mélange sur la couche de fruits. Arrosez de miel et de sirop de riz.
Enfournez pendant 30 à 40 minutes ou jusqu'à ce que les fruits soient bien dorés.

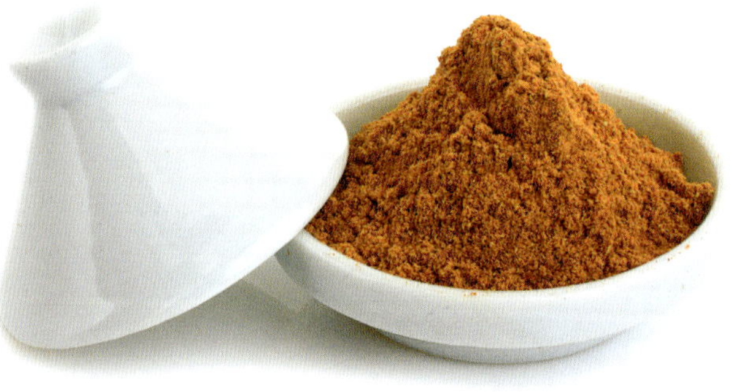

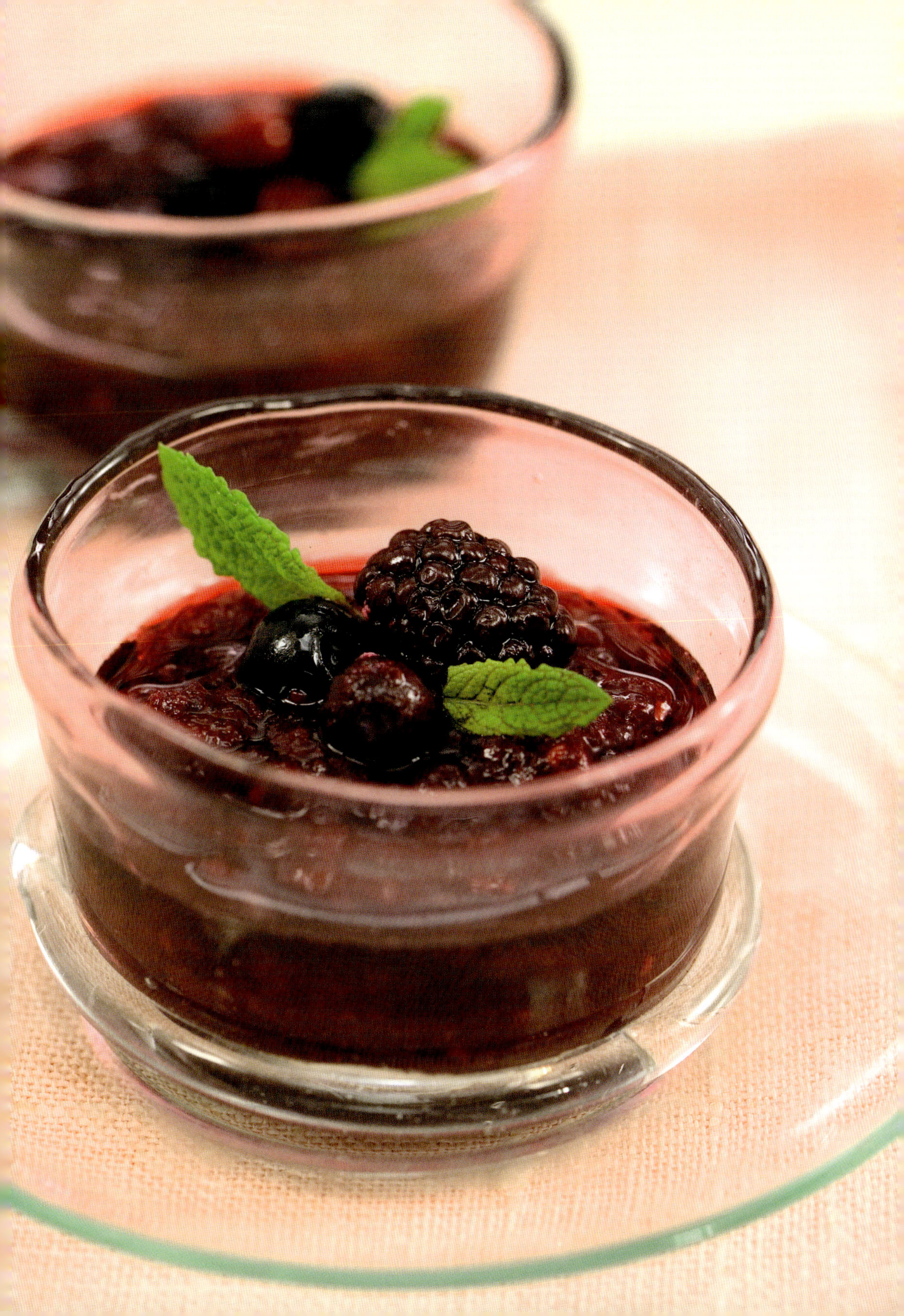

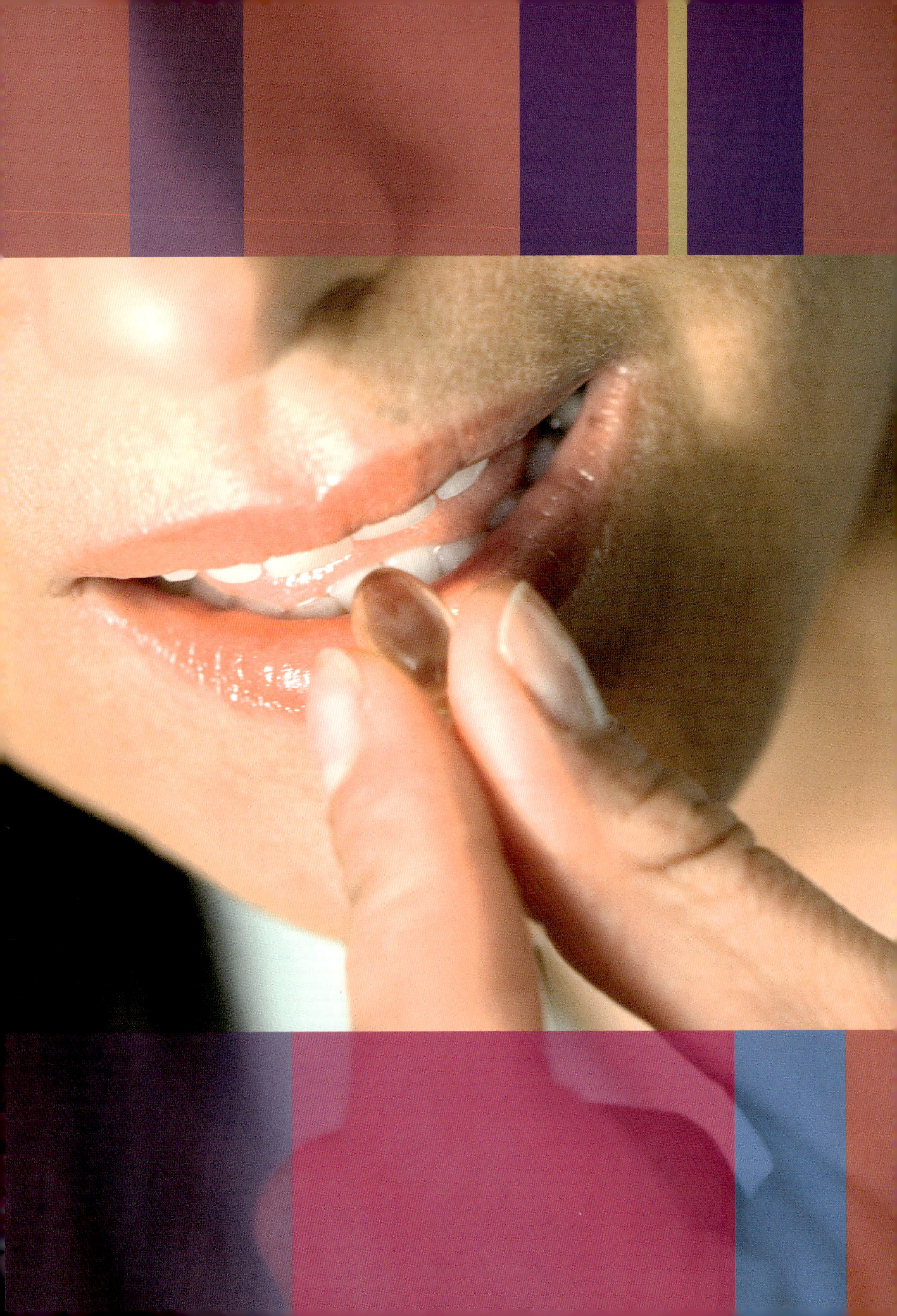

Prenez des forces avec des compléments alimentaires

Une ample gamme de compléments alimentaires s'offre à nous. Ils peuvent nous aider à compenser certaines carences ou soutenir notre organisme lors d'efforts spécifiques. Ces substances naturelles sont utiles dans la mesure où nous en faisons un usage judicieux. Il existe, par exemple, d'excellents compléments alimentaires pour prévenir le vieillissement prématuré. Nous les découvrirons dans ce chapitre.

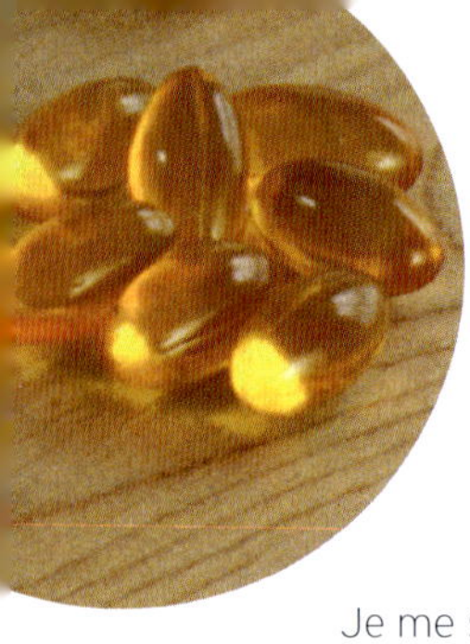

Les compléments ALIMENTAIRES

Je me souviens que, à l'époque où je travaillais dans un magasin de diététique, les demandes des clients portaient surtout sur les compléments alimentaires et leurs propriétés. Certains hommes ne parvenaient pas à travailler comme ils le souhaitaient, certaines femmes voyaient avec inquiétude leur peau perdre sa douceur et son élasticité et avaient peur pour la santé de leurs os. L'un des avantages des compléments alimentaires est qu'ils permettent de prévenir rapidement et facilement certains maux, en consommant les principes actifs extraits de plantes et de minéraux. L'ail, par exemple, qu'il faut consommer en grande quantité pendant une maladie, peut être utile à petite dose également. Quant au brocoli, qui n'est ni assez apprécié ni assez consommé selon les médecins, il est possible de profiter des pouvoirs merveilleux du sulforaphane grâce à quelques capsules qui assurent la protection de nos agents anticancérigènes. Prendre des compléments alimentaires est quelque chose que tout le monde peut faire, même en étant très occupé.

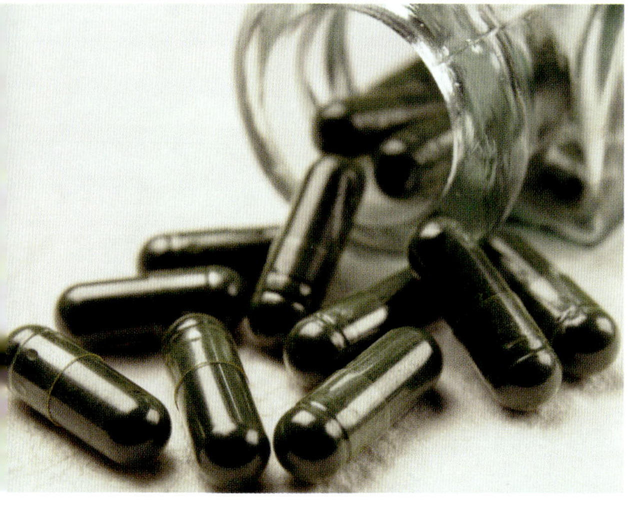

Néanmoins, suivre le régime alimentaire que nous venons de décrire est primordial. Les compléments ne sont que des renforts occasionnels.

* Protection et prévention

Actuellement, nous savons que les vitamines, les minéraux, les phytonutriments, les enzymes et d'autres substances qui sont contenues dans les aliments jouent un rôle déterminant dans la prévention de nombreuses maladies, telles que le cancer, les problèmes cardiaques et la dépression.

Des études multiples prouvent que, lorsque notre organisme est carencé en vitamines, minéraux et autres nutriments importants, il devient incapable de fonctionner normalement. Or, les aliments comme les légumes, les fruits, les céréales et les légumineuses issus de l'agriculture conventionnelle ne contiennent pas suffisamment de minéraux à cause de la pauvreté des sols. De plus, certaines vitamines sont détruites à la cuisson. Il n'est donc pas insensé de recourir aux compléments alimentaires. Si nous réduisons l'entrée de micronutriments dans l'organisme, des carences vont se manifester et l'affaiblir, ce qui nous rend plus sensibles aux maladies et nous fait vieillir plus rapidement.

* Les compléments anti-âge

Les compléments que nous décrivons ici sont indiqués pour les personnes qui, même si elles sont déjà sujettes aux symptômes liés au processus de vieillissement (prise de poids, fatigue, rigidité des articulations, peau sèche, rides...), ne sont pas malades à proprement parler. Si vous avez des problèmes de santé

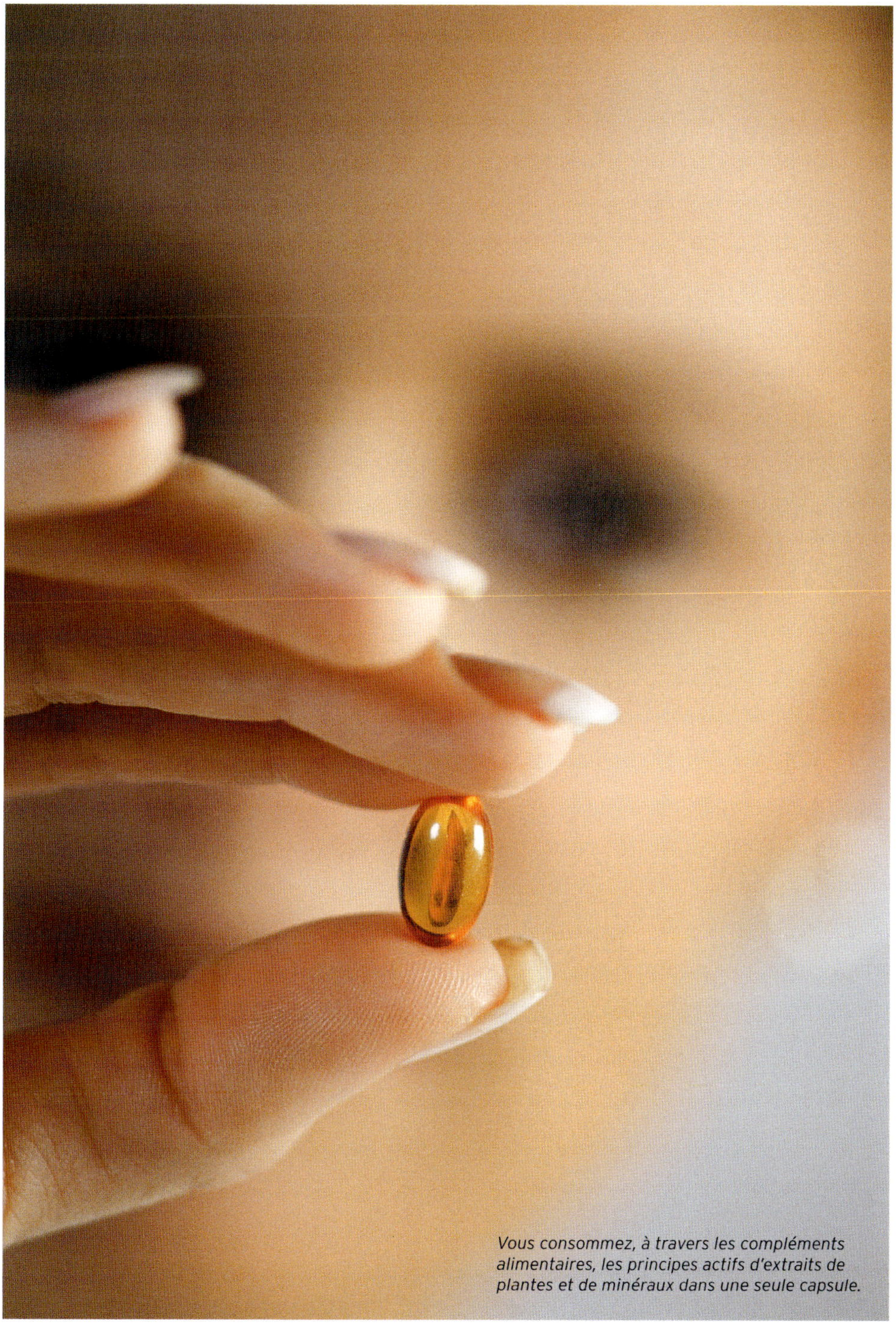

Vous consommez, à travers les compléments alimentaires, les principes actifs d'extraits de plantes et de minéraux dans une seule capsule.

spécifiques, vous trouverez à la fin de cet ouvrage une annexe avec les traitements naturels et les compléments adéquats.

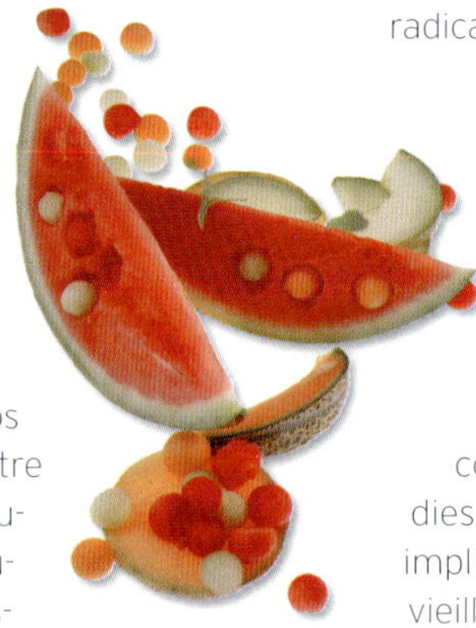

Certains des noms cités vous sembleront compliqués. Vous n'avez pas besoin de les apprendre par cœur, même si vous les prenez tous. Vous devez évaluer vos besoins, voir lequel pourrait vous être utile et consulter un spécialiste. Beaucoup de complexes contiennent plusieurs ingrédients. Si vous savez lesquels sont bons pour vous, vous pourrez les choisir en connaissance de cause.

Sur la centaine de compléments alimentaires disponibles, nous n'avons sélectionné que ceux qui intéressent notre programme.

→ Les antioxydants

C'est un groupe de vitamines, de minéraux et d'enzymes. On pourrait aussi bien les appeler « anti-âge » puisqu'ils empêchent les radicaux libres d'endommager nos cellules. Certains effectuent des sortes de « patrouilles » dans l'organisme et bloquent la formation des agents nocifs. D'autres désactivent les radicaux libres avant que ceux-ci ne s'unissent à d'autres molécules. Les radicaux libres sont des atomes ou des groupes d'atomes qui détériorent le système immunitaire, entraînent des infections et d'autres maladies dégénératives, comme le cancer ou les maladies du cœur. En outre, ils sont impliqués dans le processus du vieillissement.

On connaît aujourd'hui plusieurs radicaux libres qui agissent dans l'organisme, comme le superoxyde, le radical hydroxyle, le peroxyde d'hydrogène, l'oxyde nitrique et l'oxygène singulier ou « singulet » (un radical libre de l'oxygène particulièrement nocif). Les radicaux libres peuvent se former sous l'effet de l'exposition aux radiations et aux agents chimiques toxiques (comme la fumée de cigarette), par surexposition aux rayons solaires ou par divers processus métaboliques comme le dédoublement des molécules de graisse stockées si celles-ci sont source d'énergie.

L-cystéine

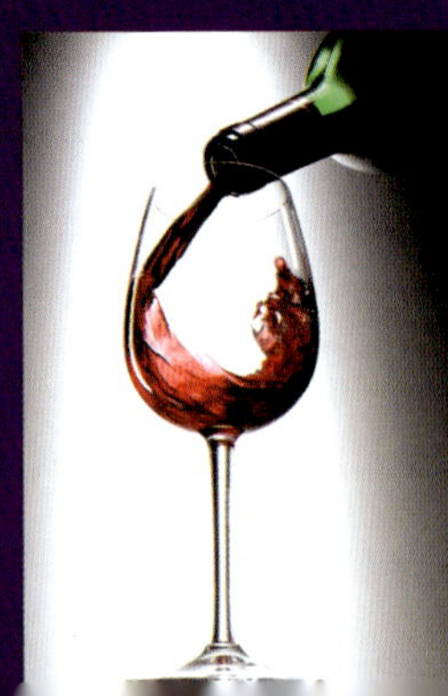

Cet acide aminé qui contient du soufre est indispensable pour produire du glutathion, l'un des composants capables de lutter contre les radicaux libres. Le foie et les lymphocytes utilisent la L-cystéine pour réduire les propriétés toxiques des substances chimiques et des venins. Il permet de se désintoxiquer de l'alcool, de la cigarette et des agents polluants de l'environnement qui inhibent l'activité de notre système immunitaire. En prenant un complément de L-cystéine, vous contribuez à augmenter le niveau d'enzymes protectrices de l'organisme, ce qui retarde une partie des dégâts cellulaires propres au vieillissement. Il est également important pour la synthèse de la kératine, une protéine présente dans les cheveux, la peau et les ongles. Vous pouvez le trouver seul, uni au glutathion ou même à l'antioxydant glutathion peroxydase.

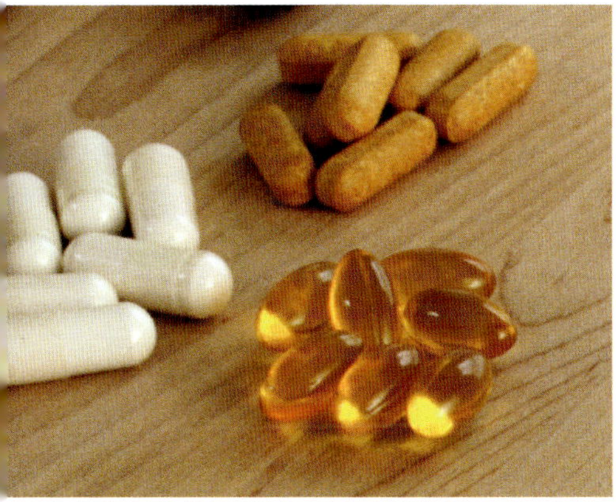

Des agents sont capables de neutraliser les radicaux libres. Ils se présentent naturellement dans l'organisme. Certaines enzymes, par exemple, remplissent cette fonction essentielle. Les quatre enzymes importantes qui neutralisent les radicaux libres et que l'organisme produit habituellement sont le superoxyde dismutase (SOD), la réductase de méthionine, la catalase et le glutathion peroxydase. Il existe également différents nutriments qui agissent comme antioxydants. Parmi eux, on citera la vitamine A, le bêta-carotène, les vitamines C et E et le sélénium. L'hormone mélatonine est un autre puissant neutralisant des radicaux libres. Certaines herbes sont dotées du même pouvoir.

Même si une bonne partie des antioxydants s'obtient naturellement grâce aux céréales germées par exemple, aux fruits et aux légumes, il est difficile d'obtenir uniquement par les aliments la quantité nécessaire au contrôle des radicaux libres que notre environnement très pollué engendre. Nous pouvons minimiser les dégâts en prenant des compléments alimentaires ciblés. Il semblerait que consommer des nutriments antioxydants en abondance prévient le cancer. Même si chaque antioxydant joue un rôle spécifique, il agit en symbiose avec les autres. Chaque antioxydant optimise l'action de l'autre et, combinés les uns aux autres, ils forment un formidable destructeur de radicaux libres. Les antioxydants les plus populaires sont les vitamines C et E, le bêta-carotène et les minéraux comme le sélénium et le zinc, mais il en existe encore d'autres qui sont puissants et méconnus. Nous allons énumérer les particularités des plus pertinents afin de vous familiariser avec leurs noms.

* Quelques antioxydants fondamentaux

→ L'acide lipoïque

Il est connu comme « l'antioxydant universel » grâce son extraordinaire faculté d'autorégénération et de recyclage des autres antioxydants. Autrement dit, si l'organisme n'a pas suffisamment de vitamines C et E, l'acide lipoïque peut assumer provisoirement les fonctions de ces vitamines. En outre, l'acide lipoïque augmente le pouvoir des vitamines C et E dont les effets sont décuplés et plus durables que lorsqu'elles agissent seules. Il est indiqué également chez les athlètes, les physioculturistes et tous ceux qui ont besoin d'une aide supplémentaire pour garder leur force et leur résistance, car c'est un antioxydant qui augmente la production d'énergie dans les cellules musculaires, qui transforme la graisse en muscle et qui rend plus fort et plus beau. Mais il a encore d'autres avantages : l'une de ses fonctions les plus importantes est de normaliser les niveaux de sucre dans le sang. L'un des problèmes récurrents des personnes mûres est d'avoir un taux élevé de sucre dans le sang, parce qu'elles développent une résistance à l'insuline (cette affection est également connue sous le nom de diabète de type II).

L'insuline est l'hormone qui transporte le glucose pour que les cellules du corps l'utilisent. Quand une personne est résistante à l'insuline, ses niveaux de glucose dans le sang sont plus élevés que la normale. Cela constitue un problème pour plusieurs raisons :

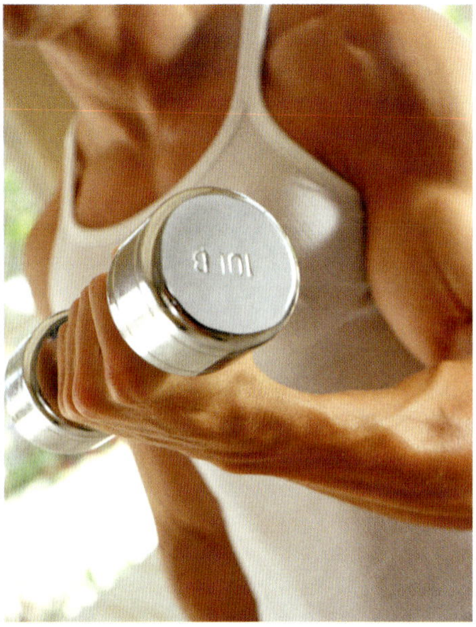

d'abord parce que cela empêche les nutriments d'entrer dans les cellules, privant celles-ci du matériau frais dont elles ont besoin pour produire de l'énergie, ensuite parce que le glucose est un aimant à radicaux libres qui détruisent les tissus sains de notre corps. Avec le temps, des niveaux élevés de glucose dans le sang peuvent entraîner de sérieux problèmes de santé, comme l'artériosclérose (durcissement des artères), des lésions et la détérioration des nerfs, voire la cécité. De fait, depuis quelques décennies, l'acide lipoïque a été utilisé avec succès en Europe pour prévenir les complications dues à la résistance à l'insuline et d'autres formes de diabète.

→ La N-acétylcystéine (NAC)

Comme la L-cystéine, elle peut faire partie du glutathion ou du glutathion peroxydase. Ses fonctions sont d'ailleurs semblables à la L-cysteine. La NAC est même plus puissante. Les dernières recherches suggèrent que la NAC augmente les niveaux de glutathion cellulaire, ce qui est d'une grande aide lors d'attaques de virus.

→ La catalase et le superoxyde de dismutase (SOD)

Ce sont des enzymes cellulaires qui sont naturellement présentes dans des aliments qu'il faut consommer crus pour en tirer un meilleur profit : les fruits, les légumes, les graines germées et le germe de blé. Ces enzymes contrôlent les radicaux libres dans l'organisme rapidement : de trois à dix fois plus vite que les nutriments antioxydants. C'est ainsi qu'agit par exemple la catalase face au peroxyde d'hydrogène (l'un des radicaux libres les plus agressifs sur les cellules) : elle le « désarme » et transforme l'oxygène en eau. La synergie la plus importante se produit avec la combinaison des deux enzymes (SOD + catalase). On peut trouver des comprimés de cette formule dans les magasins de diététique.

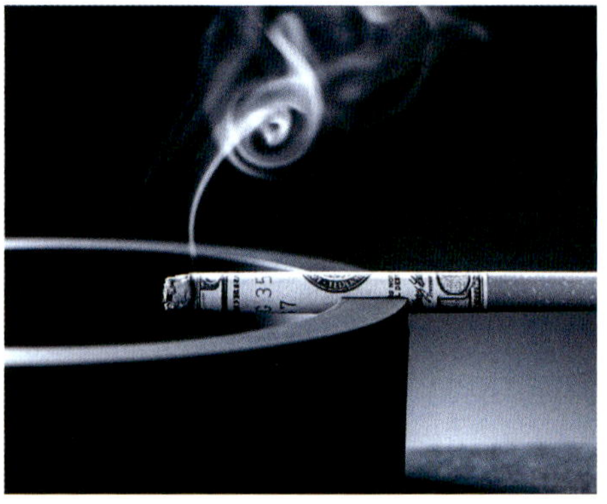

→ L-glutathion

C'est une protéine qui est synthétisée dans le foie à partir des acides aminés cystéine, acide glutamique et glycine. C'est un antioxydant puissant qui inhibe la formation de radicaux libres et prévient les dégâts cellulaires qu'ils sont susceptibles de provoquer. En outre, il protège l'organisme des effets nocifs du tabac, de l'exposition à la radiation, de la chimiothérapie et de certaines toxines comme l'alcool.

On l'utilise pour désintoxiquer l'organisme de métaux lourds, des drogues et pour traiter des maladies du foie et du sang. Le glutathion protège les cellules de différentes façons : il neutralise les molécules d'oxygène avant qu'elles ne puissent abîmer les cellules ; avec le sélénium, il forme l'enzyme glutathion peroxydase qui neutralise le peroxydase d'oxygène et qui, de plus, est l'un des composants des glutathion S-transferases (une famille d'enzymes antioxydantes qui a plusieurs fonctions dont celles de désintoxiquer le foie). Outre qu'il protège les cellules individuelles, le glutathion protège également des lésions sur les artères, le cerveau et le cœur, les cellules immunes, les reins, l'œil, le foie, les poumons et la peau. Il intervient dans la prévention contre le cancer, surtout celui du foie, et il semblerait aussi qu'il ralentisse le vieillissement. On peut en prendre en complément alimentaire. Prendre les compléments N-acétylcystéine ou L-cystéine plus L-méthyonine augmente la production de glutathion dans l'organisme.

→ Oligo-proanthocyanidines (OPC)

Ces substances naturelles se trouvent dans différents aliments et plantes. Il s'agit de flavonoïdes dont les propriétés antioxydantes sont extraordinaires et qui sont très faciles à assimiler par l'organisme. Des études cliniques ont prouvé que l'activité antioxydante biodisponible de ces substances s'avère cinquante fois plus efficace que celle de la vitamine E et vingt fois plus efficace que celle de la vitamine C. Ces OPC renforcent et réparent le tissu connectif, dont le système cardio-vasculaire, et modèrent les réactions allergiques et inflammatoires en réduisant la production d'histamine.

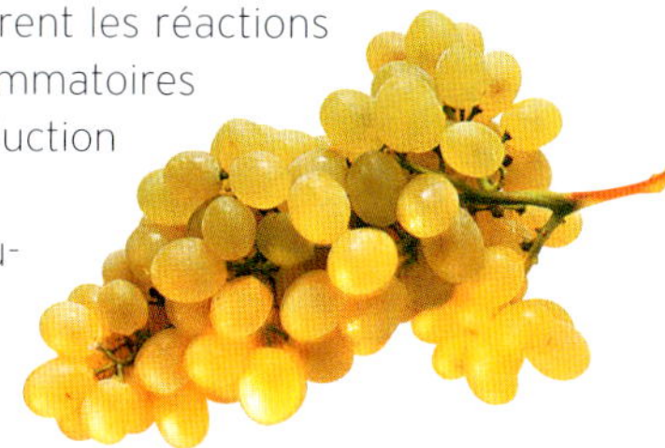

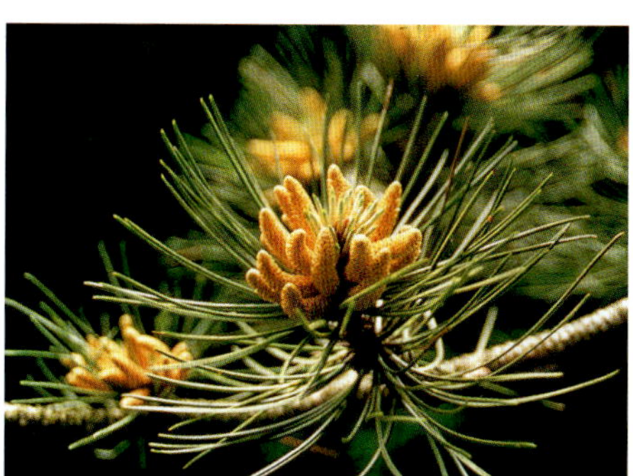

Les OPC se trouvent dans toutes les plantes, même si les sources principales sont les extraits d'écorce de pin (pycnogénol) et de grains de raisin. Le pycnogénol a été la première source d'OPC découverte et son procédé d'extraction a été certifié dans les années 1950. Même si « Pycnogénol » est la marque de l'extrait d'écorce de pin, le terme est souvent utilisé de manière informelle pour se référer à d'autres sources d'OPC, dont l'extrait de grains de raisin.

→ Le sélénium

Il agit en synergie avec la vitamine E ; c'est un composant essentiel de l'enzyme antioxydante glutathion de peroxydase (chaque molécule de cette enzyme contient quatre atomes de sélénium). Il neutralise le dangereux péroxyde d'hydrogène en le transformant en eau. C'est en outre un excellent gardien des cellules sanguines, du cœur, du foie et des poumons et il optimise la réaction des anticorps face aux infections.

→ La vitamine A et le bêta-carotène

Tant la vitamine A que son précurseur, le bêta-carotène, sont de puissants neutralisants des radicaux libres. La vitamine A est nécessaire pour la santé et la peau ainsi que pour les membranes muqueuses, première ligne de défense de l'organisme contre l'invasion de micro-organismes et de toxines. Cette vitamine stimule la réponse immunitaire. Le bêta-carotène et la vitamine A détruisent les substances carcinogènes, protègent contre les maladies du cœur et les attaques cérébrales et réduisent le niveau de cholestérol dans le sang.

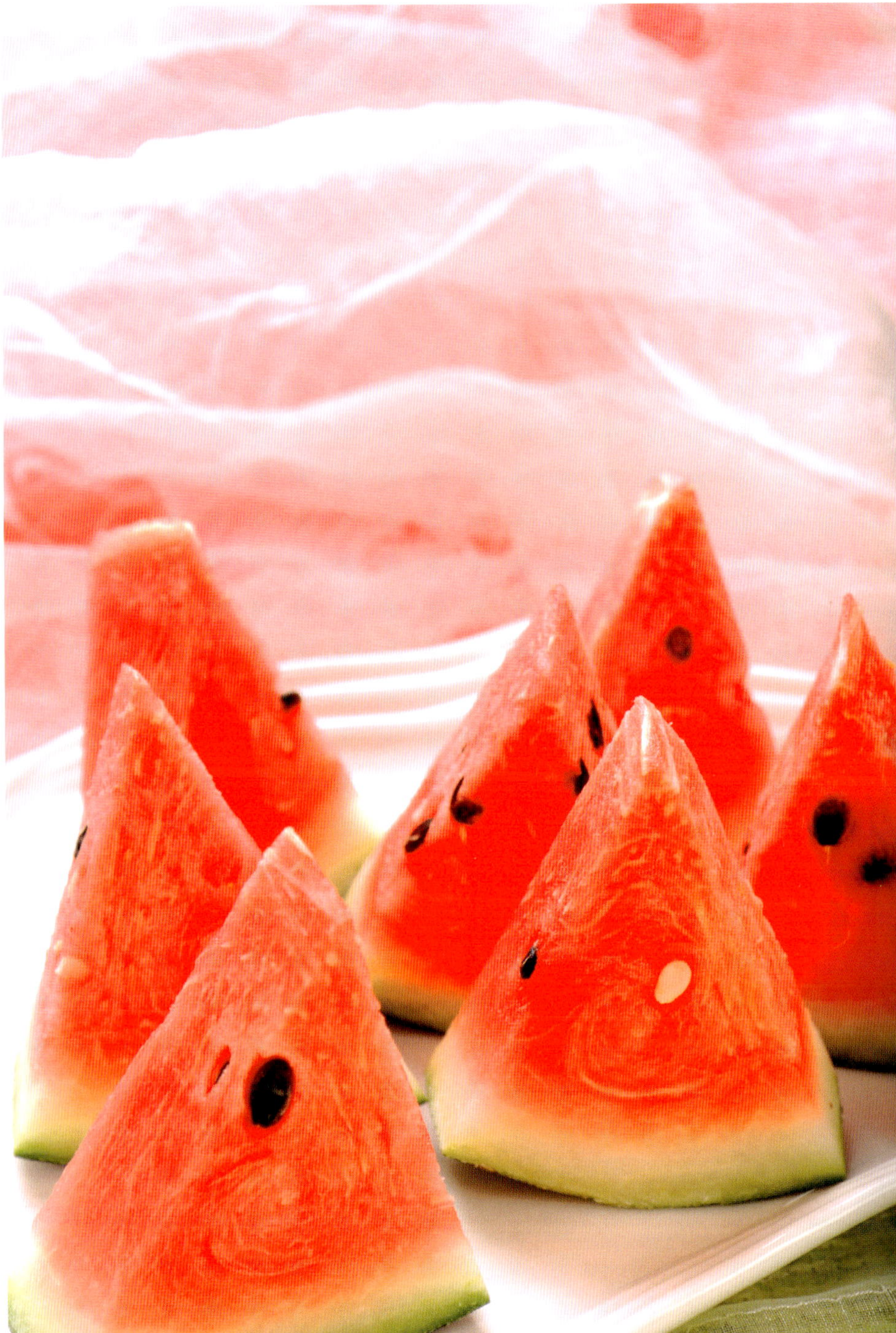

→ La vitamine C

C'est non seulement un antioxydant puissant, mais elle protège en plus les autres antioxydants, comme la vitamine E. En ingérant des quantités significatives de vitamine C, on peut protéger les cellules du cerveau et de la moelle épinière qui sont les victimes idéales des radicaux libres. Si une synergie est produite avec un bioflanoïde appelé hespéridine, la vitamine C devient encore plus puissante. En plus de sa fonction antioxydante, la vitamine C désintoxique l'organisme de nombreuses substances nocives et joue un rôle prépondérant dans le système immunitaire. De plus, elle augmente la synthèse d'interféron, une substance naturelle antivirale que produit l'organisme, et stimule l'activité de certaines cellules immunitaires de première importance.

→ La vitamine E

Cet antioxydant important prévient l'oxydation des lipides. Comme toutes les membranes cellulaires se composent de lipides, la vitamine E protège le film protecteur des cellules contre l'agression des radicaux libres. La vitamine E améliore aussi l'utilisation de l'oxygène par le corps, intensifie la réponse immunitaire, prévient les cataractes causées par les radicaux libres et les maladies des artères coronaires. Des études récentes ont démontré que, pour garder une concentration normale de vitamine E dans le sang, il fallait suffisamment de zinc. L'organisme absorbe mieux la vitamine E en présence de sélénium. Il faut donc prendre ces deux nutriments ensemble.

Un programme anti-vieillissement digne de ce nom devrait inclure de bonnes doses d'antioxydants comme les vitamines A, C et E, des caroténoïdes, du sélénium, de la L-cystéine, de l'acide lipoïque, entre autres. Il existe sur le marché de nombreux complexes antioxydants qui combinent plusieurs d'entre eux.

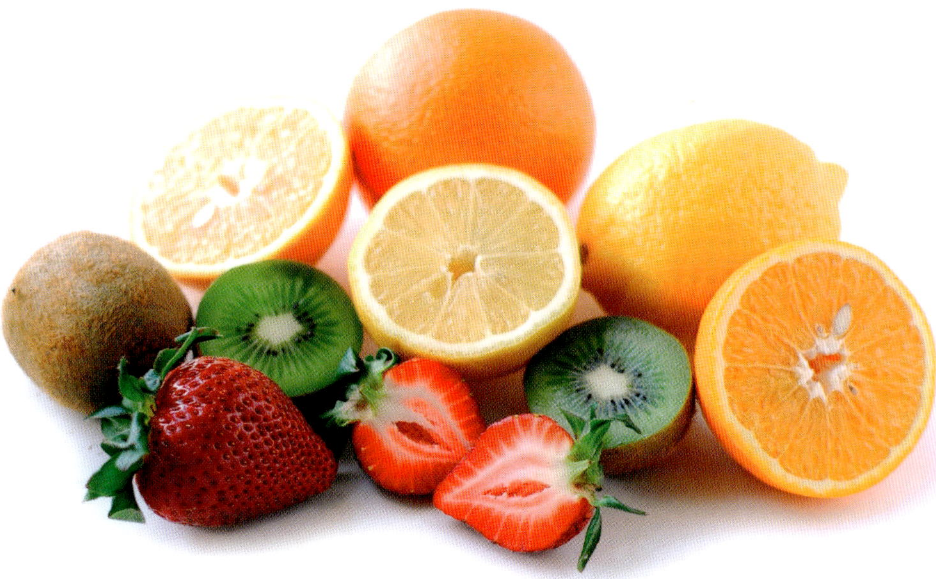

Ceux qui donnent de l'énergie

L'un des symptômes les plus courants du vieillissement est la perte d'énergie et la sensation de fatigue. Nous pouvons néanmoins compter sur de précieuses aides naturelles qui stimulent le système bio-énergétique et nous aident à utiliser notre énergie plus efficacement. Les compléments que nous décrivons ici non seulement restituent l'énergie et la résistance, mais ils jouent également un rôle plus significatif : ils renforcent certains systèmes de l'organisme dont le système immunitaire, le système cardio-vasculaire et le système nerveux.

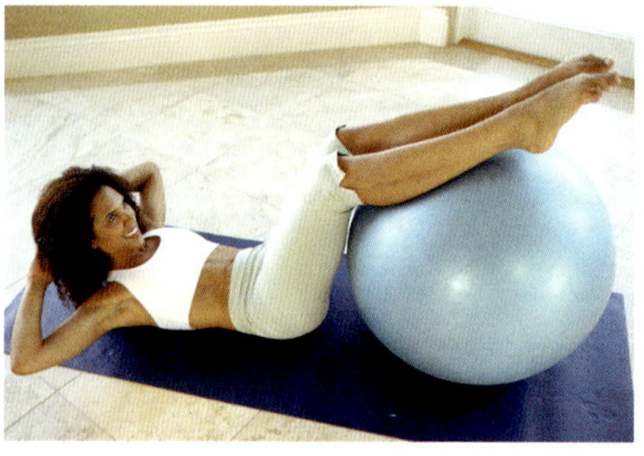

→ L'aspartate de potassium et de magnésium

Le potassium et le magnésium sont des minéraux bien connus qui permettent à l'organisme d'accomplir diverses fonctions. Lorsqu'on les combine avec l'acide aminé aspartatique, ils deviennent d'authentiques composants énergétiques, qui stimulent la production d'adénosine triphosphate, le combustible du corps. C'est dans les années 1960 qu'on a découvert que l'aspartate de potassium et de magnésium permettait d'augmenter sensiblement la résistance physique. Une étude, publiée par une revue médicale scandinave, a conclu que l'aspartate de potassium et de magnésium peut même augmenter de 50 % le rendement physique. Les athlètes l'ont inclus dans leur programme d'entraînement, mais il n'est pas nécessaire d'être un sportif d'élite pour en prendre : ce complément alimentaire peut vous fournir une bonne dose d'énergie et augmenter votre résistance physique pour mieux réussir votre journée.

Il aide également à éliminer les graisses plus rapidement. On vous a sans doute répété pendant des années que la meilleure façon de brûler des calories était de pratiquer un sport. Avec l'aspartate de potassium et de magnésium, vous pourrez faire de l'exercice physique plus longtemps et sans être fatiguée outre mesure. Pour tirer un profit maximal de cette substance, vous devrez pratiquer un exercice physique modéré et régulier, au moins trois fois par semaine. Avec ce complément alimentaire, même après avoir fait du sport, il vous restera de l'énergie à revendre !

→ La NADH (Nicotinamide adénine dinucléotide)

C'est une coenzyme que l'on trouve naturellement dans les cellules du corps mais dont la production diminue au fil du temps.

Elle joue un rôle fondamental dans la production d'énergie : plus on a de NADH, plus les cellules sont capables d'en générer par elles-mêmes. Elle a été utilisée avec succès chez les malades de Parkinson et d'Alzheimer. Ce complément alimentaire, fort intéressant, pourrait exercer une double fonction dans l'organisme : protéger contre le vieillissement cérébral et renforcer la capacité énergétique lors de l'exercice physique.

Les compléments alimentaires pour renforcer la fonction cardiaque

→ Coenzyme Q-10

La Q-10 ou « ubiquinone » est la plus populaire des coenzymes ; elle peut être comparée à un « radiateur de la combustion cellulaire ». Chaque cellule de notre corps a une

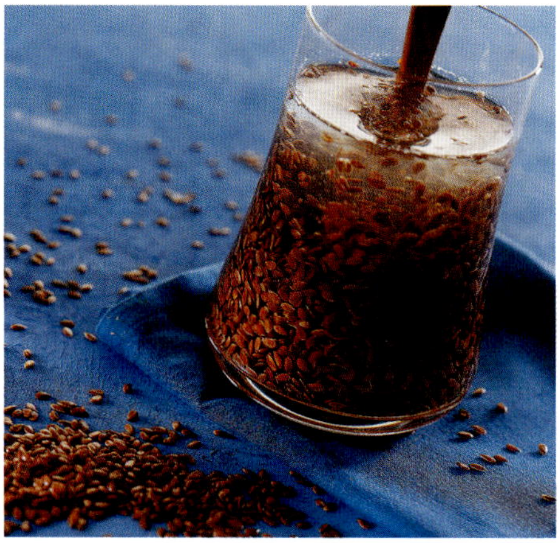

« chaudière de combustion » appelée mitochondrie qui, avec l'aide de la coenzyme Q-10 (substance similaire à la vitamine liposoluble), produit l'énergie à partir des aliments que nous prenons. Au fil du temps, avec notre mode de vie, les réserves de cette substance tendent à s'épuiser. Il faut donc bien compléter notre régime alimentaire avec un apport supplémentaire de Q-10. Son effet immédiat se manifeste par un apport d'énergie, mais ses meilleurs effets sont manifestes au fil du temps : la jeunesse de la peau, la prévention et l'amélioration des affections cardiaques, une sensation de bien-être...

De nombreuses études, dont celles qui sont parues dans la prestigieuse revue *American Journal of Cardiology*, confiment que la coenzyme Q-10 constitue un excellent traitement contre les maladies cardiaques. L'une des études, réalisées avec des malades cardiaques qu'on a mis à l'épreuve sur un tapis de course, a montré que la coenzyme Q-10 peut augmenter la résistance et réduire les douleurs de poitrine. Mais l'information la plus importante apportée par cette étude est que le sport est l'un des traitements les plus efficaces contre les maladies cardiaques, même si les malades en général sont réticents à le pratiquer parce que cela leur fait mal à la poitrine. La coenzyme Q-10 n'est pas seulement utile à ceux qui souffrent de troubles cardiaques. Nous en avons tous besoin en une certaine quantité. Une déficience de coenzyme Q-10 est patente dans le manque de force et de résistance, et les niveaux de cette substance dans le corps baissent en vieillissant. Les effets de cette diminution sont assez profonds. On utilise aujourd'hui cette enzyme à fortes doses pour traiter le cancer à un stade avancé (même le cancer du sein) avec beaucoup de succès. Elle est essentielle pour le mécanisme d'extraction de l'énergie du corps.

→ Les acides gras essentiels oméga 3

Les acides gras essentiels sont de « bonnes graisses » comme nous l'avons vu dans le chapitre sur l'alimentation. Ils sont indispensables à beaucoup de fonctions vitales de l'organisme et nous protègent contre les problèmes cardiaques et les cancers. Malheureusement, notre régime déséquilibré contient un grand pourcentage de graisses malsaines qui peuvent être à l'origine de maladies et il est trop pauvre en acides gras essentiels qui permettent de se préserver de beaucoup d'affections et de rester jeune. Les acides gras oméga 3 sont obtenus à partir de l'huile de poisson et sous forme concentrée dans les huiles de lin, de canola, de noix, de tournesol et dans le germe de blé. Une carence en acides gras essentiels requiert de prendre chaque jour au minimum 1 g d'acides gras oméga 3. L'acide éicosapentaénoïque (EPA) et l'acide docosahexaénoïque (DHA) diminuent la densité du sang et contiennent de bonnes doses d'acides gras.

Note

Si vous prenez déjà un médicament pour fluidifier le sang, ne prenez pas ce complément alimentaire sans consulter votre médecin.

* Les compléments alimentaires pour améliorer l'endurance

Autour de 40 ans, on commence à perdre de la masse musculaire et à prendre de la graisse corporelle, ce qui provoque une perte de tonus. En d'autres termes, le corps se ramollit.

Le sport peut vous aider à retrouver votre musculature, mais s'il vous faut rattraper le temps perdu, vous devrez en faire un peu plus que la normale. Si vous souhaitez améliorer votre force musculaire ou faire en sorte que votre graisse corporelle produise plus d'énergie, voici quelques conseils concernant les compléments alimentaires à prendre :

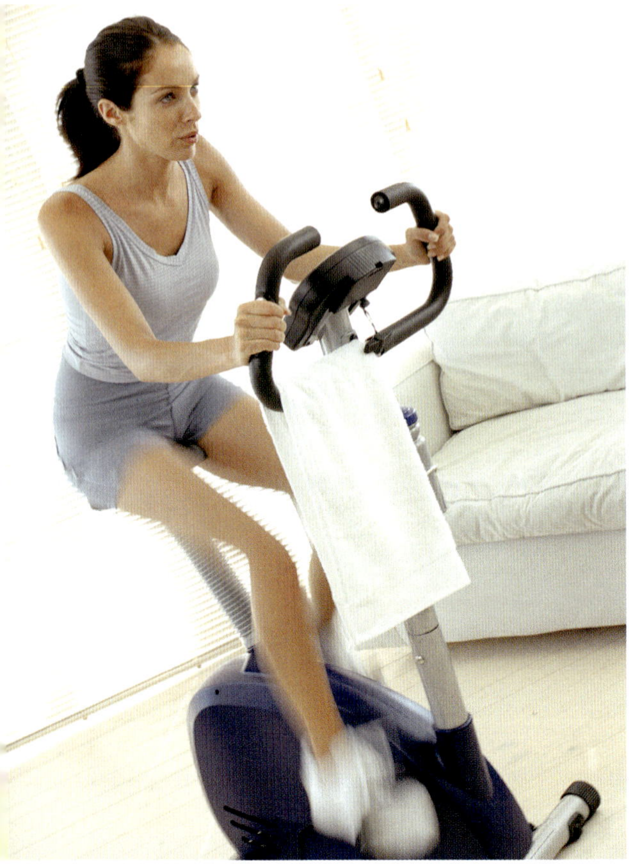

→ La créatine monohydrate

L'effet de la créatine sur la capacité de l'organisme à reconstituer et produire des muscles est tel qu'elle vaut la peine d'être décrite en détail. Elle est d'ailleurs très populaire parmi les physioculturistes et les athlètes qui veulent améliorer leur force musculaire, mais sans pour autant se soumettre aux stéroïdes anabolisants, des substances uniquement délivrées sur ordonnance médicale parce qu'elles peuvent avoir des effets secondaires terribles et potentiellement mortels. La créatine n'a pas ces effets secondaires, elle est donc indiquée pour renforcer le corps, le rendre plus sain et plus beau. La créatine est un acide aminé produit naturellement par notre organisme : on en trouve 95 % dans les muscles squelettiques (muscles striés), une quantité significative se trouve aussi dans les testicules qui stockent le sperme, le reste est réparti dans tout l'organisme.

Elle est essentielle à la production d'ATP (adénosine triphosphate), le combustible qui fait fonctionner le corps et active les cellules.

La créatine monohydrate est la forme de créatine utilisée dans les compléments alimentaires parce que c'est la plus stable et celle que l'organisme absorbe le mieux : elle fournit une énergie supplémentaire qui améliore la capacité de travail.

Plusieurs études ont montré que, en combinant l'exercice physique et les compléments en créatine monohydrate, on augmente la masse musculaire et on perd plus de graisse. Les spécialistes en nutrition sportive recommandent de prendre ce complément juste après une activité physique parce qu'il aide les muscles à récupérer plus rapidement.

→ Le picolinate de chrome

Son effet est vraiment étonnant : il brûle la graisse, augmente la masse musculaire et, comme l'acide lipoïque, il constitue un excellent traitement pour la résistance à l'insuline. Il fait également baisser le taux de cholestérol dans le sang tout en augmentant le niveau du

« bon cholestérol » ou HDL. On a même prouvé que ce minéral extraordinaire exerce un certain contrôle sur l'hypothalamus qui est le « centre de la satiété » du cerveau : c'est lui qui nous indique si nous avons suffisamment mangé et s'il est temps d'arrêter. Le chrome est un minéral considéré comme un oligo-élément car l'organisme l'emploie en très faibles quantités. Il est mieux absorbé s'il est combiné au métal picolinate que s'il est consommé seul. Les régimes fondés sur des aliments industriels raffinés perdent de nombreux oligo-éléments comme le chrome, mais cette situation s'empire si vous prenez beaucoup de sucre parce que cette substance épuise le chrome dans l'organisme.

On a l'habitude considérer le picolinate de chrome comme le « gardien de l'excès de sucre » dans l'organisme parce que ce minéral rend les cellules plus réceptives à l'insuline, et aide à maintenir sous contrôle les niveaux de sucre dans le sang.

Le chrome est donc particulièrement utile aux personnes qui souhaitent perdre de la graisse, mais pas du muscle.

→ L-Carnitine

C'est un acide aminé dont la fonction principale est de transporter les acides gras jusqu'aux mitochondries, les usines à produire de l'énergie dans nos cellules. En somme, il transforme la graisse en énergie.

En général, cette substance est vendue comme un complément alimentaire qui peut améliorer la résistance physique et aider à perdre du poids en même temps. Mais ce n'est pas tout : il provoque une mobilisation des graisses, améliore l'activité cardio-vasculaire, diminue le niveau de cholestérol nocif et les triglycérides et favorise la circulation sanguine dans le cerveau. Des études récentes indiquent qu'il améliore également la fonction cognitive et la mémoire et qu'il peut même retarder la dégradation mentale des patients atteints d'Alzheimer.

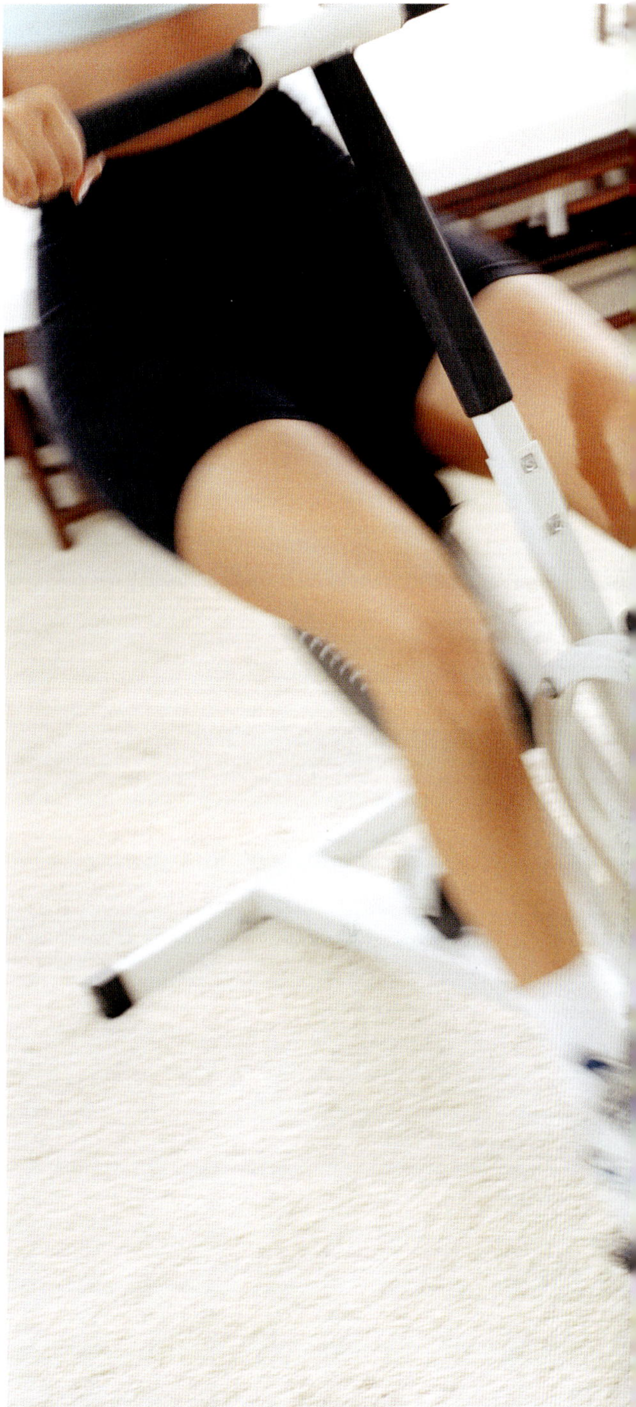

Les compléments alimentaires qui améliorent la fonction cérébrale

Il existe une série de compléments naturels qui sont très utiles pour stimuler l'activité cérébrale :

→ Les vitamines du groupe B

Elles sont essentielles pour le développement et la vitalité des neurones, surtout la thiamine, la pyridoxine, l'acide folique et la vitamine B12. Elles doivent occuper l'une des premières places dans votre panier de compléments alimentaires car, en plus d'être bonnes pour le cerveau, elles interviennent dans beaucoup d'autres fonctions organiques.

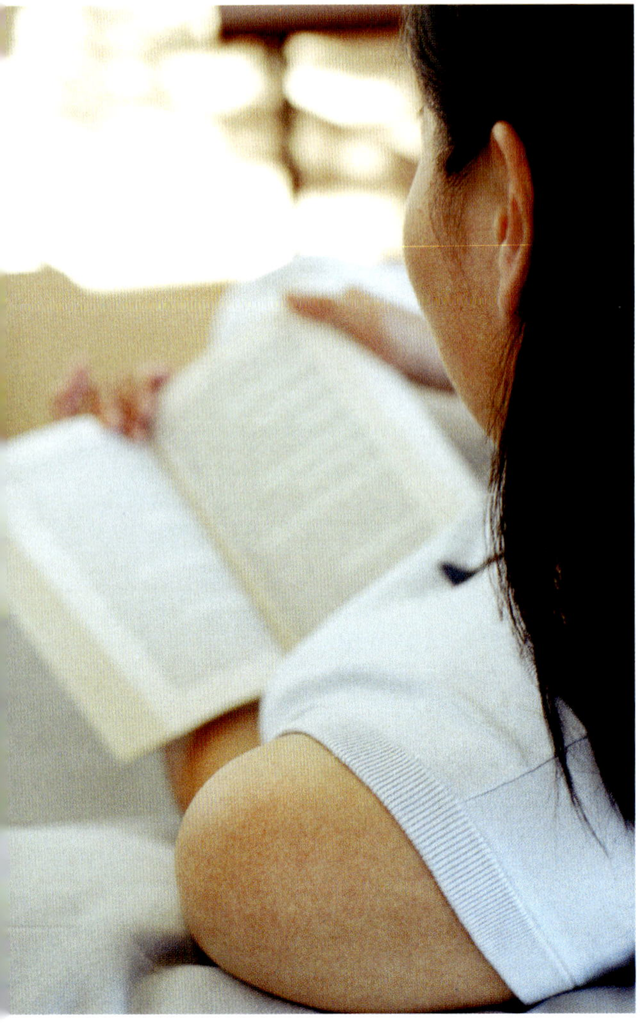

→ La phosphatidylsérine

Il existe un complément qui aide à restaurer un certain type de graisses importantes dans la fonction cérébrale : les phospholipides. Les membranes cellulaires cérébrales sont constituées de ces phospholipides dont la fonction est de garder les cellules unies et de contrôler l'entrée et la sortie des substances dans les cellules. Elles jouent aussi un rôle dans la communication intercellulaire, une fonction vitale du cerveau.

L'un des phospholipides les plus abondants dans le tissu cérébral est connu sous le nom de « phosphatidylsérine ». Son rôle est de transmettre les messages chimiques. Plus de vingt études cliniques ont montré ses effets stimulants sur le métabolisme cellulaire, les membranes neuronales et les neurotransmetteurs. Les compléments en phosphatidylsérine améliorent aussi la mémoire. Dans une étude récente publiée dans la revue *Neurology* (la bible des chercheurs sur le cerveau), sur 149 personnes saines des deux sexes, âgés de 50 à 60 ans, à qui on a diagnostiqué une dégradation normale de la mémoire associée au vieillissement, certains ont pris pendant 12 semaines 100 g de phosphatidylsérine et d'autres un placebo. Ceux qui ont consommé de la phosphatidylsérine ont remarqué une nette amélioration de leur capacité à se souvenir des numéros de téléphone, des noms et des visages, à mémoriser des paragraphes, à trouver des objets perdus et à se concentrer sur une tâche précise. Ceux à qui on a donné le placebo n'ont remarqué aucun changement. Les chercheurs en ont conclu que les compléments de phosphatidylsérine ont permis aux patients de récupérer environ 12 ans en capacité mentale.

→ Le ginkgo biloba

Les extraits de cet arbre millénaire améliorent la circulation du sang même s'ils sont surtout connus pour leur capacité à optimiser la mémoire. Il appartient à la famille des flavonoïdes dont les bienfaits sont dus aux flavoglycosides qui leur confèrent un pouvoir antioxydant. Entre autres bienfaits, le ginkgo améliore la circulation sanguine et apporte de l'oxygène au cerveau, en plus de protéger de l'action des radicaux libres sur les neurones. Une étude récente en France a porté sur un groupe de personnes qui avaient entre 60 et 80 ans et qui manifestaient des troubles minimes de la fonction mentale (que nous connaissons tous plus ou moins). Aux uns, on a donné des compléments de ginkgo biloba et à d'autres un placebo. Une heure plus tard, on les a soumis à une série d'épreuves pour déterminer leur vitesse cognitive. Les résultats furent étonnants : ceux qui venaient de prendre du ginkgo biloba montraient des résultats comparables à ceux de personnes saines et jeunes. Les seuls effets secondaires sont de légers troubles gastriques, des maux de tête et de légères réactions allergiques. Les personnes qui suivent un traitement à base d'anticoagulants doivent s'abstenir de prendre du ginkgo car il augmente le flux sanguin et ils pourraient avoir une hémorragie (une supervision médicale est donc nécessaire).

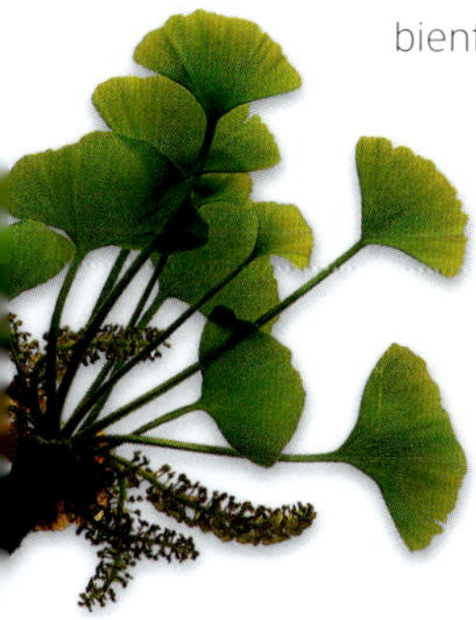

→ La phosphatidylcholine

La lécithine est le composant principal de la phosphatidylcholine qui est elle-même le précurseur de l'acétyl-choline, un neurotransmetteur impliqué dans les fonctions de la mémoire et de la pensée.

→ L'acétyl L-carnitine

Pour améliorer la fonction mentale, cette formule est plus recommandée que la L-carnitine. Elle améliore la mémoire, mais elle est aussi efficace pour transformer la graisse en énergie et pour équilibrer les niveaux de cholestérol.

→ La L-glutamine

Il s'agit d'un acide aminé nécessaire au fonctionnement correct du cerveau. Il utilise l'acide glutamique comme une source primordiale d'énergie et la glutamine est capable d'en augmenter les niveaux.

On a démontré que la L-glutamine améliore les fonctions mentales.

* Les compléments alimentaires pour soulager les problèmes articulaires

→ La glucosamine

C'est un composant naturel du cartilage, qui stimule la production du tissu conjonctif de l'organisme. Plus nous vieillissons, plus nous perdons la capacité de produire de la glucosamine en quantité suffisante. Le cartilage perd la faculté de retenir l'eau qui agit comme un amortisseur d'impacts. Lorsque le cartilage s'use, il laisse les extrémités de l'os à découvert, ce qui entraîne des douleurs, des inflammations, une rigidité et une tuméfaction des articulations. Les médicaments anti-inflammatoires agissent plus rapidement que la glucosamine mais elle est plus efficace sur le long terme, parce que la glucosamine agit longtemps alors que les anti-inflammatoires n'ont qu'une efficacité brève. De plus, elle est sans effets secondaires. Elle est d'autant plus efficace si elle est prise conjointement au complément que nous mentionnons ensuite.

→ La chondroïtine

Cette substance baigne de liquide les cellules de l'articulation en les lubrifiant de telle sorte

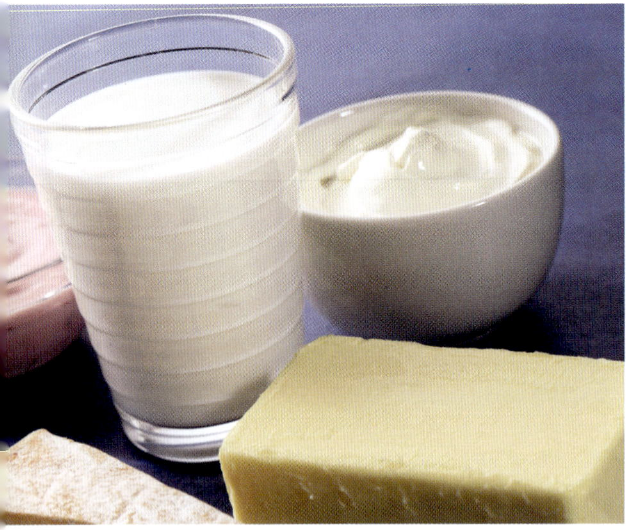

que l'os peut glisser plus doucement lors des mouvements. Les études cliniques réalisées sur des personnes souffrant de problèmes articulaires révèlent que les personnes affectées ont non seulement moins de douleurs mais sentent aussi qu'elles sont plus mobiles. Si on la prend combinée à la glucosamine, cela augmente la production d'un nouveau cartilage. Certaines marques les vendent déjà associées.

→ La silice

La silice est un minéral qu'on peut trouver en comprimés, en poudre ou en extrait. Elle est très efficace pour lutter contre les maladies comme l'arthrose, les rhumatismes et pour renforcer les os.

→ Le méthane methyl-sulfonate (MSM)

C'est une forme de soufre organique, un minéral nécessaire à la synthèse du cartilage. Ses qualités sont très intéressantes pour ceux qui souffrent de problèmes articulaires car il calme la douleur, réduit l'inflammation, favorise la circulation (ce qui favorise la récupération et la régénération des tissus et réduit les spasmes musculaires). Beaucoup d'aliments contiennent cette substance, tels les œufs, les viandes, les volailles et les produits laitiers. Il est pourtant difficile d'obtenir le MSM en quantités thérapeutiques à travers les aliments parce qu'il est facilement détruit par la cuisson. Il aide également à renforcer les cheveux et les ongles.

→ La curcumine

Les dernières études sur la curcumine montrent que ses qualités anti-inflammatoires sont aussi puissantes que les médicaments vendus pour soulager les troubles articulaires, sauf que la curcumine n'a pas d'effet secondaire. En plus d'être recommandée pour ces affections, elle est utilisée dans les traitements hépatiques et pour protéger des troubles cardiaques.

* Les compléments alimentaires qui protègent la peau, les cheveux et les ongles

→ L'extrait de grains de raisin et d'écorce de pin

Ces antioxydants sont classés sous le nom de proanthocyanidines oligomériques ou OPC. Leur action est vingt fois plus puissante que celle de la vitamine C et cinquante fois plus puissante que celle de la vitamine E. Ils pro-

Note

Si vous fumez, il est nécessaire d'augmenter la quantité de ces compléments alimentaires. Chaque cigarette consume 25 mg de vitamine C. Lorsque vous prenez des compléments en fer, nous vous conseillons de les prendre avec la vitamine C parce qu'elle est mieux absorbée.

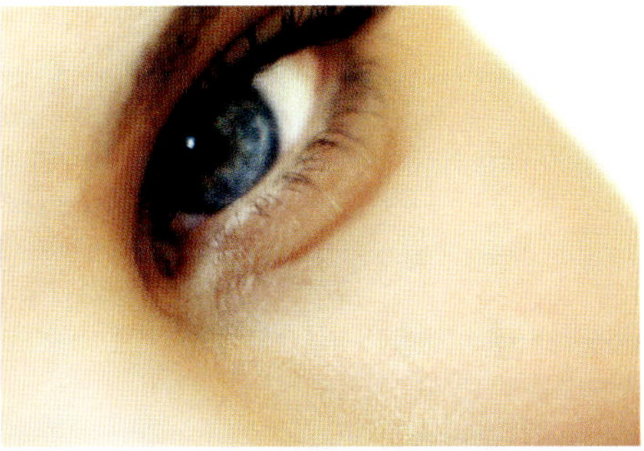

tègent le collagène des dégâts des radicaux libres. Ils sont donc les meilleurs amis de la peau. Le collagène est également fondamental pour garder une bonne santé au niveau des os, des cartilages, des yeux et des gencives.

→ Le sélénium, le zinc et la silice

Ils améliorent l'aspect de la peau, des cheveux et des ongles. Une carence de l'un de ces minéraux se manifeste par des cheveux ternes, des ongles cassants ou une peau tachetée.

→ La vitamine A et les bêta-carotènes

La vitamine A est essentielle pour la santé de la peau et des yeux. Plusieurs études ont montré qu'elle est efficace contre de nombreux cancers, surtout celui de la bouche.

Le bêta-carotène est un précurseur de la vitamine A, ce qui signifie qu'en entrant dans l'organisme il se transforme en vitamine A grâce à l'action d'une enzyme. Une fois métabolisé, il est stocké dans le foie jusqu'à ce que l'organisme en ait besoin.

→ La vitamine C

Elle est essentielle pour la formation du collagène et nécessaire à la production de nouveaux tissus et de nouvelles cellules. Nous savons aujourd'hui que la vitamine C est bien plus qu'un remède facile contre les rhumes ; les chercheurs ont démontré qu'elle peut protéger contre plusieurs types de cancer et contre les maladies cardiaques.

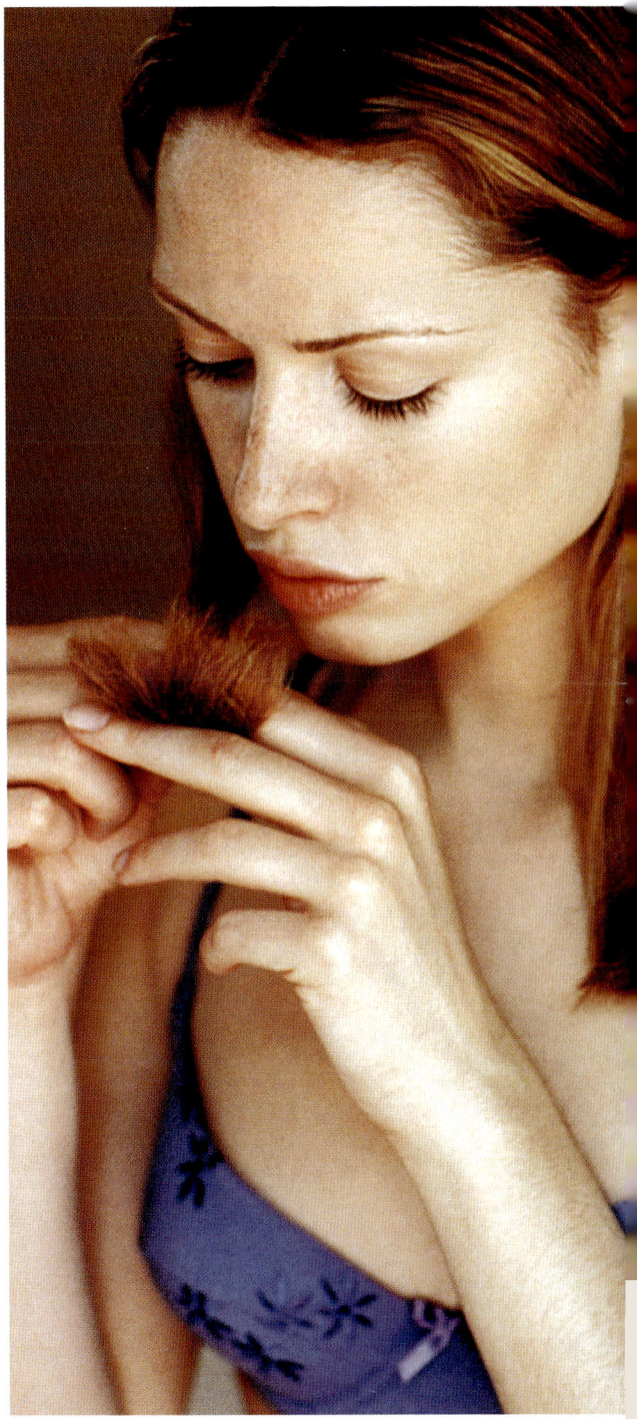

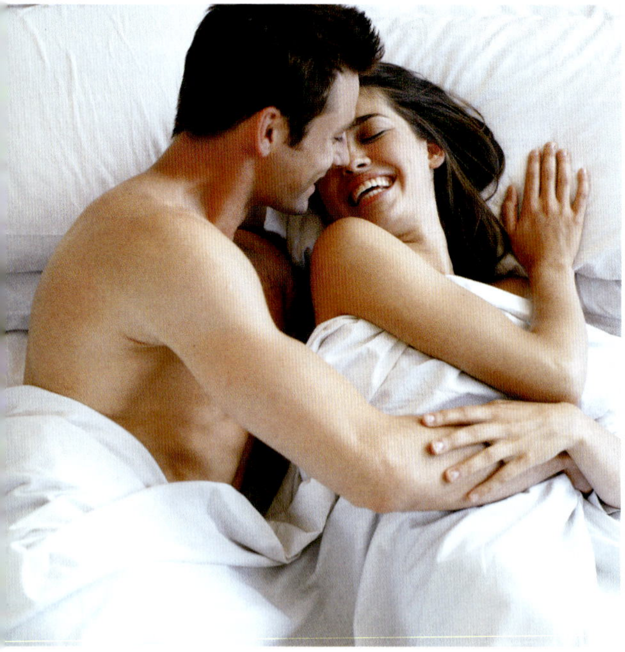

Les compléments alimentaires pour une meilleure vie sexuelle

→ L'astragale

Cette plante d'origine chinoise est très utilisée pour tonifier l'organisme et pour récupérer et renforcer l'énergie sexuelle. Elle stimule également le système immunitaire.

→ Le ginseng

C'est l'un des remèdes les plus populaires, autant pour lutter contre la fatigue en général que pour stimuler le désir et l'activité sexuels.

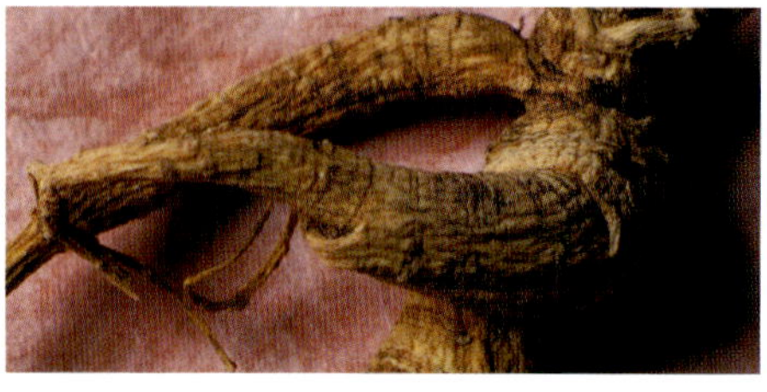

Les autres compléments

Les compléments alimentaires n'ont pas tous des noms compliqués et ils n'existent pas uniquement sous forme de capsules. Nous pouvons aussi incorporer à notre régime des aliments qui sont extrêmement bénéfiques à notre santé :

→ La lécithine de soja

C'est une source importante de phospholipides, nécessaires à toutes les cellules de notre organisme. Elle contient de la vitamine B, surtout la choline qu'on peut également trouver dans le jaune d'œuf et le soja. La lécithine agit de façon à ce que les graisses puissent se dissoudre dans l'organisme et être ainsi éliminées. Elle est donc très utile pour éviter la présence de graisse nocive dans les artères et d'autres organes vitaux.

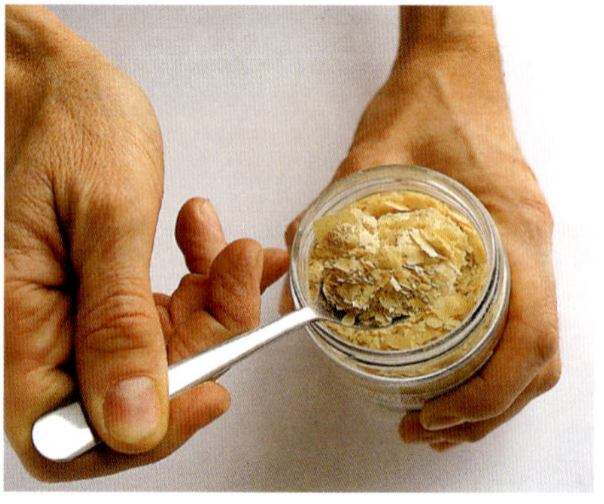

→ La levure de bière

C'est un complément diététique classique. Elle contient des micro-organismes extrêmement actifs qui se multiplient rapidement. Au cours de ce processus, presque toutes les vitamines et les protéines d'origine végétale sont générées, ainsi que des minéraux et des oligo-éléments de haute valeur biologique. La levure de bière est précieuse dans sa forme complète liquide, mais on peut aussi l'absorber sous forme sécable ou sous forme de flocons à raison d'une ou deux cuillères par jour.

La levure de bière est très riche en oligo-éléments (glutathion, chrome, sélénium) et contient plus de trente ferments différents nécessaires à la vitalité. Elle est idéale pour restaurer l'équilibre des nerfs, purifier l'organisme et régénérer la flore intestinale. C'est, en outre, un excellent aliment pour le foie. Elle prévient les troubles cardio-vasculaires, active l'insuline et réduit le niveau de sucre dans le sang. Elle protège la peau, les ongles et les cheveux et c'est la meilleure source naturelle du complexe des vitamines B.

→ Les graines germées

Redécouvertes depuis vingt ans par le grand public, elles enrichissent vos salades et vos jus. Elles sont très utiles en hiver, lorsque les légumes sont plus rares ou ont été cultivés avec des produits chimiques. Les graines germées sont l'un des aliments les plus riches en vitamines, minéraux et oligo-éléments. C'est un aliment « pré-digéré » qui en fait une combinaison facilement assimilable. C'est aussi l'une des sources nutritionnelles les moins chères. Ces graines sont la manifestation du vivant grâce à leur force de croissance ; elles contiennent précisément des hormones de croissance en plus de protéines de grande valeur biologique. Quand la graine entre en contact avec l'eau, l'oxygène et la chaleur, elle rompt sa carapace et commence à se développer. Les enzymes sont activées et un processus commence dans lequel les sels minéraux se multiplient et les vitamines sont synthétisées en abondance ; les ferments et les graisses sont transformés et l'amidon devient une forme de sucre plus simple qui exige moins d'effort de la part de l'appareil digestif. L'énergie est libérée plus facilement et plus rapidement. Parmi les graines germées, on retiendra surtout la luzerne car sa saveur et ses caractéristiques en font une graine germée facile à cuisiner. En plus faibles quantités, les graines germées d'oignon, de soja et de poireau sont bonnes pour la santé également.

→ Le miel, la gelée royale, le pollen

Nous connaissons tous le miel, produit par les abeilles laborieuses, qui sucre naturellement. Plus de 50 % de ses composants sont des monosaccharides ou sucres simples qui purifient notre appareil digestif. C'est un stimulant pour le foie, il est très riche en calories et en phosphore. C'est également un antiseptique naturel : le miel appliqué sur les blessures est un excellent cicatrisant. Un autre produit de la ruche, la gelée royale, est riche en protéines et en substances hormonales, acides aminés, nitrogène, vitamines A, B, C, D et E et en acide décanoïque (un puissant antimicrobien), en sucres, en minéraux et en oligo-éléments (calcium, cuivre, phosphore, potassium, silice et soufre). La gelée a donc un grand pouvoir revigorant et rajeunissant, surtout pour lutter contre la fatigue physique et mentale. Elle exerce également une influence sur les glandes endocriniennes et la production d'hormones sexuelles. Quant au pollen, ses acides aminés sont six à sept fois supérieurs à ceux de l'œuf ou du fromage ; il est aussi riche en acides aminés et en vitamines que la gelée royale. Il régule en outre les fonctions intestinales et hépatiques, calme l'appétit, revitalise l'organisme et aide à lutter contre les troubles psychologiques, les

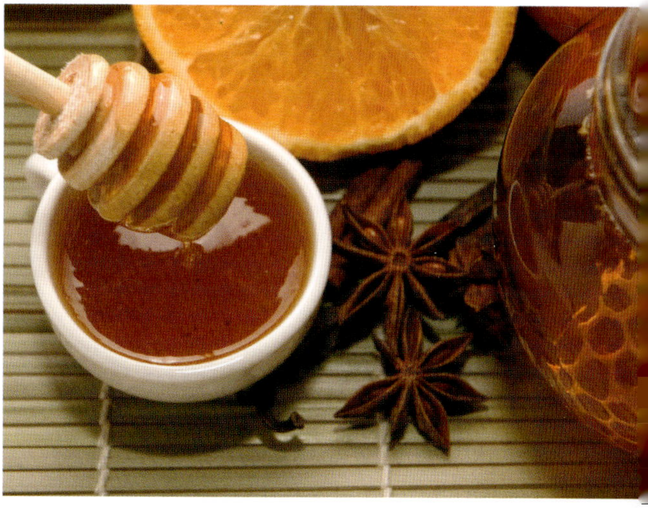

dépressions légères ou le stress. Il est utile dans le cas d'asthénie sexuelle, tant masculine (impuissance d'origine prostatique) que féminine (il favorise le cycle menstruel et réduit les inconvénients liés à la ménopause). Un paradoxe à noter : le pollen qui produit beaucoup d'allergies (asthme, rhume des foins, bronchites, migraines allergiques...) aide à nous en protéger si on l'ingère comme aliment.

→ L'algue spiruline

Revigorante et anti-anémique, elle est très appréciée dans les régimes amincissants et pour lutter contre le cholestérol. Elle contient de nombreuses substances vitales : bêta-carotène, fer, acide gamma-linoléique, manganèse, cuivre, etc. Elle est trois fois plus riche en vitamine E que le germe de blé et contient autant de calcium, phosphore, magnésium que le lait. C'est l'algue qui permet aux végétariens de compenser leurs besoins en vitamine B12. En outre, elle contient 70 % de protéines de haute qualité facilement assimilables et 5 % de graisses insaturées essentielles pour l'organisme, qu'on trouve aussi dans les fruits secs et certaines huiles végétales.

→ Le germe de blé

Il s'agit de la partie réellement nutritive de la graine, où réside toute la force vitale, énergétique et protéique de la céréale. Il contient 35 % de protéines de grande valeur et huit acides aminés essentiels, 48 % d'hydrates de carbone sous forme de sucres facilement assimilables, 12 % de graisses dont un phospholipide comme celui de la lécithine ainsi que des acides gras insaturés. C'est une excellente source de vitamines A, B, E et de minéraux (zinc, fer, calcium, phosphore, cuivre, magnésium). La meilleure façon d'en prendre est de le faire germer car cela double sa teneur en calcium, phosphore, vitamine B2, B12 et PP et cela multiplie par dix sa teneur en provitamine A.

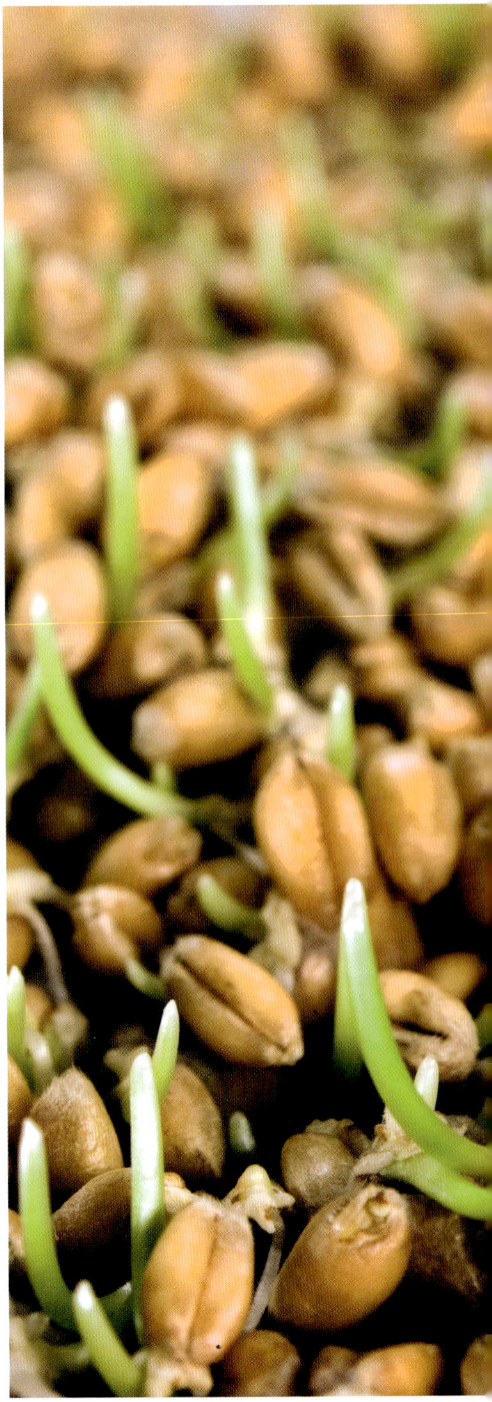

Comment prendre les compléments alimentaires

Voici quelques indications générales pour tirer un profit maximal de vos compléments alimentaires, mais, si un doute subsiste, n'hésitez pas à consulter un nutritionniste ou le vendeur spécialisé d'un magasin de diététique.

Le moment adéquat dépend du complément alimentaire

- Les complexes multivitaminés, les antioxydants, les minéraux, les vitamines hydrosolubles se prennent au moment des repas.
- Les compléments pour les articulations (glucosamine, le cartilage de requin, etc.) se prennent 2 heures avant ou 2 heures après le repas. Le NADH se prend aussi l'estomac vide.
- En ce qui concerne les compléments destinés aux sportifs, lisez les indications, mais en règle générale le monohydrate de créatine se prend après l'exercice physique et les acides aminés (L-carnitine, L-cystéine, glutathion, L-glutamine, etc.) à jeun.
- Les compléments de vitamines comme la coenzyme Q-10 ou les acides gras essentiels, la phosphatidylsérine et la phosphatidylcholine, la lécithine de soja doivent se prendre avec des aliments gras comme l'huile d'olive (en salade par exemple).

Diviser les doses

Il est préférable de prendre les compléments alimentaires en deux ou trois fois dans la journée. Si, par exemple, on vous recommande une dose quotidienne de 100 mg, divisez-la en 50 mg le matin et 50 mg le soir et référez-vous aux paragraphes précédents sur le meilleur moment pour les prendre.

Votre organisme utilise les compléments au fur et à mesure et, dans la plupart des cas, il élimine ceux dont il n'a pas besoin en quelques heures. C'est particulièrement vrai pour les antioxydants comme la vitamine C. Si vous ne prenez les compléments qu'une seule fois par jour au lieu de les répartir en deux prises, vous serez démunie dans les moments difficiles. Vous devez répartir les compléments alimentaires tout au long de la journée pour en tirer un maximum de profit.

Avec les aliments adéquats et les compléments recommandés, le processus de rajeunissement est en marche. Mais il ne fait que commencer...

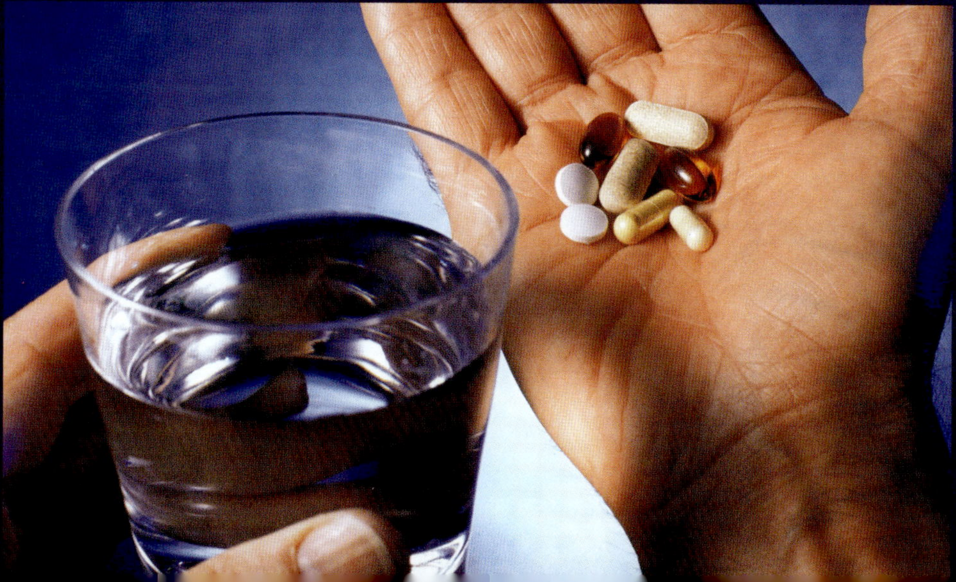

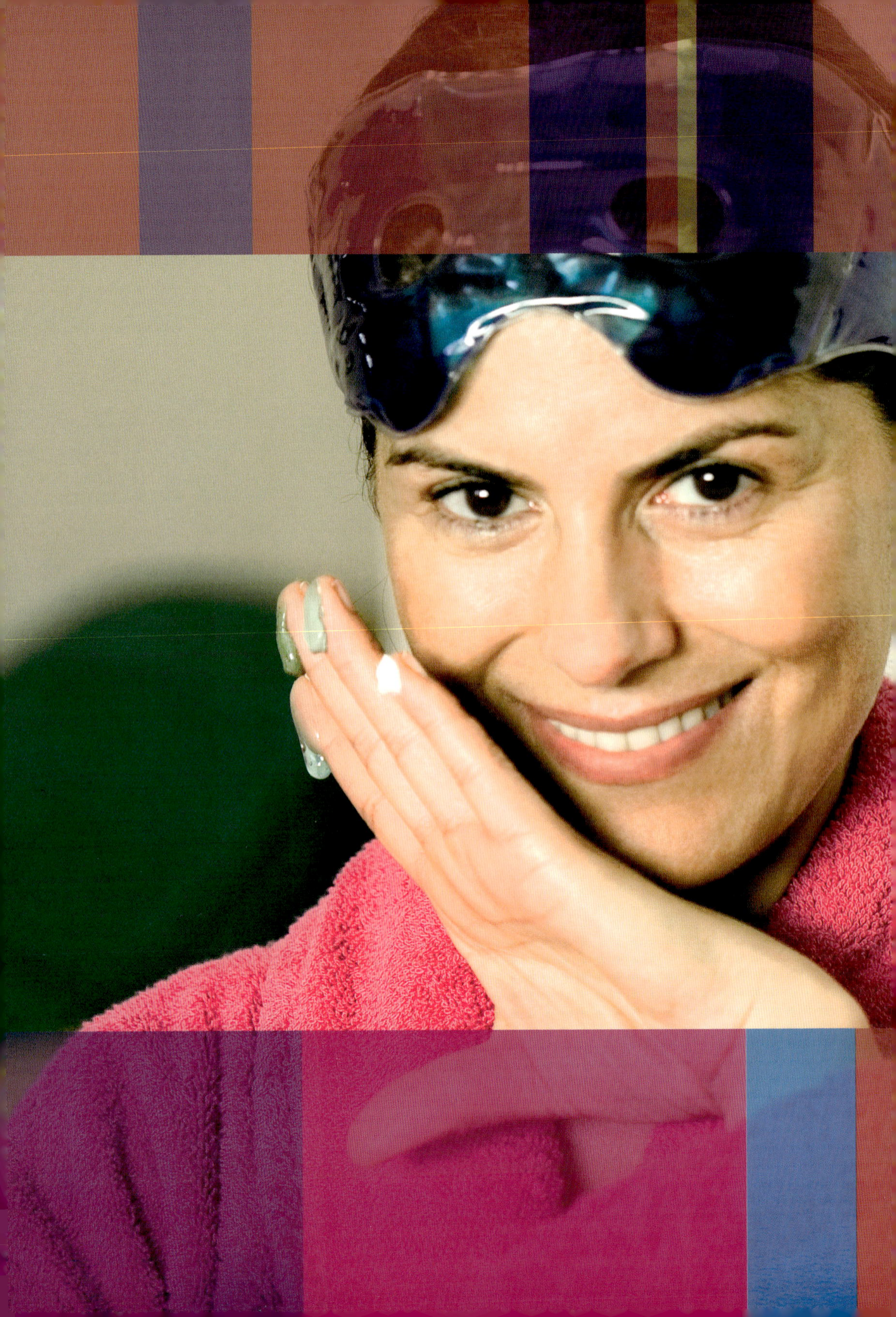

Régénérez et ravivez *votre peau fatiguée*

Ce chapitre vous montre comment vous pouvez, en modifiant vos habitudes quotidiennes et grâce à la cosmétique naturelle, régénérer votre peau de l'intérieur vers l'extérieur et vice versa. Si vous suivez le programme que l'on vous propose, vous remarquerez au bout d'un certain temps que votre peau récupère son élasticité et retrouve un aspect beaucoup plus sain.

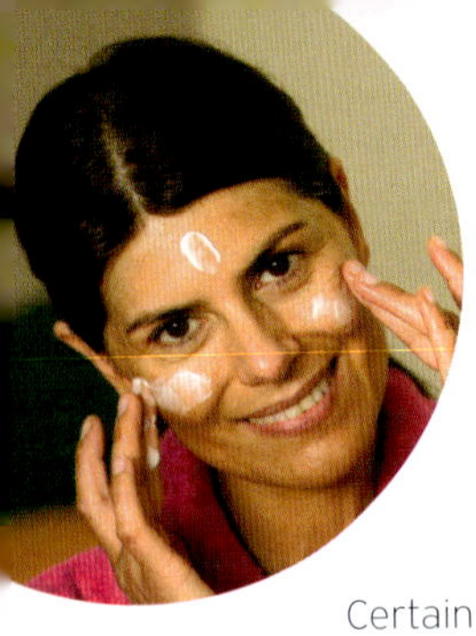

Prendre soin DE SA PEAU

Certaines personnes pensent que nous devons simplement accepter avec élégance que notre peau se ride et devienne flasque, puisque c'est un phénomène lié au vieillissement, donc inévitable. D'autres croient que la beauté vient de l'intérieur, l'aspect extérieur n'étant qu'une futilité sans importance. Mais lorsque nous mettons un peu d'ordre à l'intérieur, cela se voit. Notre peau n'est pas un écran opaque, elle est une fenêtre qui en dit long sur notre état de santé général. Alors pourquoi ne pas lui prodiguer quelques soins ?

La peau est vulnérable aux mêmes forces qui provoquent le vieillissement des autres organes. Il est possible que les rides, les taches prématurées, les taches de rousseur causées par le soleil soient des signes extérieurs d'un vieillissement prématuré.

* L'importance de la peau

La peau n'est pas un élément de décoration ou un contenant. C'est le plus grand système de l'organisme et l'un de ceux qui travaillent le plus. Outre le fait qu'elle couvre et protège nos organes internes, la peau joue d'autres rôles cruciaux :

1. C'est notre première ligne de défense contre les virus, les bactéries, les champignons et autres agents toxiques.

2. Elle est essentielle pour maintenir la température corporelle et elle nous permet de retenir les fluides essentiels à la vie comme le sang et l'eau.

3. Elle joue un rôle important dans le fonctionnement du système endocrinien, qui se charge de la production d'hormones et régule toutes les fonctions de l'organisme.

4. Elle participe à la production et au stockage de la vitamine D, qui est essentielle à l'absorption du calcium.

Ainsi, en ne soignant pas notre peau, nous faisons plus de mal à notre organisme que nous ne le croyons.

* Lorsque la peau perd de sa fraîcheur

La peau est le seul organe qui soit continuellement exposé à l'environnement et elle en paie le prix fort.

Elle est constituée de deux couches : l'une, externe, qu'on appelle l'épiderme, et l'autre, interne, le derme. Sous la peau subsiste une couche sous-cutanée de tissu gras qui sépare la peau des muscles et des os.

L'une des raisons pour lesquelles la peau perd de sa fraîcheur au fur et à mesure que l'on vieillit est que la production de cellules neuves est moins rapide. L'épiderme contient des cellules mûres prêtes à être éliminées et qui attendent d'être remplacées. Plus nous prenons de l'âge, plus les cellules mortes tardent à être remplacées par les cellules neuves.

Voyons les éléments essentiels qui se dégradent en vieillissant :

- **Le collagène :** Le derme est constitué du collagène, un tissu qui sert d'échafaudage destiné à soutenir l'épiderme. Lorsque nous vieillissons, le collagène baisse brusquement et cela prive littéralement de leur support les cellules extérieures de la peau. Imaginez que le collagène est un matelas et la peau est un drap qui le couvre. Si le matelas se rétrécit et devient inégal, le drap se ramollit et se ride. C'est exactement ce qui se produit quand on perd le collagène.
- **L'eau :** l'une des raisons pour lesquelles la peau a un aspect souple est qu'elle est pleine d'eau. Avec le temps qui passe, nous perdons des cellules qui aident la peau à retenir l'hu-

Pensez-y : pour avoir une belle peau, dormez profondément !

Si vous ne dormez pas suffisamment, non seulement vous vous sentirez fatiguée, mais vous aurez aussi l'air fatigué. Pendant le sommeil, votre glande pituitaire libère l'hormone de croissance et d'autres stimulants de la production de nouveau collagène, une substance nécessaire à la réparation et au renouvellement des cellules. De plus, si vous ne dormez pas suffisamment, il est probable qu'apparaissent des cernes. La peau autour des yeux perd alors de son élasticité et son contenu en humidité.

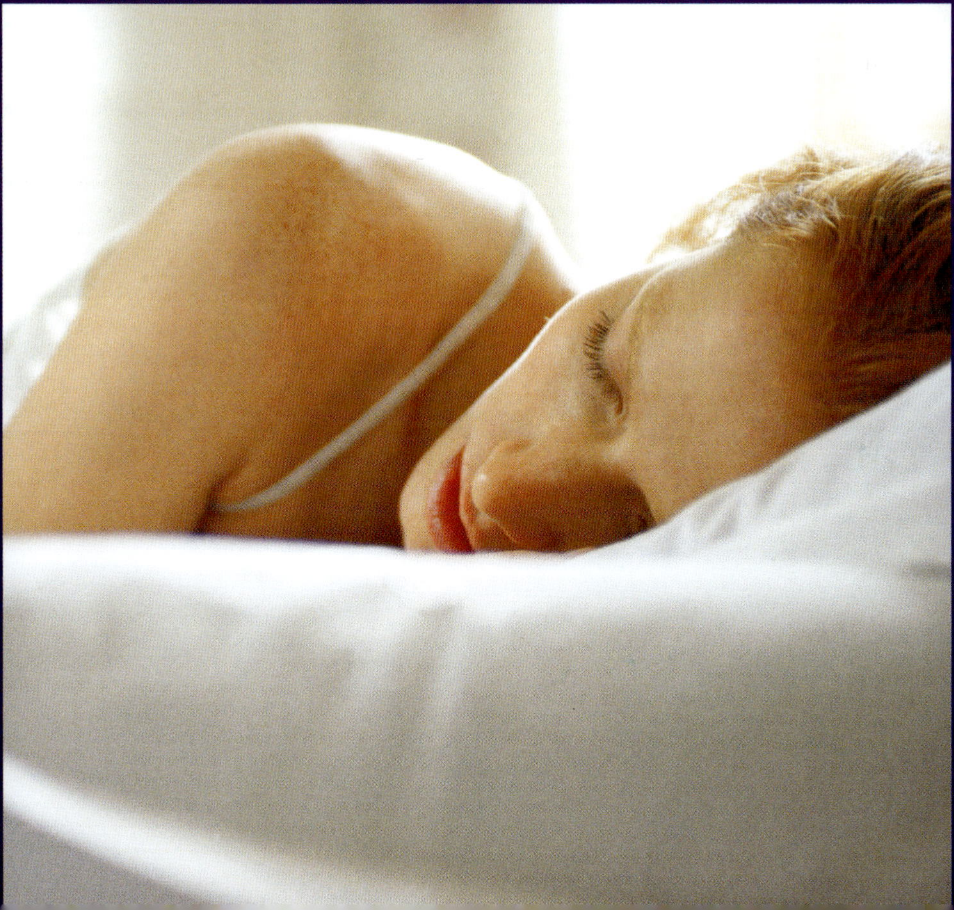

Les dégâts provoqués par la lumière des rayons UV sont cumulatifs et peuvent mettre plusieurs années à se manifester.

midité ; en fait, la peau perd autour de 30 % de son contenu en eau, autant dire qu'elle s'assèche considérablement.

Les hormones : la maturité entraîne une réduction dans la production d'hormones essentielles, et cela affecte également la peau. Par exemple, l'œstrogène et la testostérone aident la peau à retenir l'humidité et, lorsque la production de ces hormones diminue, la peau s'assèche et les rides deviennent très évidentes.

Gare au soleil !

Une grande partie de nos problèmes cutanés, dont les « lignes d'expression », les « pattes d'oies » et les rides, sont dus à ce que les dermatologues appellent « le photovieillissement » ou les dégâts causés par l'exposition aux rayons solaires ultraviolets (UV). Si vous comparez l'état de votre visage avec n'importe quelle autre partie de votre corps habituellement couverte de vêtements, vous remarquerez sans doute un important contraste : la peau qui est rarement exposée à la lumière du jour aura un aspect beaucoup plus jeune.

Les dégâts provoqués par la lumière des rayons UV sont cumulatifs et peuvent mettre de nombreuses années à se manifester. En général, c'est une fois qu'on arrive à la mi-trentaine que les effets néfastes à long terme de l'exposition aux rayons UV commencent à se faire sentir sous la forme de lignes ténues, de rides naissantes et de changements dans la couleur de la peau. Personne n'y échappe.

Si vous pensez être à l'abri de cette forme de vieillissement parce que vous ne vous faites pas bronzer, détrompez-vous. La plupart des gens prennent une forte dose de rayons UV en faisant des activités quotidiennes, même s'il ne s'agit que d'aller et de revenir du travail ou des courses. Nous sommes brièvement, mais très régulièrement, exposés, et c'est suffisant pour laisser des traces.

Il existe deux sortes de rayons ultraviolets : les UVA et les UVB. Les deux stimulent la formation de radicaux libres dans la peau ; ils sont à l'origine du vieillissement de l'organisme et de pathologies telles que le diabète associé à l'âge. De la même façon, fumer revient à inhaler des milliers de radicaux libres à chaque bouffée. Autour de 40 ans, les fumeurs ont des rides semblables à celles de quinquagénaires.

Les rayons UVB « brûlent » et dégradent immédiatement l'épiderme. Même après une brève exposition, la peau rougit et devient douloureuse. Les rayons UVB sont particulièrement nocifs parce que, en plus de favoriser la formation de radicaux libres, ils émettent une chaleur intense qui « cuit » littéralement l'ADN du noyau des cellules de la peau. Cela engendre des altérations génétiques qui peuvent conduire à de graves problèmes, dont le cancer de la peau. Même avec tous les antioxydants du monde, vous ne pouvez protéger votre peau de l'effet des rayons UVB.

Les conséquences de l'exposition aux rayons UV ne se remarquent pas tout de suite, car le réseau défensif antioxydant de notre organisme désactive certains radicaux libres avant qu'ils ne fassent trop de dégâts. Mais, comme nous l'avons déjà vu, le nombre d'antioxydants diminue avec le temps. En

Les rayons UVA

Ils n'entraînent pas de rougeur perceptible de l'épiderme mais endommagent les cellules du derme et de la couche de graisse sous-cutanée.
Cela provoque des dégâts invisibles mais graduels qui n'apparaissent que plusieurs années après, sous forme de rides et, dans le pire des cas, sous forme de cancer de la peau.

outre, de nombreuses études montrent que même une petite quantité de lumière UV (avant même qu'elle ne provoque de rougeur sur la peau) provoque une incroyable réduction d'antioxydants. Autrement dit, chaque fois que vous vous exposez au soleil, celui-ci « pille » votre peau des antioxydants qui la protègent.

Les ravages des rayons UV ne se limitent pas à la surface de la peau ; ils ont une portée beaucoup plus profonde. S'exposer à ces sources de radiation peut affaiblir la capacité du système immunitaire de rejeter les virus et les bactéries et faciliter le développement de tumeurs malignes. Cela montre, une fois de plus, que négliger une partie de notre organisme peut avoir un impact considérable sur celui-ci. Mais l'inverse est également vrai : renforcer un organe a un effet positif sur le reste de l'organisme.

Pour rajeunir sa peau, la première chose à faire est de stimuler les mécanismes naturels de réparation de l'organisme. On ne peut pas réparer une peau qui est constamment bombardée par les rayons UV et qui, de ce fait, est forcée de dépenser toute son énergie à se défendre contre de nouvelles lésions au lieu de réparer les antérieures. Il est donc capital qu'à partir de maintenant vous laissiez votre peau prendre des vacances, au moins pendant le temps de notre programme.

Pour commencer, mettez tous les jours sur votre visage, votre cou et les zones exposées au soleil l'un de ces produits :

- **Une crème de protection solaire.** C'est un filtre contre la plupart des rayons nocifs. Même si vous avez une peau foncée qui ne brûle pas facilement, vous devez mettre cette protection solaire car non seulement elle prévient des agressions, mais elle permet également d'initier le processus de guérison. Les produits contre le soleil ont un indice de facteur de protection solaire (FPS). Par exemple, si ce facteur est de 15, cela signifie qu'une personne qui attraperait normalement un coup de soleil au bout de 10 minutes n'en attrapera qu'au bout de 2 heures 30 plus tard. Malheureusement, trop de gens croient alors qu'ils peuvent rester sous le soleil plus de 2 heures sans aucun problème. Mais ce n'est pas du tout le cas. Rappelez-vous qu'il existe aussi les rayons UVA qui, même s'ils ne provoquent pas de brûlures, peuvent être préjudiciables à long terme sur le derme et les tissus sous-cutanés.
- **L'écran total.** Ce produit constitue une barrière physique entre la peau et les rayons UV. Les écrans totaux contiennent du dioxyde de titane micronisé et, même si pour certaines personnes ils sont moins irritants que les protecteurs solaires, il faut prendre ses précautions au moment de l'appliquer parce qu'ils risquent de tacher la peau. Les études ont montré que, si on applique un écran total sur une peau ayant reçu un léger coup de soleil, celle-ci se réparera pendant une future exposition au soleil.

Les produits naturels

L'huile de coco et l'huile de germe de blé sont des substances naturelles qui absorbent les rayons UV. Le beurre de karité et l'huile de sésame fonctionnent presque comme des écrans totaux. Le beurre de karité prévient non seulement les dégâts dus aux rayons solaires, mais il contient également des phytostérols qui stimulent la régénération cutanée. L'huile de sésame, quant à elle, protège contre les rayons nocifs, nourrit la couche dermique et stimule aussi sa capacité à se régénérer.

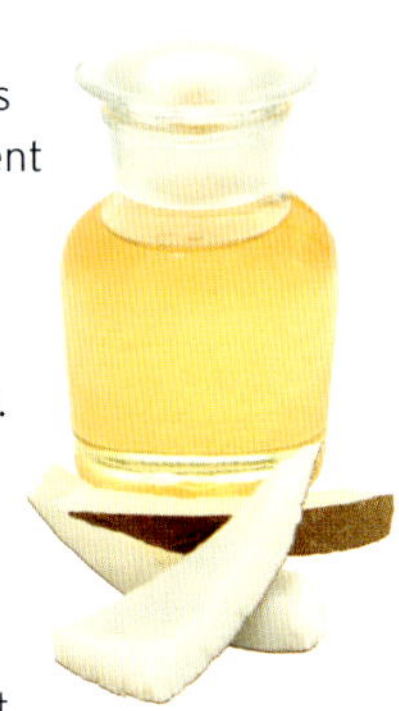

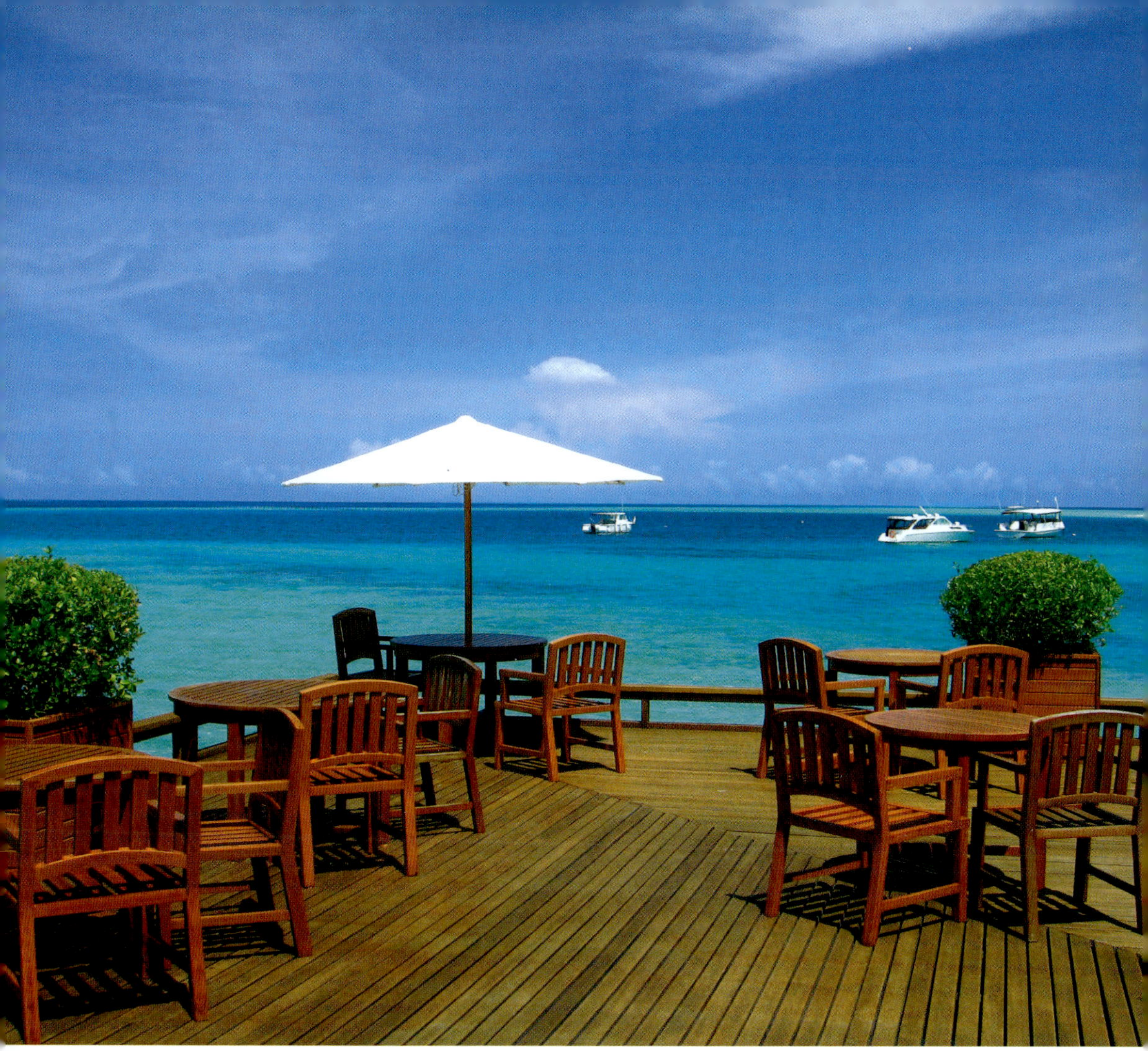

Il y a maintenant sur le marché une gamme très étendue de produits qui servent à se protéger du soleil. La plupart contiennent des substances chimiques dont beaucoup sont susceptibles d'irriter votre peau. L'acide para-aminobenzoïque (PABA) est très irritant pour certaines personnes, c'est pourquoi beaucoup de produits de protection solaire annoncent qu'ils ne contiennent pas de PABA. Cependant cela ne garantit pas qu'il n'y a pas d'autres ingrédients irritants.

Il est donc conseillé d'appliquer un peu du produit sur une autre zone que celle du visage, comme l'intérieur de l'avant-bras par exemple afin de vérifier s'il vous convient. Recouvrez pendant 24 heures avec un pansement. Si votre peau ne réagit pas, c'est que vous pouvez utiliser la crème sur les autres parties du corps.

Nous vous recommandons de prendre des avis dans les boutiques de produits naturels sur les produits sans filtre chimique. Ces produits sont fabriqués à base d'huiles végétales, d'huiles essentielles, d'extraits de fruits, etc.

* Les étapes pour avoir une belle peau

Certains soins réguliers peuvent réellement améliorer l'aspect de votre peau, mais il est important de bien choisir les produits que vous utilisez. La peau se renouvelle tous les 28 jours. Il est bon de stimuler ce rythme naturel. Certains produits (comme les oxydes alpha-hydroxydes) au lieu d'accompagner ce processus naturel accélèrent le cycle de mort des cellules. Résultat : la peau maltraitée se fatigue. Les crèmes qui prétendent contenir de la vitamine C utilisent le plus souvent la vitamine isolée, alors qu'elles devraient utiliser la plante entière dont elle est une composante. L'acérola, par exemple, qui a une haute teneur en vitamine C, fait partie de l'églantier.

Essayez de vous faire conseiller dans votre boutique de produits naturels parce qu'il existe aujourd'hui d'excellents produits d'hygiène naturelle qui, en plus de prendre soin de votre peau et d'en suivre les cycles, respectent l'environnement et reposent sur des méthodes de test allergique sans avoir recours à l'expérimentation animale. Les formules les plus efficaces sont celles dont les ingrédients sont en harmonie avec la nature de la peau, comme les huiles végétales de germe de blé, l'amande, la noisette ou l'avocat, et qui sont riches en acides gras essentiels à l'équilibre de la peau : la gelée royale, les extraits de plantes et de fruits. L'argent colloïdal est, par exemple, un ingrédient significatif pour la régénération de la peau. Comme la peau, il est réglé sur le cycle lunaire de 28 jours.

Vous devez surtout éviter les produits dont les excipients sont de la famille des graisses saturées ou des graisses minérales avec des dérivés pétrochimiques comme la vaseline, la paraffine, le silicone, etc. Ce type de graisses empêche la peau de respirer. Vous pouvez vous en rendre compte en appliquant la crème lorsqu'elle ne pénètre pas suffisamment, qu'elle reste en surface. Les graisses agissent de la même façon à l'intérieur comme à l'extérieur de l'organisme ; il vaut donc mieux qu'elles soient végétales.

* Les bienfaits de l'eau

Si vous buvez beaucoup d'eau, elle sera répartie dans les cellules dermiques qui seront dilatées.

Si votre peau est normale ou sèche, vos glandes sébacées seront stimulées pour produire plus de graisse, ce qui humidifiera votre peau (mais cela ne rendra pas la peau grasse plus grasse encore).

Les reins fonctionnent d'une façon plus efficace, et la surface de la peau reçoit moins de toxines.

Les muscles faciaux sont plus toniques et souples.

Le tissu conjonctif est moins rigide, les fibres qui le constituent sont donc plus souples et les expressions faciales moins marquées.

Le régime est aussi important

Si notre organisme manque d'acides gras essentiels, il donnera une peau sèche, écaillée, éteinte. Notre programme inclut ces substances, tant dans les aliments que dans les compléments alimentaires. Toutefois, pour obtenir de meilleurs résultats encore, vous pouvez appliquer directement sur votre peau des acides gras essentiels comme l'acide gamma-linoléique (GLA) que vous pouvez trouver dans l'huile d'onagre et de bourrache. Pour hydrater votre peau, prenez note : 50 ml d'huile d'amande douce ou de germe de blé, 16 gouttes d'huile essentielle de lavande et 5 gouttes d'huile essentielle de jasmin. Mélangez, mettez-en sur les mains. Appliquez le mélange après la douche, sur une peau encore humide.

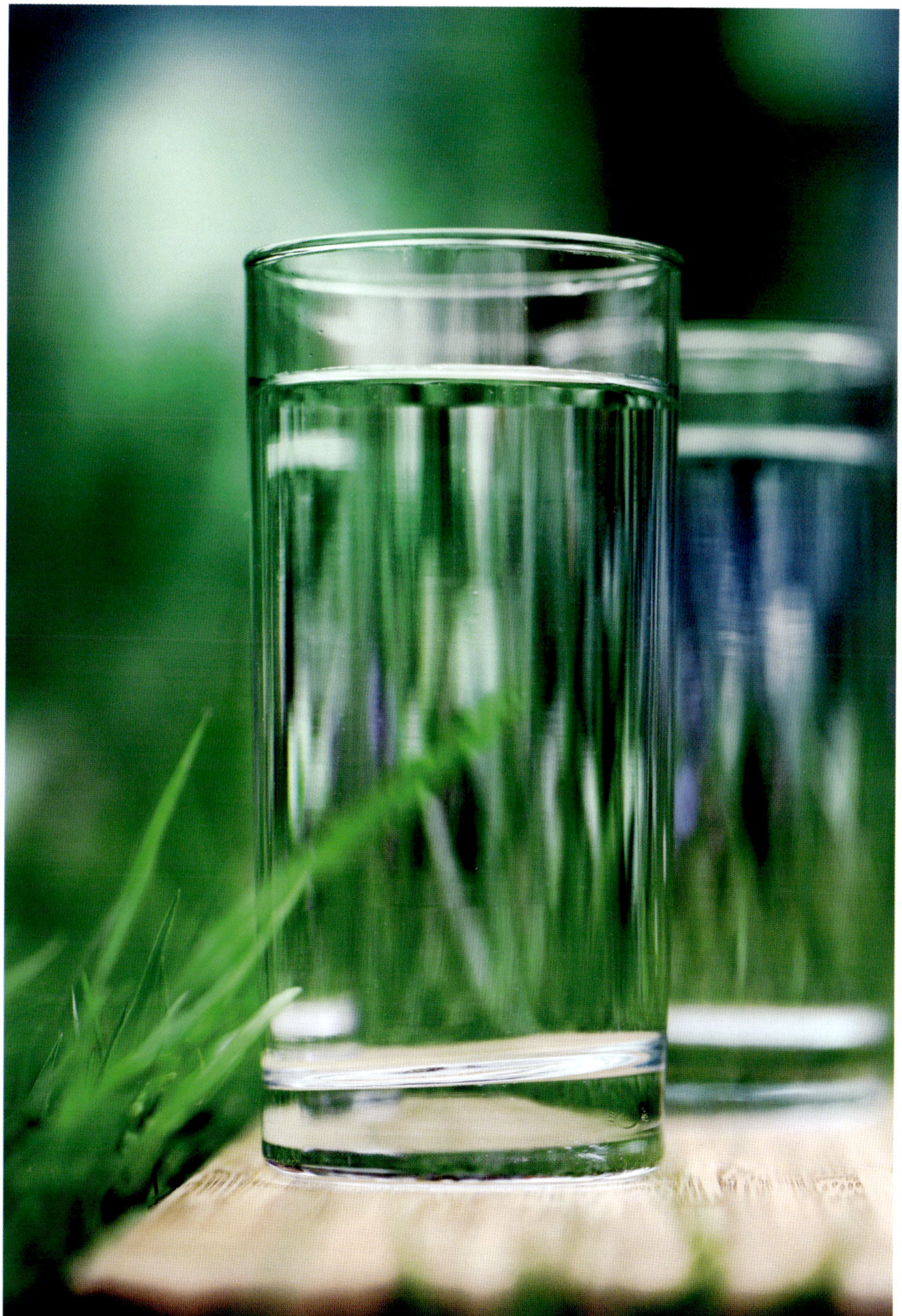

Les gestes qui permettent de garder une peau jeune et belle

Nettoyer

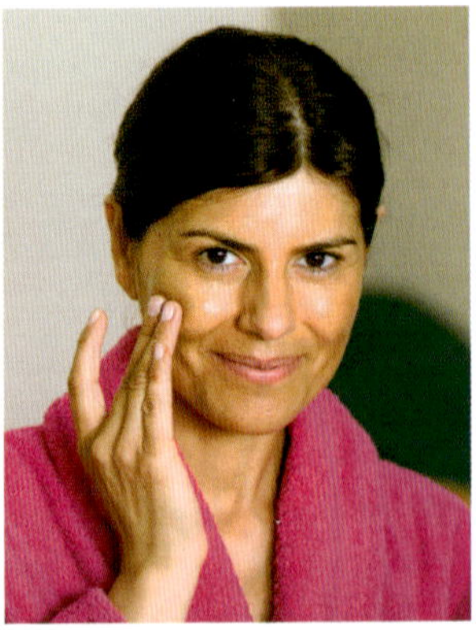

Appliquez sur le visage et le cou mouillés un peu de nettoyant doux non savonneux. Frictionnez doucement avec des mouvements ascendants pour ne pas tirer sur votre peau dans une mauvaise direction. Rincez ensuite à l'eau claire et séchez en tapotant légèrement avec une serviette douce. N'utilisez ni savon ni eau courante pour vous laver le visage car le savon alcalin casse la couche protectrice de votre peau qui est légèrement acide. Certains produits fluides, mélangés à un peu d'eau, sont les mieux adaptés pour les peaux grasses et mixtes ; en revanche, si votre peau est sèche, préférez les nettoyants crémeux. Si vous vous maquillez, démaquillez-vous à fond : vous pouvez le faire avec quelques gouttes d'huile d'amande douce sur un disque de coton.

Exfolier

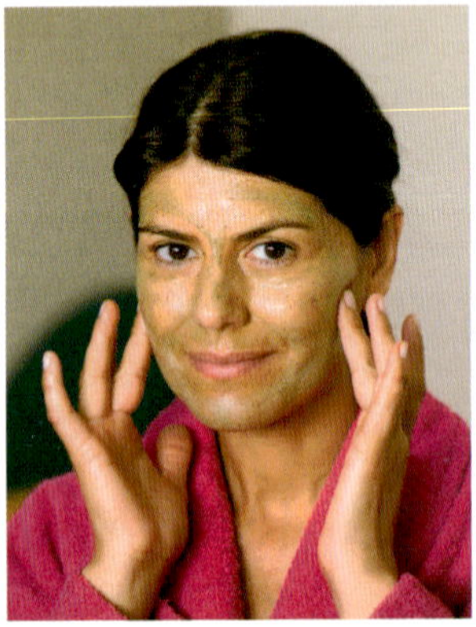

Ce procédé aide la peau à éliminer les impuretés qui peuvent obstruer les pores. Pour exfolier le visage, il existe plusieurs produits naturels sur le marché. Il faut d'abord humidifier la peau, puis la frotter doucement avec l'exfoliant. Vous pouvez aussi prendre des haricots rouges, les passer dans un moulin à café pour les réduire en poudre et les mélanger ensuite à un peu d'eau ou de crème : vous avez un exfoliant naturel. Pour le corps, le mieux est de bien se brosser avec un gant de crin avant la douche : en plus d'enlever les cellules mortes, cela réactive la circulation sanguine. On recommande d'exfolier la peau une à deux fois par semaine.

Bains de vapeur

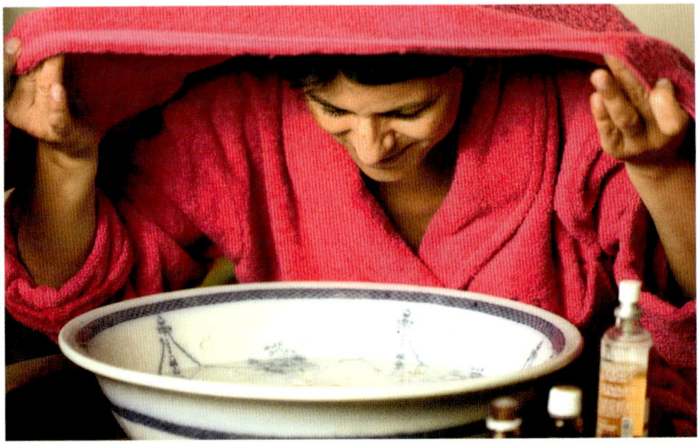

Les catéchines sont aujourd'hui considérées comme l'un des neutralisants des radicaux libres les plus puissants. L'une d'elles, l'épigallocatéchine gallate (EGCG) est présente dans le thé vert ; elle a un effet antioxydant extraordinaire. Le vin rouge contient également des catéchines.

Les masques

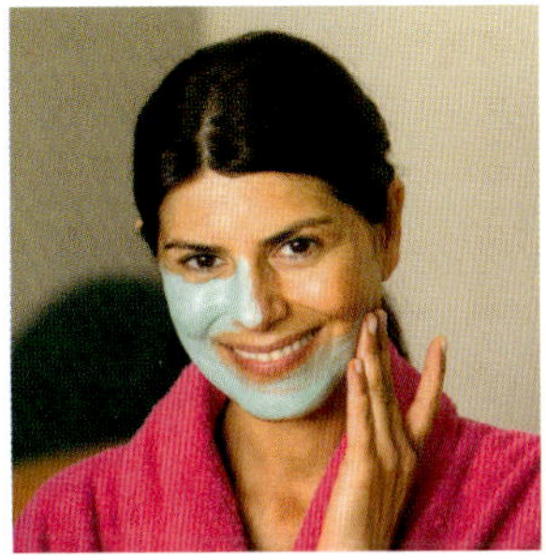

Leurs origines se perdent dans la nuit des temps. Dans l'Antiquité, les femmes utilisaient de l'argile ou de la terre de l'île de Lemmos pour préparer des masques faciaux. Appliquer un masque une fois par semaine est une bonne manière d'aider notre peau : nettoyage en profondeur, hydratation, nutrition, raffermissement. Les masques à base d'argile servent à nettoyer en profondeur ; les masques-film enlèvent bien les cellules mortes ; les masques crémeux sont recommandés pour les peaux sèches ou dévitalisées.

Hydrater

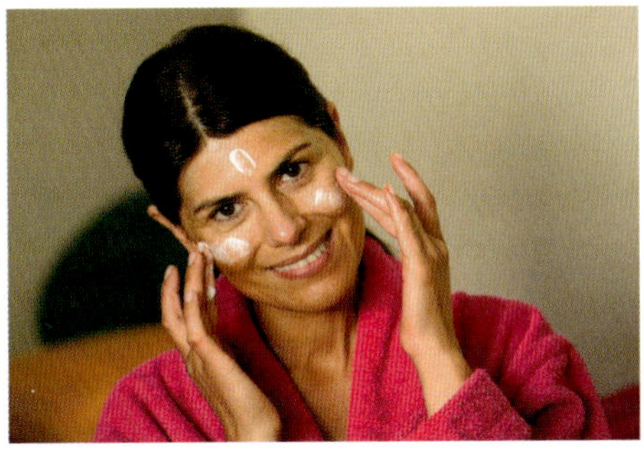

Avec la maturité, les cellules perdent leur teneur en humidité, ce qui rend la peau éteinte et sèche et les lignes d'expression et les rides plus évidentes. La sécheresse est un problème parce qu'elle provoque la desquamation de la peau et la rend plus vulnérable aux infections. Il est donc important de garder une bonne dose d'humidité dans la peau. Voici quelques gestes simples :

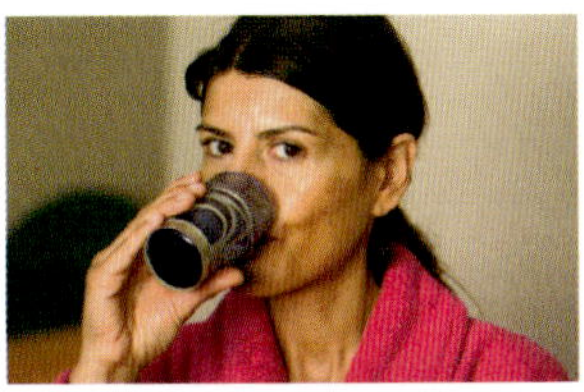

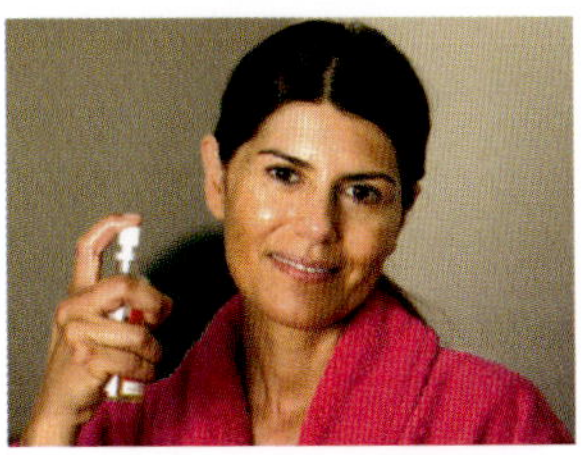

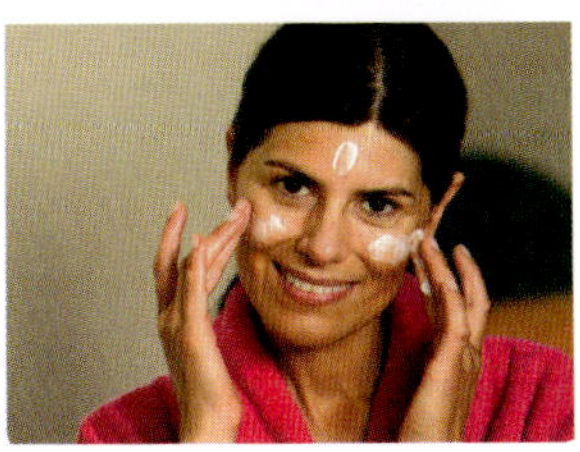

- Boire suffisamment d'eau. Vous souvenez-vous que l'une des recommandations du premier chapitre était de boire huit verres d'eau par jour ? L'eau restitue l'humidité que la peau a perdue. Cela semble évident mais c'est très important et nous n'y veillons pas assez.

- Rafraîchissez-vous souvent. Ayez toujours sous la main un pulvérisateur d'eau minérale et aspergez votre peau plusieurs fois par jour pour la rafraîchir et l'humidifier. Vous pouvez y ajouter de l'huile essentielle d'orange qui contient de la vitamine C ou de l'eau de rose.

- Appliquez une crème hydratante. Atténuez les petites lignes d'expression et les légères rides ; vous pouvez ainsi adoucir la peau en rendant les imperfections moins évidentes. Pour que la crème soit vraiment bénéfique, appliquez-la plusieurs fois par jour.

Les huiles pour le soin de la peau pénètrent plus en profondeur que les crèmes.

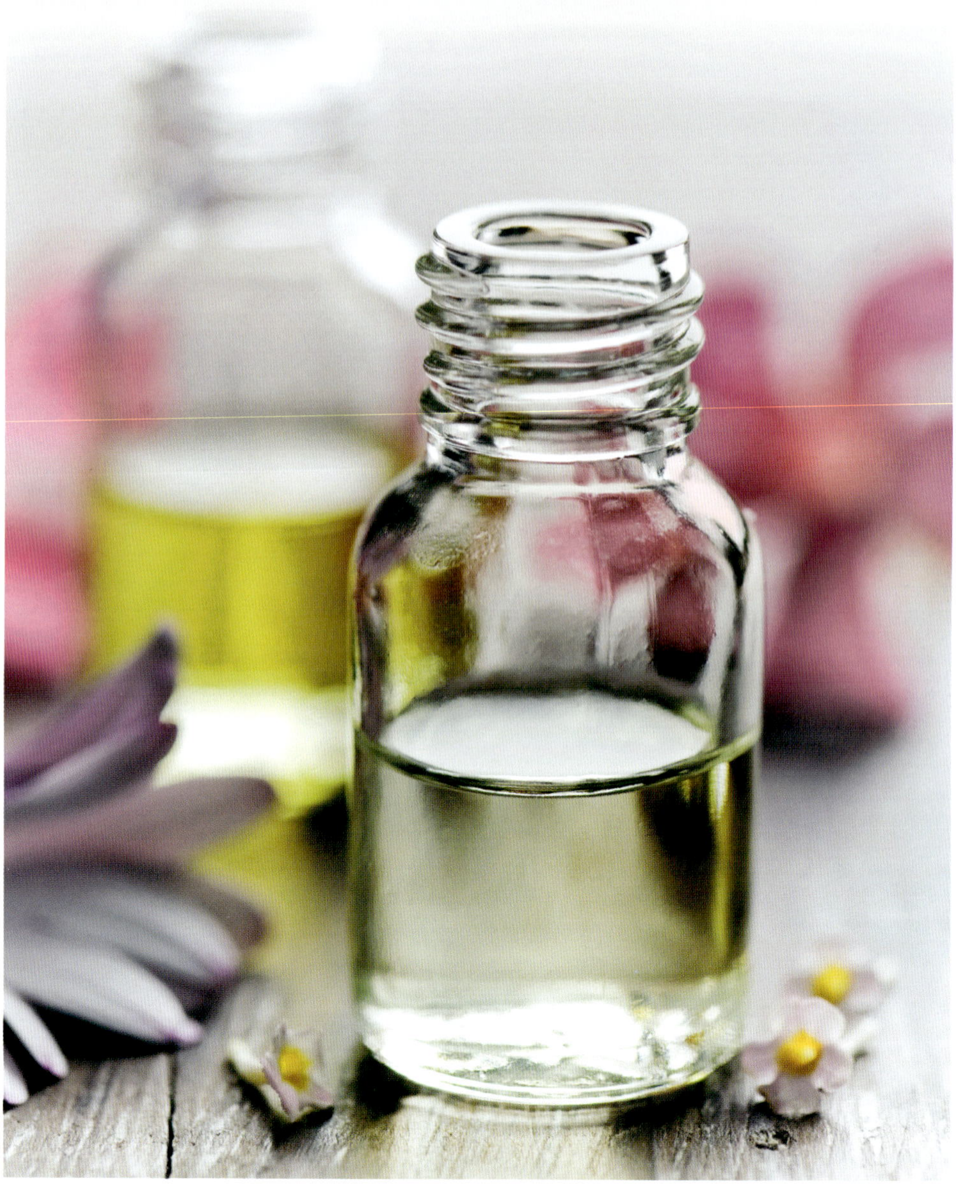

Les huiles pour prendre soin de votre peau

Une peau affaiblie, constellée de signes de dégradation tels que les rides, peut se régénérer en quelques semaines, mais la stimulation doit surtout venir de l'intérieur car les crèmes seules ne peuvent pas faire grand-chose. Le point capital est de freiner les processus de dégradation et de soutenir la régénération. Les principales huiles pour prendre soin de votre peau sont les suivantes :

L'huile de rose musquée. Elle est très efficace lorsqu'on l'applique sur la peau pour la régénérer ; on la recommande donc comme un remède naturel contre les rides (idéal à appliquer autour des yeux).

L'huile d'onagre. Elle est très utile en application nocturne parce qu'elle contient de l'acide gamma-linoléique, un acide gras essentiel qui maintient la teneur en eau des cellules épithéliales.

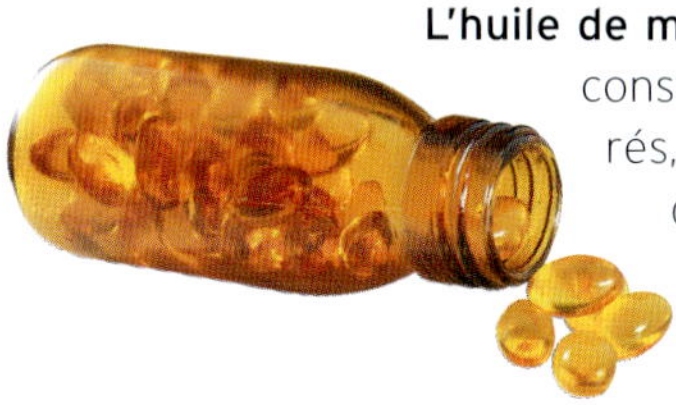

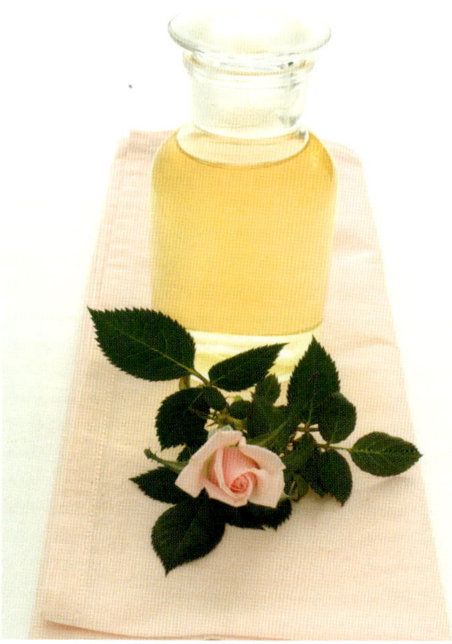

L'huile de germe de blé. Cette huile est foncée et exhale un parfum pénétrant, il est donc préférable de la mélanger à une huile moins puissante. Elle est riche en minéraux et vitamine E, elle est donc bien adaptée aux peaux mûres. Toutefois, elle s'oxyde très rapidement et il est parfois nécessaire d'ajouter de la vitamine E pour éviter qu'elle ne rancisse.

L'huile d'abricot. Elle est absorbée très rapidement par la peau ; elle a un effet adoucissant. Elle exhale un parfum doux et calme la peau irritée.

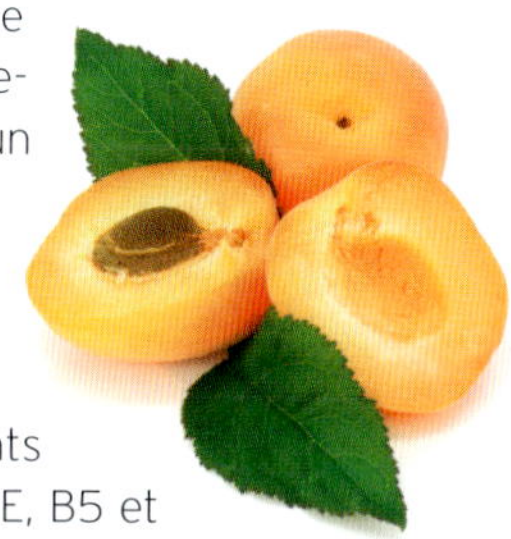

L'huile d'avocat. Elle est riche en nutriments comme les vitamines D, E, B5 et elle aide à régénérer la peau abîmée.

L'huile de macadamia. Même si elle est constituée à 40 % d'acides saturés, elle est absorbée très rapidement par la peau. Elle est douce, onctueuse et capte bien l'humidité.

Si ce programme devient une véritable habitude, en ce qui concerne les soins de la peau, vous pourrez observer au bout de 10 semaines des changements bien agréables : une peau plus fraîche et revitalisée.

La protection solaire

L'idéal consiste à protéger sa peau chaque jour, avant de sortir. Appliquez une protection solaire après la crème hydratante et une demi-heure au minimum avant de vous exposer au soleil, pour qu'elle soit bien absorbée par la peau. Après avoir appliqué la protection solaire, vous pouvez vous maquiller.

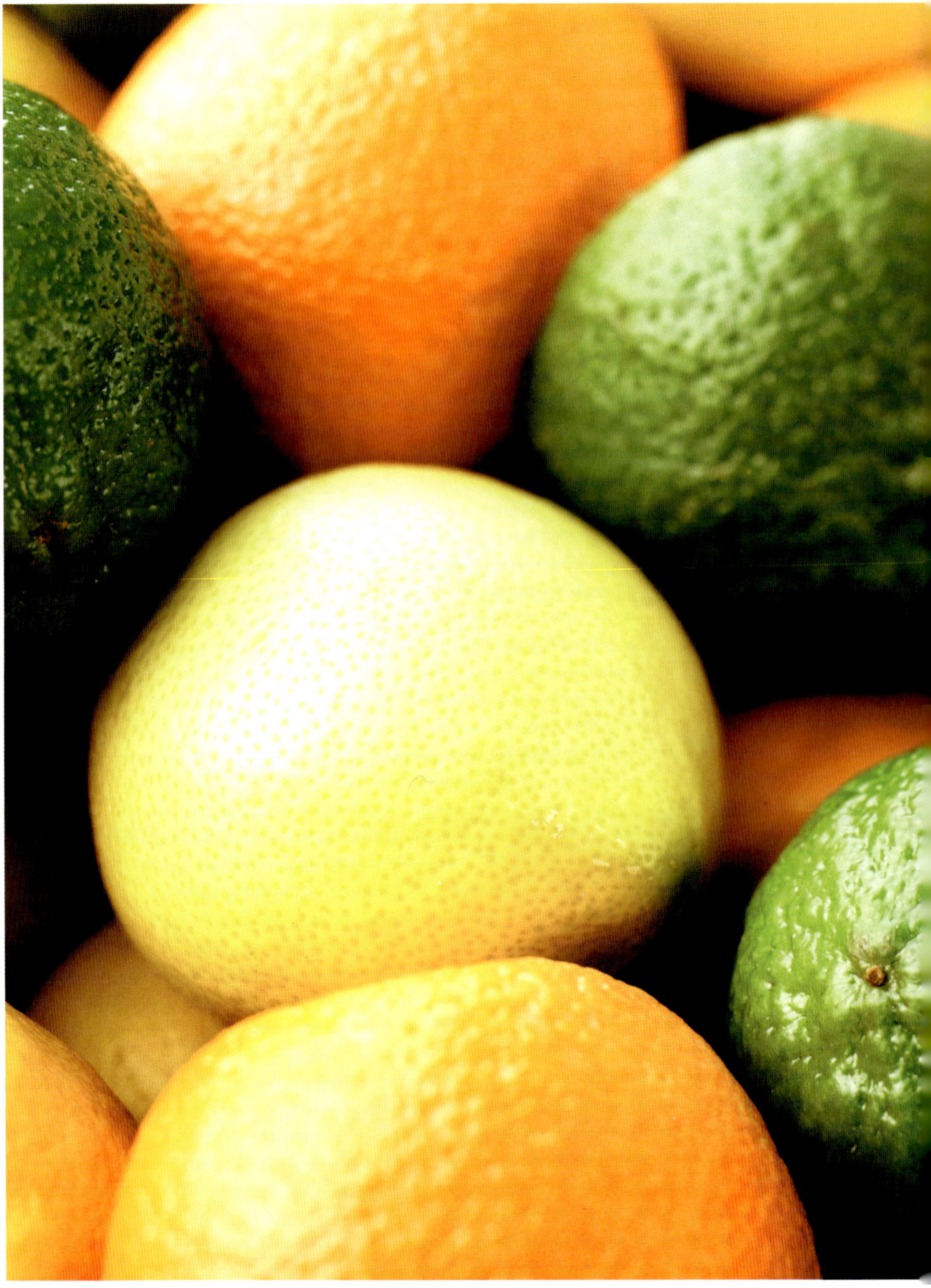

Maintenir la production de collagène

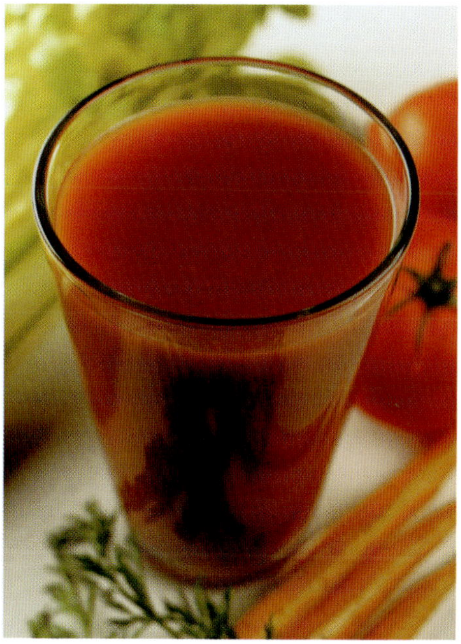

Comme nous l'avons déjà expliqué, le collagène est le tissu qui soutient la couche de cellules externes de la peau. En 24 heures, le tissu conjonctif de la peau passe par des cycles alternés de destruction et de régénération. Vous avez peut-être déjà remarqué que la peau est plus ferme le matin que le soir. Maintenir la production de collagène dépend en grande partie de ce que l'on mange et requiert l'absorption de certains nutriments :

- La vitamine C, que ce soit en compléments alimentaires ou en aliments comme les baies, les fraises, les agrumes, le persil.
- La vitamine A, sous forme de bêta-carotène, car elle est vitale pour le tissu épithélial. N'oubliez pas que vous en trouverez dans les fruits, les légumes de couleur jaune-orange et les légumes à feuilles vertes.
- La vitamine B, qui aide à la réparation de la peau. Elle est présente dans les céréales complètes.
- La vitamine E, parce qu'elle maintient la peau en bon état. L'huile de germe de blé en contient. On en trouve également dans les céréales complètes et le soja.
- Le cuivre, qu'on peut parfaitement obtenir avec une demi-tasse de muesli par jour.
- Le fer, le soufre, le zinc, présents dans les céréales complètes, la levure de bière et le germe de blé.
- Les protéines, comme le soja et ses nombreux dérivés ou le fromage frais.

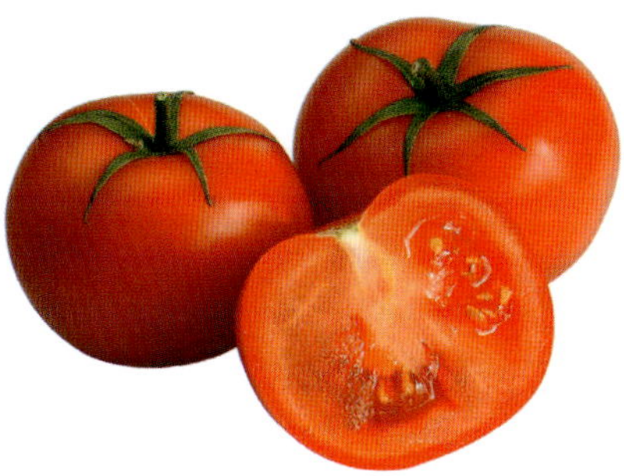

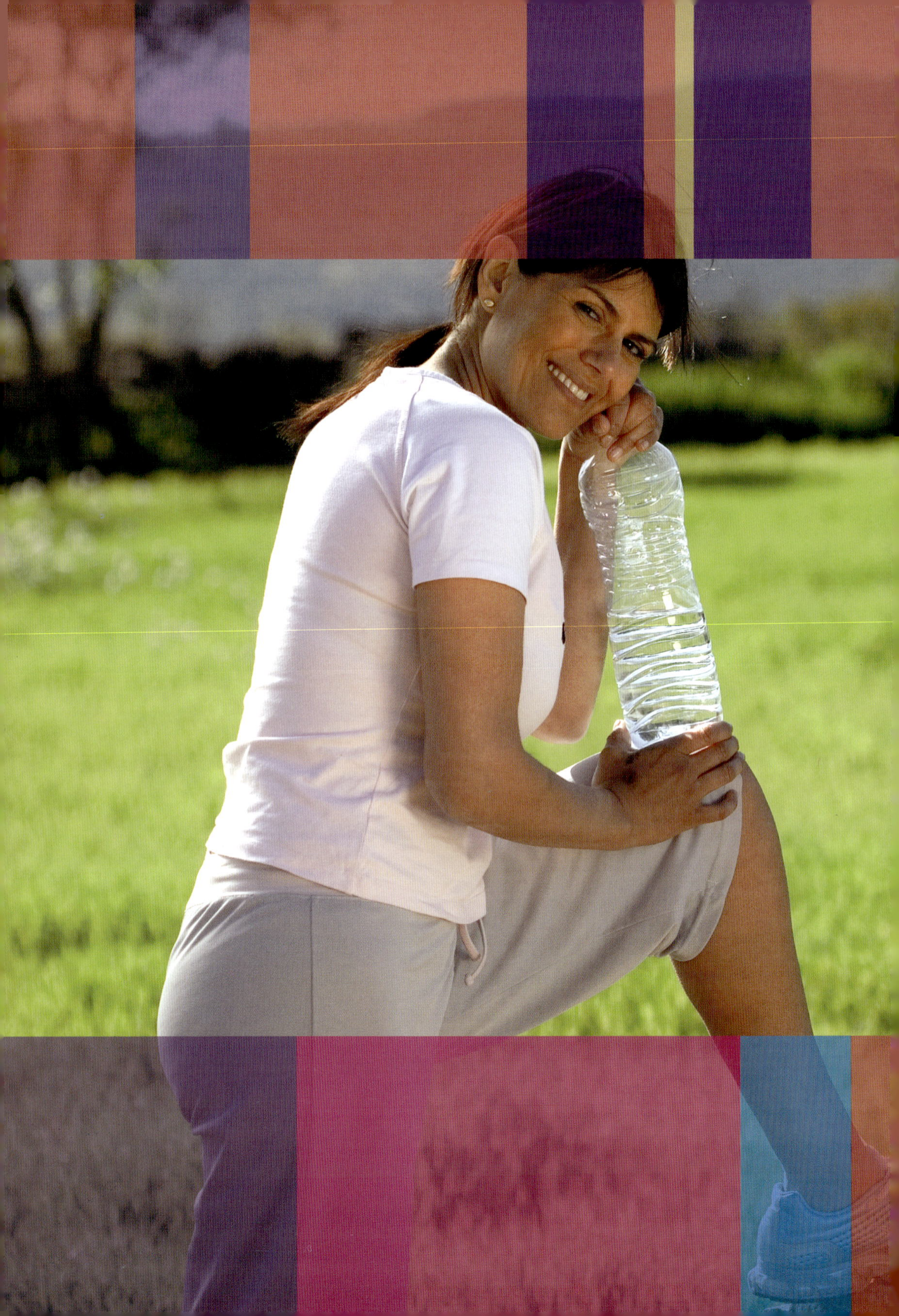

Récupérez votre tonus musculaire

Dès 40 ans, nous perdons de la masse corporelle. Vous trouverez dans ce chapitre une méthode rapide, simple et efficace pour transformer la mollesse de votre corps en muscles toniques, sans effort excessif et sans pressurer votre organisme. Les routines d'exercices proposées s'inspirent de techniques employées par les athlètes de haut niveau pour obtenir les meilleurs résultats en peu de temps. On les a simplifiées pour que vous puissiez les pratiquer à la maison.

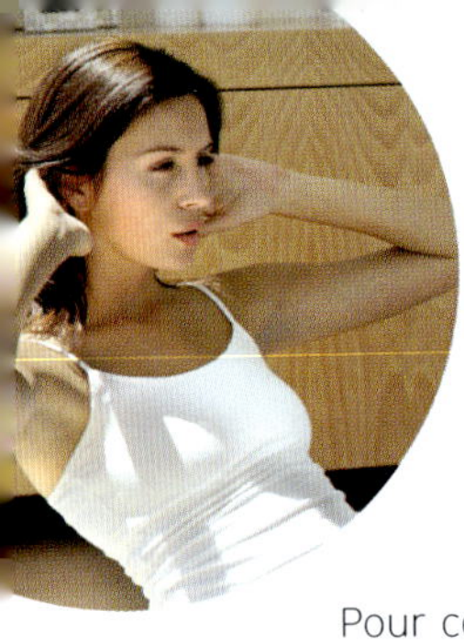

Retrouvez des MUSCLES TONIQUES

Pour certaines personnes, l'idée de faire du sport est aussi agréable que celle d'aller chez le dentiste : « Je dois vraiment le faire ? Je vais souffrir... » Au club de sport où je vais, la plupart des membres ont plus de 40 ans et j'ai pu constater que, non seulement ils étaient disciplinés, mais qu'en plus ils étaient performants ! Un programme efficace d'exercices physiques ne doit ni être dur ni prendre trop de temps.

Ce programme a été élaboré avec la collaboration de Jordi Guich, spécialiste de l'entraînement physique, professionnel dans le monde du fitness depuis 25 ans, expert en nutrition sportive, champion de culturisme en Espagne, et surtout capable de comprendre ce que tout le monde attend du sport : simplicité et résultats rapides ! Avec un tel curriculum, je vous assure d'excellents résultats ! C'est un programme efficace et pratique. En y investissant un peu d'effort et de temps, vous pourrez en tirer profit à court terme. Les exercices proposés dans ce programme améliorent le tonus musculaire et le métabolisme basal, ce qui contribue à une plus grande dépense d'énergie (plus de dépense, moins de graisse !).

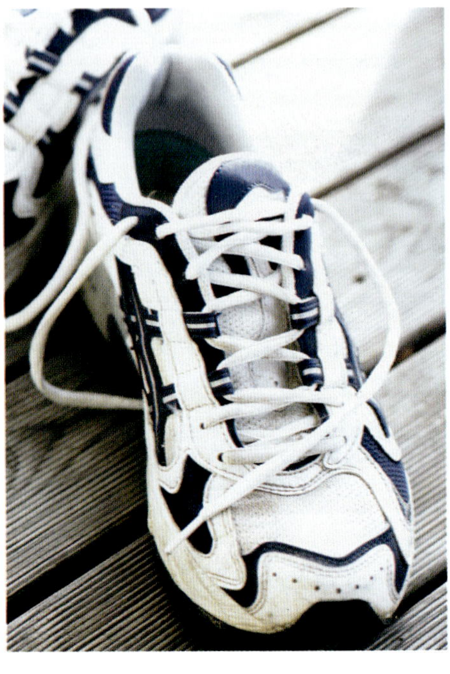

* Restez active, restez jeune

La première chose à retenir est que l'inactivité accélère le vieillissement, c'est-à-dire que faire du sport, si peu que ce soit, est toujours bénéfique pour le corps.

C'est autour des 30 ans que la masse et la force musculaires commencent à diminuer : nous perdons environ entre 1 et 2 kilos de muscle par décennie. Cette atrophie musculaire est bien souvent cachée par des kilos de graisse supplémentaires.

La raison pour laquelle nos muscles vieillissent est en grande partie due à la perte d'énergie qui transforme les personnes actives en « ballons dégonflés » du jour au lendemain. Ceux qui, dans leur jeunesse, couraient au gymnase après une dure journée de travail ne désirent plus qu'une chose : ren-

Une précision avant de commencer

Il n'est pas nécessaire d'être en forme pour profiter de ce programme ; en fait, il est vraiment adapté aux personnes qui ne pratiquent pas régulièrement l'exercice physique pour l'instant et qui ont besoin de rattraper le temps perdu.

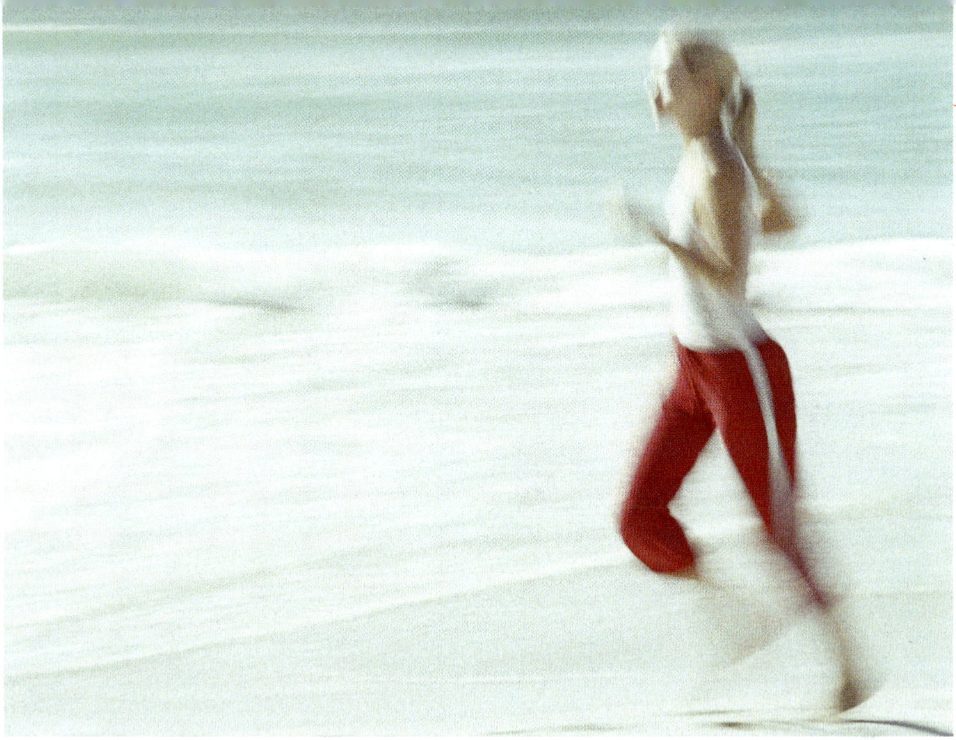

trer à la maison, dîner et s'asseoir devant la télévision.

Le sport renforce les muscles, stimule leurs mécanismes de réparation et augmente la grosseur de la fibre musculaire. Si nous ne faisons pas de sport de façon régulière, nos muscles s'affaiblissent considérablement. Par exemple, si on cesse de faire du sport pendant 6 semaines, on perd autour de 50 % de sa force musculaire. Mais la bonne nouvelle est qu'il suffit de reprendre pour récupérer ce qu'on a perdu.

Il n'est pas nécessaire de devenir un athlète d'une résistance et d'une force parfaites pour rester en bonne forme et profiter de tous les bienfaits de l'activité physique. La clé est de maintenir un rythme constant d'exercices modérés.

* Le point de départ : la motivation

Les experts sont formels : peu importe votre âge, il n'est jamais trop tard pour commencer à faire du sport. Le fait d'avoir été inactif pendant des années n'est même pas important. La seule chose qui compte est d'être motivé pour s'y mettre. Si vous avez besoin d'être un peu soutenu de ce côté-là, voilà ce que vous visez en vous mettant en mouvement.

→ Retrouver le métabolisme de la jeunesse

Les experts sont formels : peu importe votre âge, il n'est jamais trop tard pour commencer à faire du sport. Le fait d'avoir été inactif pendant des années n'est même pas important. La seule chose qui compte est d'être motivé

Du tonus, toujours du tonus !

Des recherches ont montré que la diminution de la masse musculaire est inhérente au vieillissement, mais que, se maintenant physiquement actif tout au long de notre vie, on peut optimiser son tonus et diminuer sa graisse.

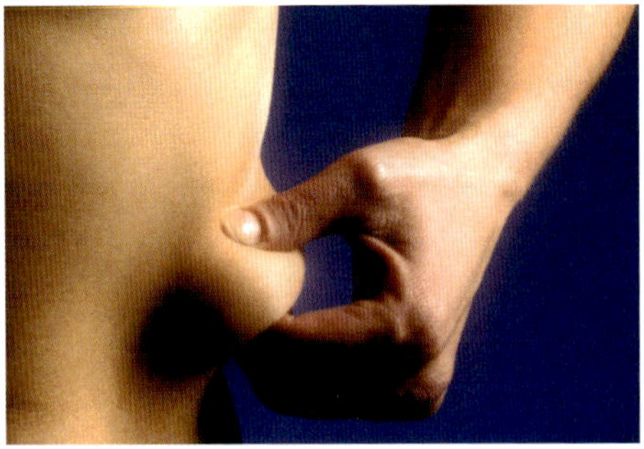

pour s'y mettre. Si vous avez besoin d'être un peu soutenu de ce côté-là, voilà ce que vous visez en vous mettant en mouvement.

→ Renforcer le cœur

Lorsqu'on parle de muscles, on se réfère non seulement aux biceps ou aux quadriceps, mais aussi au cœur ; l'exercice est essentiel pour la santé de cet organe vital. Vous réduisez alors de moitié les risques de troubles cardiaques.

→ Renforcer les os

Un tiers des femmes souffrent d'ostéoporose, c'est-à-dire d'une perte de la masse osseuse. Nous sommes alors plus enclines aux fractures. Tout sport qui implique de supporter son poids corporel (marcher, courir, faire du vélo avec endurance, monter les escaliers...) aide à augmenter la densité des os.

* Se sentir bien

Saviez-vous que le sport met de bonne humeur ? Ce fait est avéré : l'activité physique amène le cerveau à produire plus d'endorphines, qui sont des sédatifs naturels. C'est pour cette raison fondamentale que notre organisme mérite les énormes bienfaits du sport. Avant de commencer, un avertissement s'impose : si vous avez un doute sur votre état physique ou un problème de santé quelconque, consultez le médecin avant de commencer ce programme ou un autre. Il voudra peut-être vous faire passer un simple test cardiaque.

* Tonifier les muscles et le coeur

Notre programme de base vous propose cinq types d'activités cardiovasculaires : marcher sur un tapis de course, marcher à l'air libre, pédaler sur un vélo d'appartement, faire du vélo à l'air libre et nager. Vous pouvez n'en choisir qu'une seule ou bien les combiner. Il est impératif de pratiquer trois fois par semaine et de compléter cette activité physique avec quelques exercices de tonification au cours desquels vous travaillerez tous les groupes de muscles en alternance. La proposition est la suivante :

Qu'est-ce que le métabolisme basal ?

Notre organisme a besoin d'énergie en permanence. Non seulement nous dépensons des calories en bougeant, mais aussi lorsque nous sommes au repos, puisque chacun des organes et des systèmes du corps (le cœur, le foie, le système nerveux, les reins et le muscle squelettique) a besoin d'énergie pour fonctionner. En somme, on pourrait expliquer le métabolisme basal comme la dépense d'énergie que réalise l'organisme au repos, à une température constante et avec des organes en fonctionnement. Cette énergie représente entre 60 et 70 % de notre dépense d'énergie totale. C'est pourquoi, en faisant davantage travailler les muscles, on augmente le métabolisme basal.

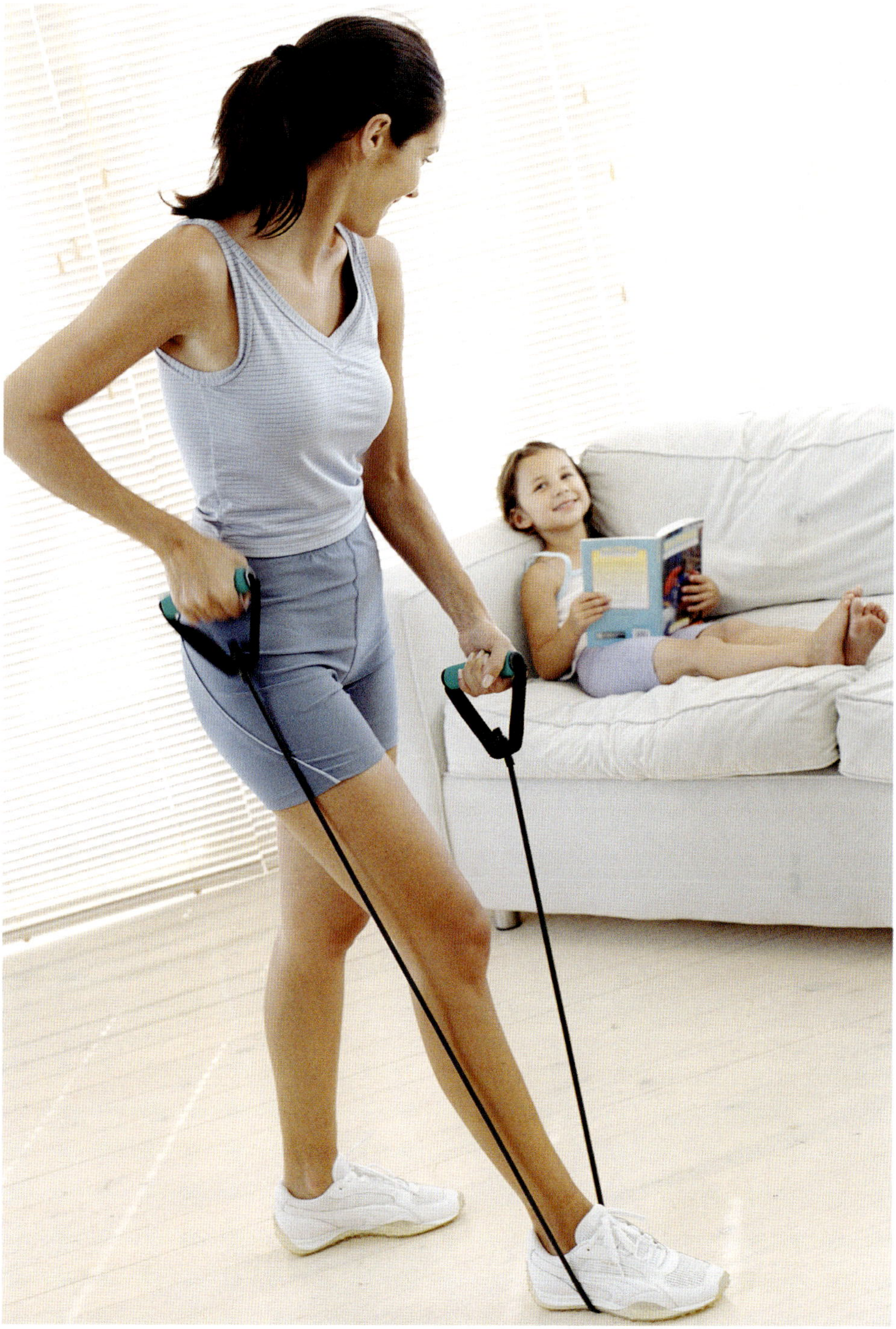

- Trois jours par semaine pour faire les exercices cardiovasculaires dont vous avez besoin.
- Deux jours par semaine pour les exercices de tonification.

Voilà ce que vous devez savoir sur chaque activité avant de faire votre choix :

→ Le tapis de course roulant

L'avantage de ce choix est que, comme il est à l'intérieur, on peut en faire même s'il fait mauvais dehors. Vous trouverez peut-être que marcher à l'air libre est plus amusant, mais lorsque vous marchez sur un tapis roulant, vous pouvez en même temps écouter de la musique ou lire un magazine. Certains achèteront l'appareil pour l'avoir sous la main, mais le problème est que l'enthousiasme se dissipe vite et le tapis de course finit fréquemment dans un placard. Les clubs de sport disposent souvent de plusieurs tapis. Vous y ferez la connaissance d'autres personnes qui vous encourageront.

Un autre atout du tapis roulant est qu'il peut être programmé pour suivre l'évolution de votre rythme cardiaque d'entraînement (dont nous reparlerons par la suite), ce qui facilitera le contrôle de l'intensité de l'exercice. Si vous avez des problèmes aux pieds, aux genoux ou aux chevilles, préférez le vélo d'appartement.

→ Le vélo en extérieur

Veillez à bien placer la selle à la hauteur qui vous convient pour que les genoux ne soient jamais à 90 degrés. L'idéal pour sortir à vélo est de le faire dans un endroit vraiment adapté : se promener en ville où il n'y a pas de piste cyclable est un choix dangereux. De plus, vos poumons se rempliraient de la fumée des pots d'échappement. En revanche, si vous vivez dans un endroit éloigné de la ville, où il y a des chemins praticables et un contact avec la nature, choisir cet exercice est une très bonne idée. Il est recommandé de

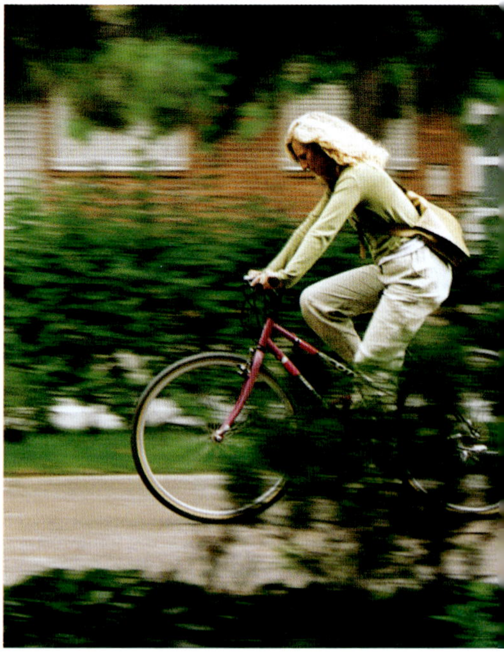

porter un casque pour protéger votre tête d'une chute éventuelle. Portez également des lunettes de soleil. Vous pouvez ajouter un compteur au vélo pour observer vos progrès.

→ Le vélo d'appartement

L'avantage de cet appareil est qu'il est accessible à la maison, dans un gymnase ou un club sportif, et que vous n'avez pas à vous soucier du temps qu'il fait dehors ni de la circulation. Comme sur les tapis de course, on peut sur la plupart des vélos d'intérieur programmer son rythme cardiaque pour l'entraînement et c'est alors plus facile de contrôler l'intensité de la pratique. Si vous avez une prédisposition à l'ostéoporose, le vélo reste un bon choix, mais il faudra augmenter la résistance afin que le muscle exerce une pression sur l'os.

→ La natation

Nager est un choix très recommandé pour les personnes qui ont un problème de poids. Flotter dans l'eau réduit la tension dans les articulations et les os. Nager à un rythme régulier est un excellent exercice cardiovasculaire qui renforce et améliore les groupes musculaires.

La natation est l'un des meilleurs sports, mais bien sûr encore faut-il savoir nager. Beaucoup de centres publics et privés donnent des cours pour apprendre à nager quel que soit votre âge. Les personnes enclines à souffrir d'infections au niveau de l'oreille interne doivent éviter la natation. L'infection du canal auditif est un problème assez courant chez les nageurs. Nager est un moyen rafraîchissant et stimulant pour brûler des calories et développer ses muscles. Il existe d'autres possibilités de profiter des plaisirs de l'eau sans savoir nager, comme l'aquagym (la gymnastique aquatique) ou d'autres activités dynamiques proposées en piscine.

→ Marcher à l'air libre

Voilà une formidable façon de faire du sport. On n'a pas besoin que d'une bonne paire de chaussures de sport ou de chaussures très confortables et d'un podomètre pour mesurer la distance parcourue. L'inconvénient est que, si le temps est mauvais, vous aurez une très bonne excuse pour rester à la maison. Seuls les marcheurs les plus motivés sortent sous la pluie. Une possibilité consiste à utiliser le tapis de course le reste du temps. En tout cas, ne laissez pas les conditions météo conditionner votre routine d'exercices.

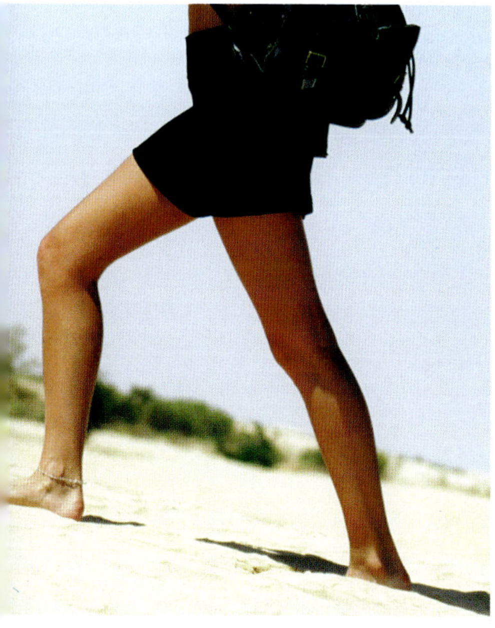

Si vous allez marcher, changez régulièrement d'itinéraire pour ne pas vous ennuyer. Vous pouvez aussi prendre votre baladeur. Mais veillez à ce que le volume sonore ne vous empêche pas d'écouter les sons de l'extérieur (surtout ceux de la circulation automobile). Essayez de trouver quelqu'un avec qui aller marcher, c'est un moyen de garder le contact avec les amis et d'occuper agréablement le temps.

* Comment rester régulier

Une fois que vous avez choisi votre sport, il faut bien réfléchir à la façon de l'intégrer dans votre vie pour rendre sa pratique régulière. Voici quelques suggestions pour vous aider :

- Fixez un moment spécifique destiné au sport. Si vous ne l'inscrivez pas dans votre agenda au même titre que n'importe quelle autre activité ou fonction importante, vous le remettrez facilement à « un autre jour ». Pour éviter cela, au cours des 10 prochaines semaines, organisez-vous de façon à disposer d'un temps réservé spécialement au sport. Notre programme graduel concerne avant tout les gens qui n'ont pas fait d'exercice physique depuis longtemps. Si vous faites du sport habituellement, vous pouvez continuer votre routine ou l'adapter à nos recommandations. Au bout de 10 semaines, vous aurez retrouvé la forme et vous serez capable de faire du sport plus intensivement. Certaines personnes s'organisent pour en faire le matin, avant de se rendre au bureau. D'autres préfèrent y consacrer la dernière heure de

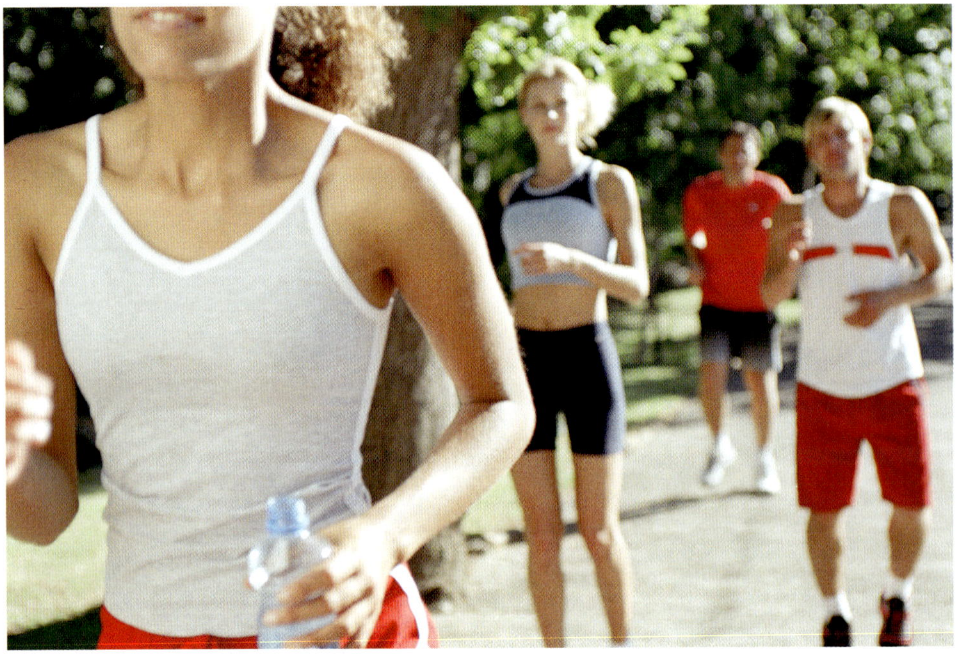

l'après-midi. Mais évitez le soir car vous aurez alors peut-être des difficultés à trouver le sommeil.

- Sociabilisez le sport. Essayez de partager votre routine sportive avec votre compagnon ou une amie. C'est souvent la méthode la plus efficace pour ne pas faire sauter l'activité. D'abord parce que l'autre personne compte sur vous et en plus parce que la pratique à plusieurs est plus amusante et plus motivante. Une bonne idée consiste aussi à s'inscrire dans un club de sport où on peut rencontrer de nouvelles personnes.
- Faites-en un moment clef de votre journée. On aura beau énumérer les bienfaits du sport et vous répéter que l'activité physique est une clef essentielle de la santé, tout dépend de vous. Si vous ne vous y mettez pas pour des raisons de paresse, il faut vous demander si cela vaut la peine de continuer ainsi et si vous ne méritez pas mieux. L'avantage est que les résultats se voient à court terme. Attention : cela ne veut pas dire que vous aurez très vite les muscles durs et le ventre plat, mais vous sentirez vraiment que votre corps fonctionne mieux.

* Les règles de l'entraînement

Voici quelques règles à suivre au cours de votre routine, afin de prévenir les lésions éventuelles et d'améliorer votre rendement.

→ Échauffez-vous

Avant de commencer n'importe quel exercice, consacrez quelques minutes à l'échauffement. Vous pouvez marcher ou trotter sur place ou sur le tapis de course roulant, pédaler lentement sur le vélo, faire quelques brasses lentement dans la piscine ou faire certains (ou tous) des exercices d'échauffement décrits à la page 135. L'objectif de l'échauffement est de préparer l'organisme à l'activité qui suit. Si vous ne le faites pas, vous courez le risque d'une lésion musculaire. Après l'échauffement, faites quelques étirements.

→ Déterminez votre rythme cardiaque pour l'entraînement

Lorsqu'on fait des exercices cardio-vasculaires, le cœur bat évidemment plus vite que lorsqu'il est au repos et, même s'il faut exercer le muscle cardiaque, il ne faut pas non plus trop lui en demander. Il est important d'établir un rythme cardiaque d'entraînement et de s'y tenir pour faire du sport de manière sûre, confortable et efficace.

Pour le calculer, vous aurez besoin de vos rythmes cardiaques d'entraînement haut et bas. Quand vous faites de l'exercice, vous devez essayer de faire en sorte que vos battements de cœur soient entre ces deux valeurs. Voici un repère de base : un rythme cardiaque au repos oscille entre 70 et 90 pulsations par minute.

Pour les calculer, vous pouvez utiliser cette formule basée sur l'âge :

Calculer son rythme

1. Le rythme cardiaque maximal : il nous permet de déduire le rythme cardiaque d'entraînement. Pour trouver cette valeur, soustrayez votre âge à 220. Par exemple, si vous avez 50 ans : 220 - 50= 170.
Le chiffre obtenu correspond au nombre de battements par minute, mais il est recommandé de ne pas aller jusqu'à ce chiffre puisque c'est une valeur maximale.

2. Le rythme cardiaque d'entraînement bas : pour le calculer, multipliez votre rythme cardiaque maximal par 0,65.
Si on suit l'exemple antérieur, cela donne : 170 x 0,65 = 110,5. Donc, votre rythme cardiaque d'entraînement bas est de 110 battements par minute.

3. Votre rythme cardiaque d'entraînement haut : multipliez votre rythme cardiaque maximal par 0,75. Si on suit le même exemple : 170 x 0,75 = 127. Cela signifie que votre rythme cardiaque d'entraînement haut est de 127 battements par minute.

Note pour les nageurs

Si vous choisissez de nager, à cause de la position horizontale du corps, le rythme cardiaque d'entraînement sera plus lent d'une dizaine de pulsations que pour n'importe quelle autre activité. Ainsi, si votre rythme cardiaque d'entraînement bas est de 110, en nageant il sera de 100.

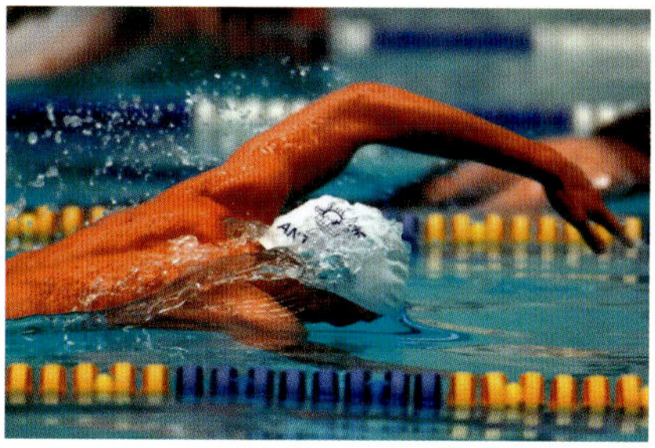

Gardez ces chiffres en tête pour vous guider. Si vous n'avez jamais fait de sport ou que vous avez arrêté pendant longtemps, il est conseillé de faire doucement les deux premières semaines et de monter en intensité progressivement.

Par exemple, si vous utilisez un tapis roulant, la première semaine vous augmenterez très lentement le rythme jusqu'à 5 km/h – c'est l'objectif à atteindre à la fin de la première semaine. À partir de ce moment-là, vous commencerez à utiliser les valeurs de vos rythmes cardiaques ; si vous travaillez en dessous du rythme cardiaque bas, cela signifie que vous ne faites pas suffisamment de sport, si vous êtes au-dessus de votre rythme cardiaque haut, c'est que vous en faites trop. Au bout de 20 minutes d'exercice (avant de vous refroidir), prenez votre pouls pour mesurer votre rythme cardiaque d'entraînement. S'il est au bon niveau, continuez sur votre lancée ; s'il est trop bas, accélérez le rythme.

Les règles de base

Profitez-en et appliquez-vous

Pour ne pas abandonner votre entraînement, il faut absolument passer un moment agréable. Lorsque vous êtes en plein effort et que vos muscles et votre cœur travaillent plus vite que d'habitude, vous êtes parfois tentée de « jeter l'éponge » mais il faut passer ce moment difficile ! Vous en récolterez les fruits quand vous aurez terminé : vous vous sentirez merveilleusement bien. Nous vous recommandons de faire les exercices de tonification correctement. Que ce soit au gymnase ou à la maison, regardez-vous toujours dans un miroir. Au gymnase, vous pouvez demander au moniteur.

Ralentissez progressivement

À la fin de l'exercice, ralentissez le rythme avant d'arrêter complètement pour que les muscles et le cœur aient le temps de revenir à leur état normal. Cela permet d'éviter une baisse subite de pression sanguine, qui vous donnerait la nausée.

Faites des étirements

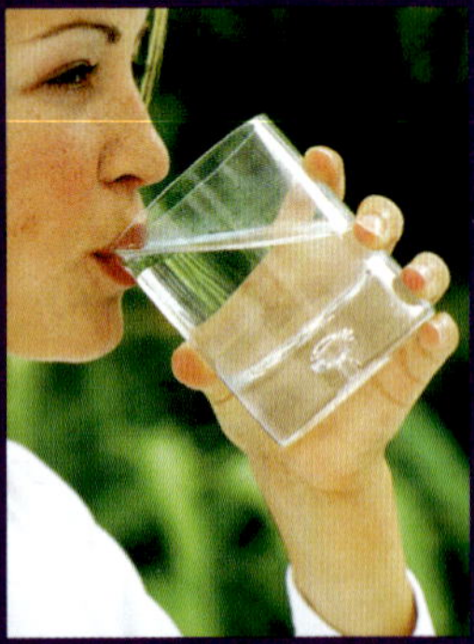

Après l'échauffement et après la routine d'exercices, consacrez 5 minutes à étirer les muscles des jambes, des bras et le dos. Les étirements améliorent la souplesse et préparent la musculature pour l'activité physique. En faire après le sport permet à la musculature de reprendre sa position initiale. Vous en trouverez des exemples aux pages 138-139.

Réhydratez-vous

Il faut boire de l'eau avant et après l'activité physique et, si possible, pendant l'exercice aussi. Vous devez le faire même si vous n'avez pas vraiment soif.

Nourrissez votre organisme après le sport

Mangez un repas léger avec des nutriments de bonne qualité et prenez les compléments alimentaires dans les 30 ou 35 minutes qui suivent le sport. C'est après l'activité physique que votre organisme souffre de manques nutritionnels et c'est le meilleur moment pour absorber de l'énergie. Les nutriments ont alors plus de chance d'être aiguillés vers les cellules musculaires qui ont travaillé plutôt que vers les cellules grasses.

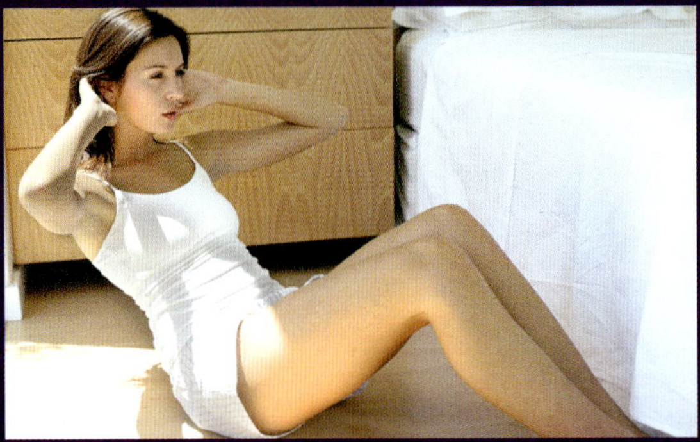

L'idéal serait de consommer un peu d'hydrates de carbone, des protéines et un jus de fruits : par exemple, une galette de riz complet avec une tranche de fromage écrémé et un jus de fruits.

Il faut donc bien savoir mesurer son pouls.

La façon la plus facile est de mettre deux doigts sur le cou (jamais le pouce), à proximité de l'artère carotide, et de sentir le sang battre à travers elle. Comptez le nombre de battements (pulsations) que vous sentez en 6 secondes, multipliez ce nombre par 10. Par exemple, si vous comptez 12 pulsations en 6 secondes, faites l'opération 12 x 10. Le résultat est 120, ce qui veut dire que votre cœur bat à un rythme de 120 battements par minute.

Une autre façon de savoir si vous êtes au bon rythme est de vous entraîner avec un ami et d'essayer d'avoir une conversation avec lui. Si vous sentez que vous pouvez à peine articuler, c'est le signe que vous devez modérer votre rythme.

* Un programme sportif pour rester jeune

Notre programme d'exercice physique comprend des séances divisées en trois segments. Vous commencerez chacun d'eux à un rythme lent (pendant 2-3 minutes), vous irez ensuite à un rythme plus soutenu (8-15 minutes) et vous terminerez par le rythme lent (2-3 minutes). Vous recommencerez cela trois fois sans vous arrêter entre deux segments. Cette façon de travailler est la plus efficace parce que l'alternance entre l'effort et le repos garantit un meilleur rendement sur un temps court. De plus, c'est plus amusant et facile à assimiler.

La seule exception à cette méthodologie aura lieu au cours des deux premières semaines : vous ne ferez de l'exercice que pendant 20 minutes, afin d'habituer votre corps à cet entraînement.

Ce programme a été conçu pour améliorer la résistance cardio-vasculaire, la force et le tonus musculaires et retrouver une jolie silhouette. Il est progressif : toutes les deux semaines, à mesure que votre corps s'adapte, vous passez à un niveau plus difficile.

Il ne faut pas oublier de réaliser aussi les échauffements préalables et les étirements après les exercices de tonification.

Nous vous proposons un programme de tonification générale. Même si vous préféreriez vous concentrer sur telle ou telle partie de votre corps, il est important de réaliser un travail complet et de vous occuper de tous les groupes musculaires.

Dans le cas où vous ne pratiquez pas de sport depuis longtemps, commencez la routine petit à petit.

Pour récapituler, vous devez consacrer 3 jours par semaine à l'activité cardio-vasculaire et 2 jours aux exercices de tonification.

Une alternative consiste à faire les deux types d'exercices 3 jours par semaine en répartissant le temps ainsi : une première partie consacrée à l'activité cardio-vasculaire et une seconde à une série de 15 à 20 mouvements tonifiants par groupe musculaire.

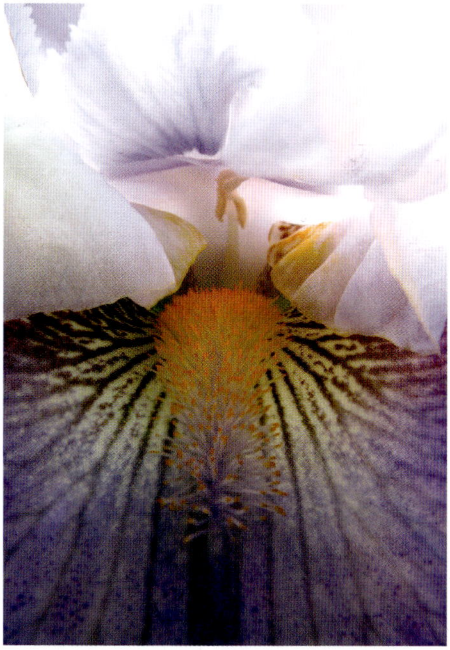

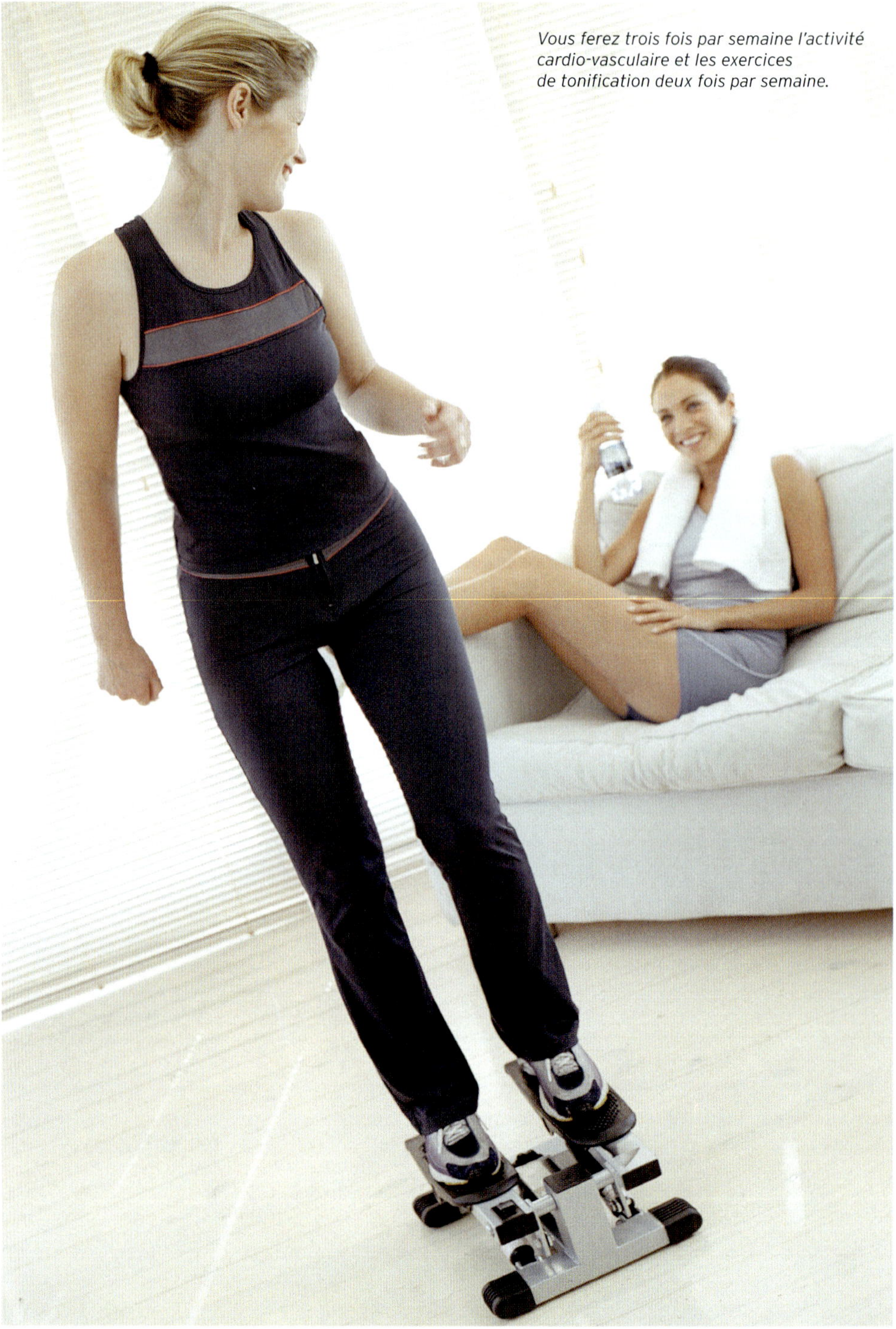

Vous ferez trois fois par semaine l'activité cardio-vasculaire et les exercices de tonification deux fois par semaine.

La première et la deuxième semaine

Les exercices cardio-vasculaires. Temps total : 30 minutes.

- Avant de commencer, n'oubliez pas de faire 5 minutes d'échauffement et d'étirements.
- Faites le type de sport que vous avez choisi pendant 20 minutes. Commencez à un rythme tranquille. Augmentez ensuite un peu le rythme, jusqu'à atteindre un rythme soutenu mais soutenable au milieu de l'exercice.
- Au bout des 20 minutes, prenez votre pouls pour contrôler votre rythme cardiaque. S'il est trop élevé, vous réduirez le rythme lors de votre prochaine séance ; s'il est trop bas, accélérez-le un peu. Diminuez votre rythme 2 ou 3 minutes avant de terminer l'activité. Si vous êtes en forme, peut-être trouverez-vous ce programme insuffisant. Dans ce cas, commencez directement par le programme des semaines suivantes.
- Une fois la routine terminée, consacrez 5 minutes aux étirements.

Si vous souhaitez contrôler votre rythme, utilisez le tableau ci-dessous.

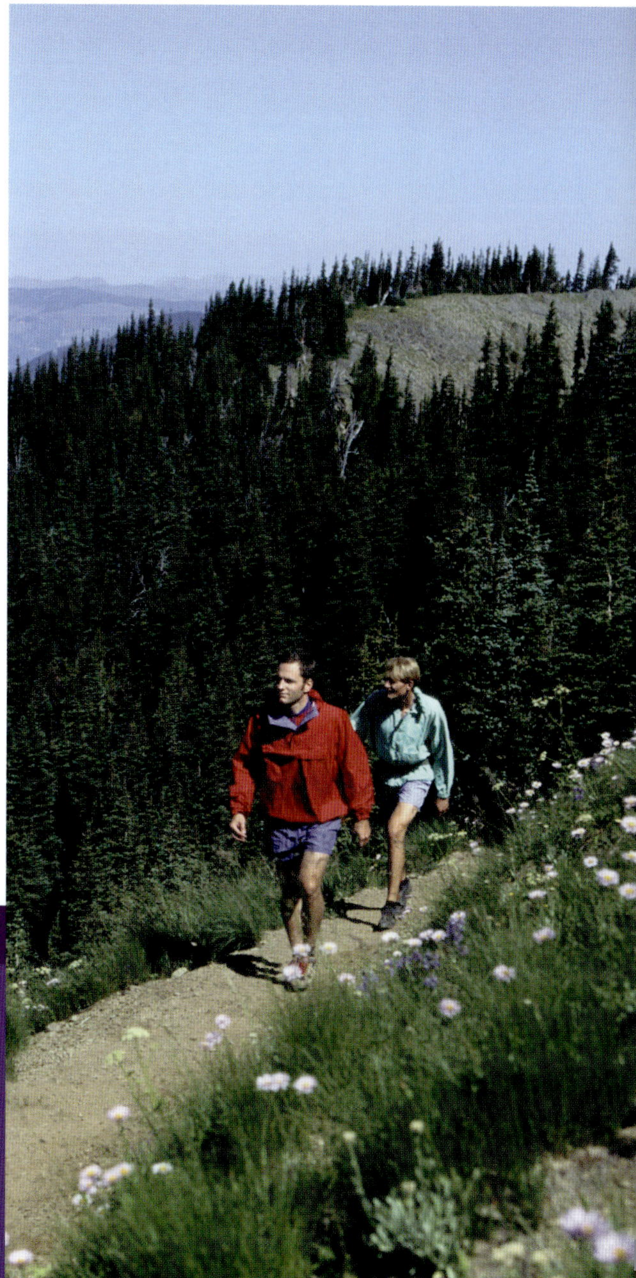

Activités	Rythme
Tapis de course	Entre 4 et 6 km/h
Marche à l'air libre	4 km/h
Vélo d'appartement	Plus de 60 révolutions/min
Vélo en extérieur	15 km/h
Natation	2 min par longueur de 25 m, faire une pause de 30 secondes au maximum entre deux longueurs

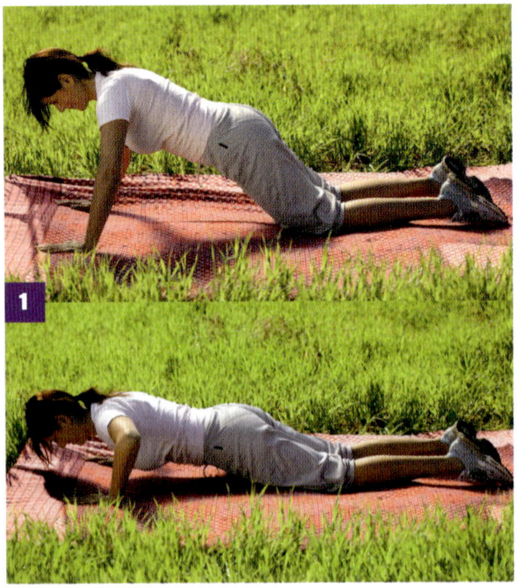

1. Pectoraux : posez les genoux au sol, les bras pliés à hauteur des coudes. Placez le buste et les épaules dans la prolongation des chevilles comme si vous étiez une table à repasser. Fléchissez les coudes en angle droit jusqu'à ce que vous ayez le nez au ras du sol. Serrez bien le ventre pour garder le dos droit.

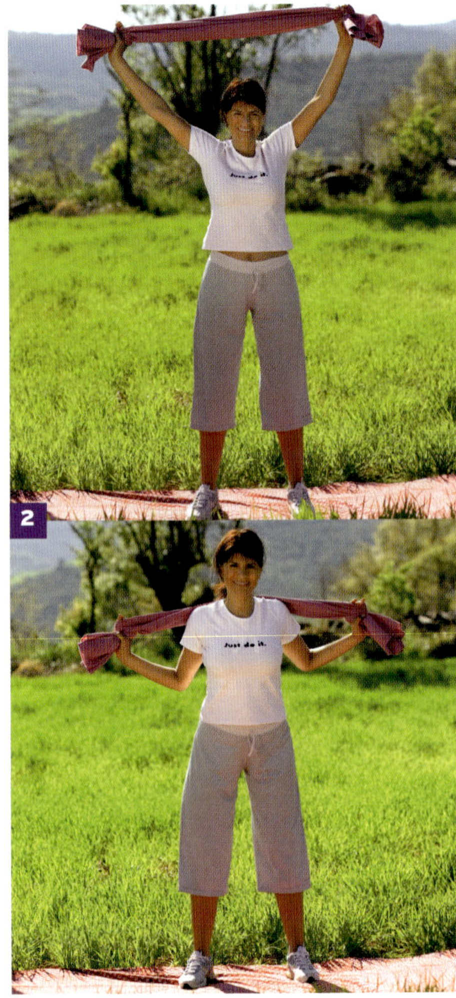

2. Dorsaux (le dos) : debout, le dos droit, les genoux légèrement fléchis, vous attrapez une serviette entre vos deux mains. Les bras sont tendus au-dessus de la tête, vos coudes sont maintenus dans cette position parce qu'ils retiennent la serviette avec une force constante. Baissez les bras en tirant sur la serviette qui vient se plaquer à l'arrière des épaules. Vous sentez que les omoplates se rapprochent et créent une tension dans le dos.

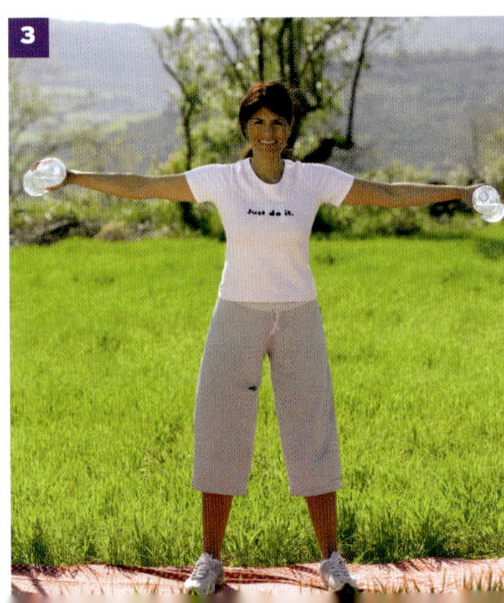

3. Les épaules : prenez deux bouteilles pleines et portez-les des deux côtés du corps, bras tendus. Levez les bras sur les côtés jusqu'à hauteur des épaules sans dépasser la ligne de la clavicule.

4. Les triceps : mettez vos mains derrière le dos, sur les côtés du corps, appuyés sur le bord d'un banc. Votre dos doit rester parallèle au banc, votre ventre serré et les jambes fléchies en angle droit. Pliez les genoux pour que votre corps se baisse, en gardant le dos bien droit jusqu'à ce que les coudes forment un angle à 90 degrés.

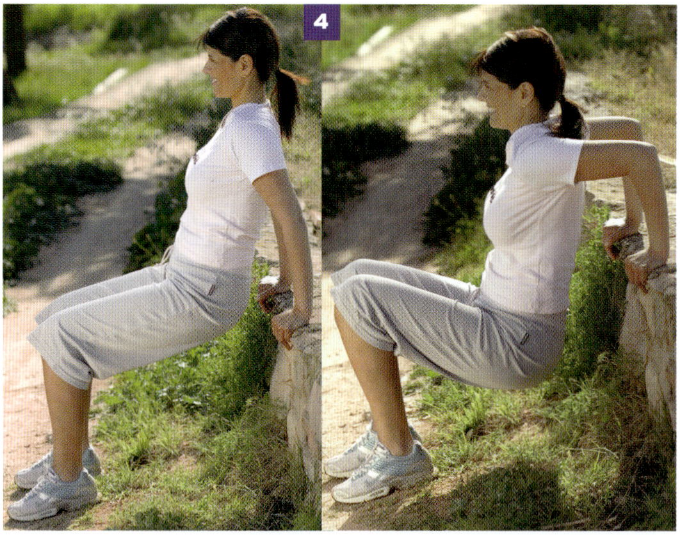
4

5. Les quadriceps : appuyez votre dos contre le mur, les deux jambes en avant. Soulevez une jambe vers l'avant jusqu'à la tendre complètement.

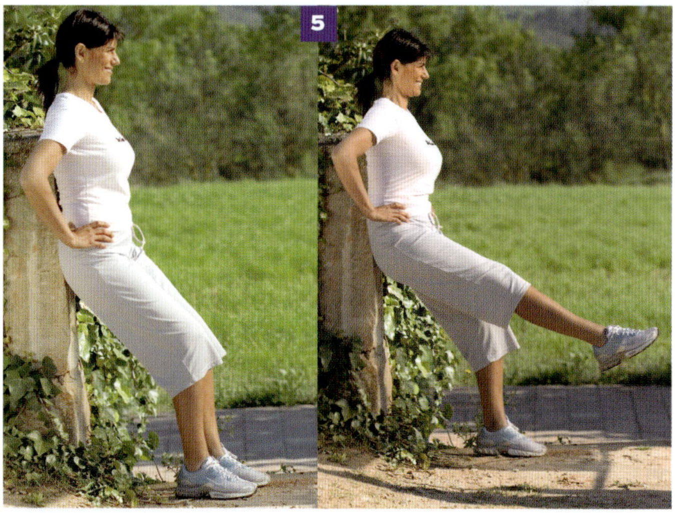
5

6. Le muscle fémoral : placez les mains sur le mur et une jambe légèrement fléchie vers l'arrière, la pointe vers le sol. Soulevez le pied jusqu'à approcher votre talon de la zone des fessiers.

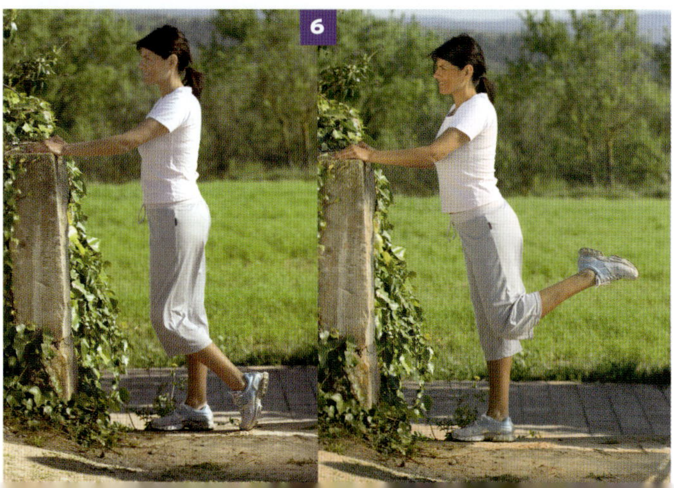
6

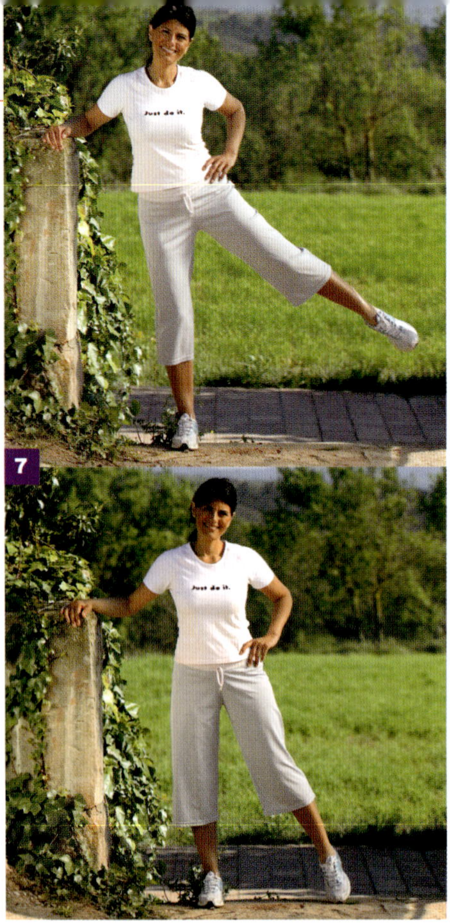

7

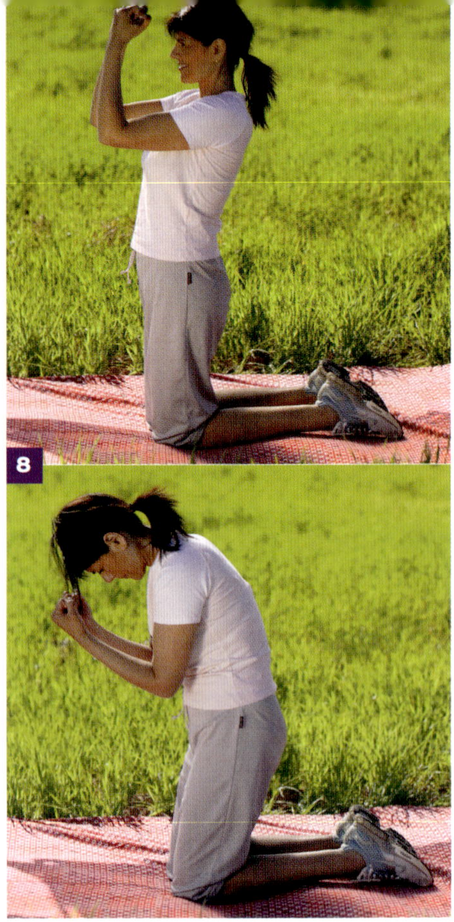

8

7. Les fessiers : mettez-vous de profil, une main appuyée sur le mur et l'autre à la taille. La jambe en dehors est tendue sur le côté. Levez la jambe sur le côté le plus haut possible sans bouger l'articulation de la hanche.

8. Les abdominaux : les genoux à terre, le ventre serré et le dos perpendiculaire au sol, pliez les bras à 90 degrés, les poings devant vous. Serrez les coudes vers l'intérieur afin de sentir une tension dans les abdominaux. Penchez-vous légèrement en serrant le ventre et les coudes, mais sans bouger les hanches.

9. Les lombaires : appuyez-vous contre le mur, un bras tendu vers le ciel. Amenez légèrement cette main vers l'arrière, mais sans forcer jusqu'à sentir une tension dans la zone lombaire.

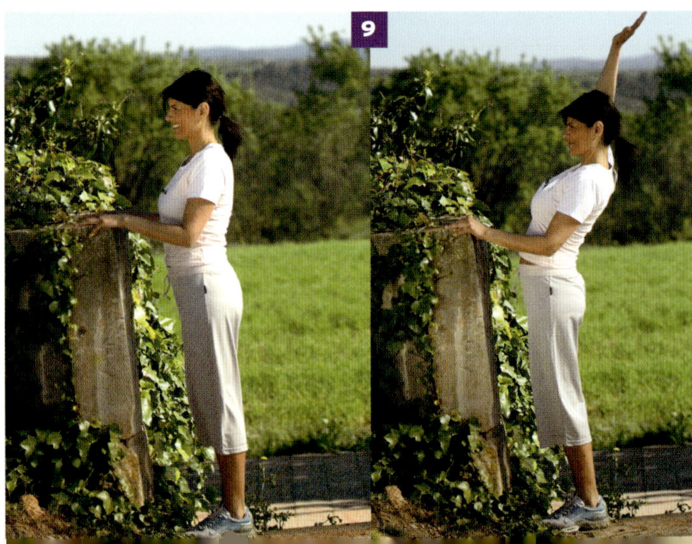

9

La troisième et la quatrième semaine

Les exercices cardio-vasculaires. Temps total : 43 minutes.

- Avant de commencer, faites les étirements et les échauffements nécessaires.
- Au bout des deux premières semaines, vous pourrez sans doute accélérer un peu votre rythme sans beaucoup d'effort supplémentaire. C'est le moment de commencer l'entraînement.
- Il s'agit de faire du sport à un rythme lent pendant 3 minutes ; vous augmentez ensuite la vitesse pour atteindre l'objectif visé pendant 5 minutes et vous revenez finalement à un rythme relaxant pendant 3 minutes. Lorsque vous êtes dans la phase la plus intense (d'environ 5 minutes), vous devez travailler à votre rythme cardiaque d'entraînement bas. Répétez cela trois fois sans arrêter entre deux segments.
- Une fois la routine d'exercices terminée, consacrez 5 minutes aux étirements.

Si vous souhaitez contrôler votre rythme, utilisez le tableau ci-dessous.

Les exercices de tonification. Temps total : 30 minutes

- Avant de commencer, n'oubliez pas de faire 5 minutes d'échauffement et d'étirements.
- Après cette période d'adaptation musculaire, vous pourrez introduire quelques variantes :
- Vous pouvez augmenter les séries : de trois à cinq répétitions par série. Reposez-vous 15-20 secondes entre chaque série.
- Vous pouvez diviser les exercices de façon à faire, un jour, les pectoraux, les dorsaux, les épaules, les biceps et les triceps et un autre jour les quadriceps, le muscle fémoral, les fessiers, les lombaires et les abdominaux.
- Vous pouvez augmenter les poids.
- Une fois que vous avez terminé, étirez-vous 5 minutes.

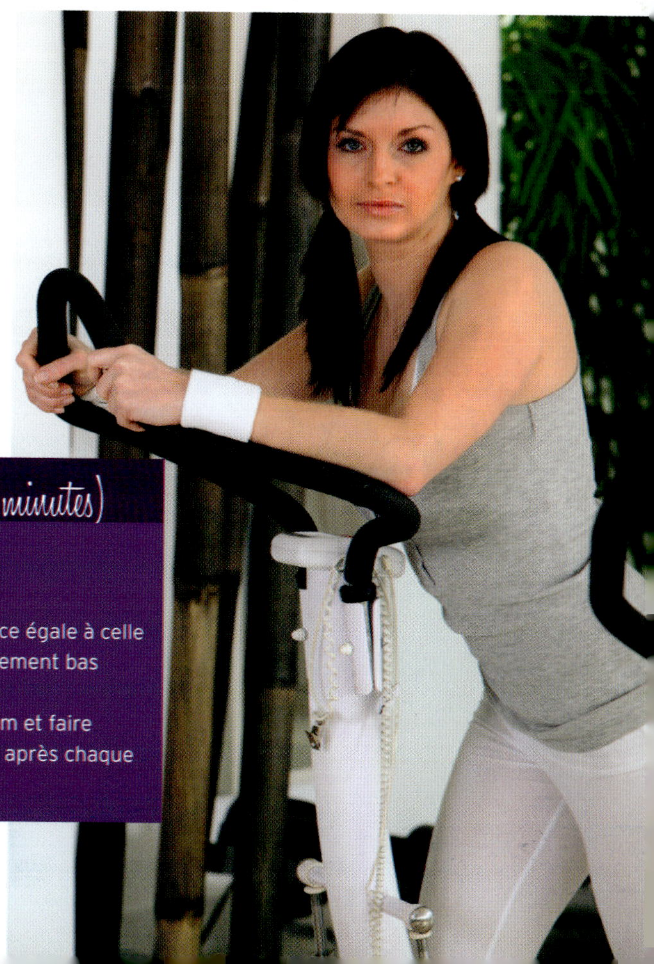

Activités	Rythme (pour 5 minutes)
Tapis de course	5 km/h
Marche à l'air libre	5 km/h
Vélo d'appartement	Programmer une résistance égale à celle de votre rythme d'entraînement bas
Vélo en extérieur	17 km/h
Natation	2 min par longueur de 25 m et faire une pause de 15 secondes après chaque longueur

La cinquième et la sixième semaine

Les exercices cardio-vasculaires. Temps total : 49 minutes.

- Avant de commencer, faites toujours les exercices d'échauffement et d'étirement.
- Pendant les deux prochaines semaines, vous travaillerez à votre rythme d'entraînement haut, mais cela ne doit pas beaucoup vous demander d'effort arrivé à ce stade du programme.
- Vous réaliserez les exercices de chaque segment à un rythme tranquille les 3 premières minutes ; vous augmenterez ensuite la vitesse et vous travaillerez à votre rythme d'entraînement haut pendant 7 minutes, puis vous reviendrez au rythme tranquille du début pendant 3 minutes. Répétez cela trois fois sans vous arrêter entre chaque segment.
- À la fin des exercices, consacrez 5 minutes aux étirements.

Si vous voulez contrôler votre rythme, utilisez le tableau ci-dessous.

Les exercices de tonification. Temps total : 30 minutes

Avant de commencer, consacrez 5 minutes aux exercices d'étirement et d'échauffement.

- Nous allons introduire quelques changements supplémentaires : vous continuez à faire 3 séries mais de 10 mouvements chacune, en ajoutant un peu de poids, pour que vous ayez un peu plus de mal à faire le 10e mouvement. Reposez-vous 30-40 secondes entre chaque série.
- Consacrez 5 minutes aux étirements.

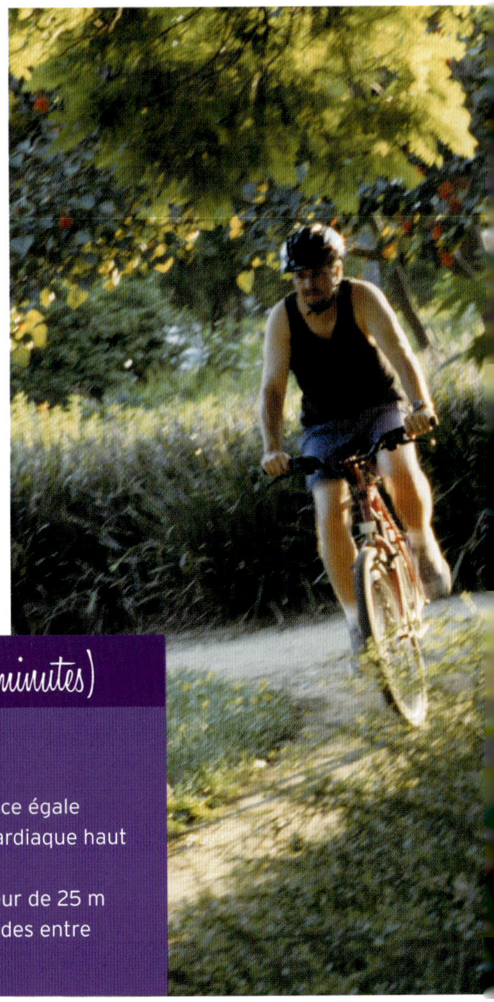

Activités	Rythme (pour 5 minutes)
Tapis de course	7 km/h
Marche à l'air libre	7 km/h
Vélo d'appartement	Programmer une résistance égale à celle de votre rythme cardiaque haut
Vélo en extérieur	18 km/h
Natation	1 min et demie par longueur de 25 m et une pause de 30 secondes entre chaque longueur

La septième et la huitième semaine

Les exercices cardio-vasculaires. Temps total : 46 minutes.

- Avant de commencer, faites des échauffements et des étirements.
- Vous remarquez déjà de grands progrès. Vous êtes plus à l'aise et vous résistez mieux.
- Pendant chaque segment, vous travaillerez à un rythme tranquille les 2 premières minutes et vous augmenterez ensuite la vitesse pendant 8 minutes, pour finalement revenir au rythme lent du début pendant 2 minutes. Faites le segment de 8 minutes à votre rythme cardiaque d'entraînement haut et sinon, au rythme le plus haut possible. Répétez cela trois fois sans vous arrêter entre deux segments.
- Une fois la routine d'exercices terminée, consacrez 5 minutes aux étirements.

Les exercices de tonification. Temps total : 30 minutes.

- Faites vos 5 minutes d'échauffement et d'étirements.
- Continuez avec les trois séries de 10 répétitions et variez les exercices.
- Reposez-vous 30-40 secondes entre chacune.
- Consacrez 5 minutes aux étirements.

Si vous souhaitez contrôler votre rythme, utilisez le tableau ci-dessous.

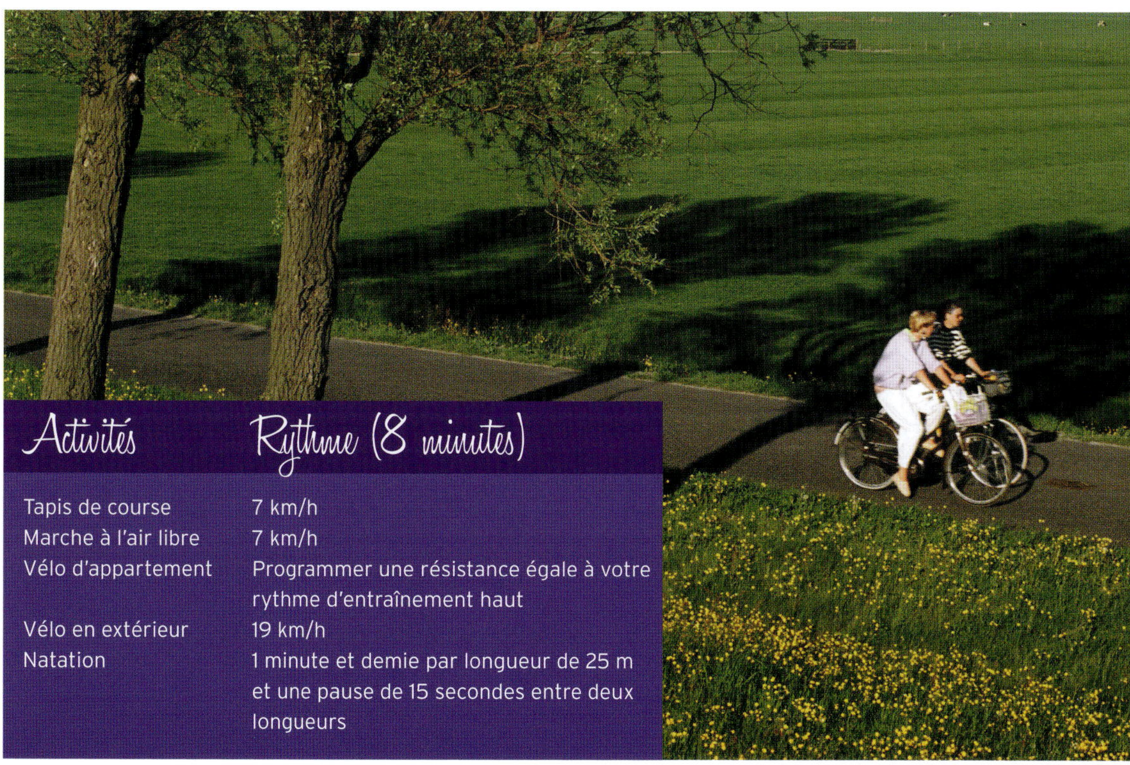

Activités	Rythme (8 minutes)
Tapis de course	7 km/h
Marche à l'air libre	7 km/h
Vélo d'appartement	Programmer une résistance égale à votre rythme d'entraînement haut
Vélo en extérieur	19 km/h
Natation	1 minute et demie par longueur de 25 m et une pause de 15 secondes entre deux longueurs

La neuvième et la dixième semaine

Les exercices cardio-vasculaires. Temps total : 52 minutes.

- Faites vos étirements et vos échauffements habituels.
- L'objectif de ces deux dernières semaines est plus intense, mais vous êtes sans doute suffisamment en forme pour relever un tel défi.
- Pendant cette période, vous réaliserez chaque segment à un rythme lent au cours des 2 premières minutes ; vous augmenterez ensuite la vitesse pendant 10 minutes et vous reviendrez au rythme initial. Pendant les 10 minutes les plus rapides, essayez de faire les exercices à votre rythme cardiaque haut. Répétez cela trois fois sans vous arrêter entre deux segments.
- Une fois la routine d'exercices terminée, consacrez 5 minutes aux étirements.

Si vous souhaitez contrôler votre rythme, utilisez le tableau ci-dessous.

Les exercices de tonification. Temps total : 30 minutes

- Faites les 5 minutes d'échauffement et d'étirement habituels.
- Si vous pensez supporter plus de poids, augmentez-le.
- Reposez-vous 30-40 secondes entre chaque exercice
- Consacrez 5 minutes aux étirements.

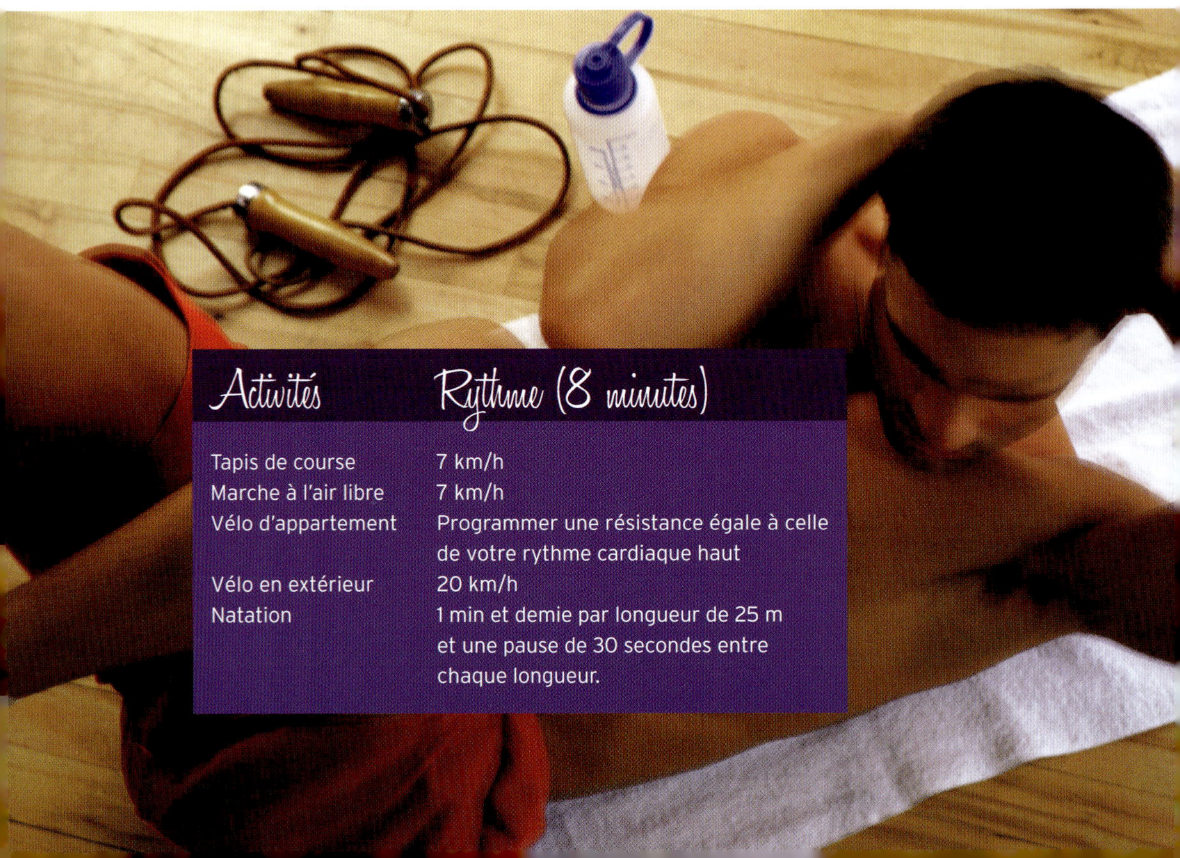

Activités	Rythme (8 minutes)
Tapis de course	7 km/h
Marche à l'air libre	7 km/h
Vélo d'appartement	Programmer une résistance égale à celle de votre rythme cardiaque haut
Vélo en extérieur	20 km/h
Natation	1 min et demie par longueur de 25 m et une pause de 30 secondes entre chaque longueur.

Comment continuer les exercices

Pour que votre programme ne s'écroule pas d'emblée, changez de routine toutes les trois semaines, tant pour les exercices cardio-vasculaires que pour les exercices de tonification. Vous réussirez ainsi à mieux travailler sur vos muscles car, quand ils s'habituent à un exercice que l'on répète, celui-ci cesse d'être efficace. Et puis, ce sera plus motivant.

Les échauffements

Avant d'exercer n'importe quel muscle de votre corps, il est indispensable de faire un échauffement afin d'éviter une lésion éventuelle. Les exercices que nous vous montrons ici vous préparent au sport. L'exercice qui suit vous aide à redresser votre corps et il est idéal pour se dégourdir le matin.

Le rouleau

- Mettez-vous debout, les jambes un peu écartées et les pieds en avant.
- Détendez les épaules, alignez la tête et la colonne vertébrale ; serrez les abdominaux pour éviter de cambrer le dos.
- Penchez la tête vers la poitrine et, très doucement, prolongez le mouvement en enroulant les épaules et le dos. Ensuite, pliez les genoux et penchez la taille, en laissant tomber les bras des deux côtés du corps.
- Pour terminer, étirez vos bras vers le sol, appuyez les mains sur le sol ou laissez-les pendre. Restez dans cette position quelques secondes, pour que le poids de la tête vous permette d'étirer la colonne. Lentement, enroulez le corps vers l'arrière. Répétez cet exercice trois fois.

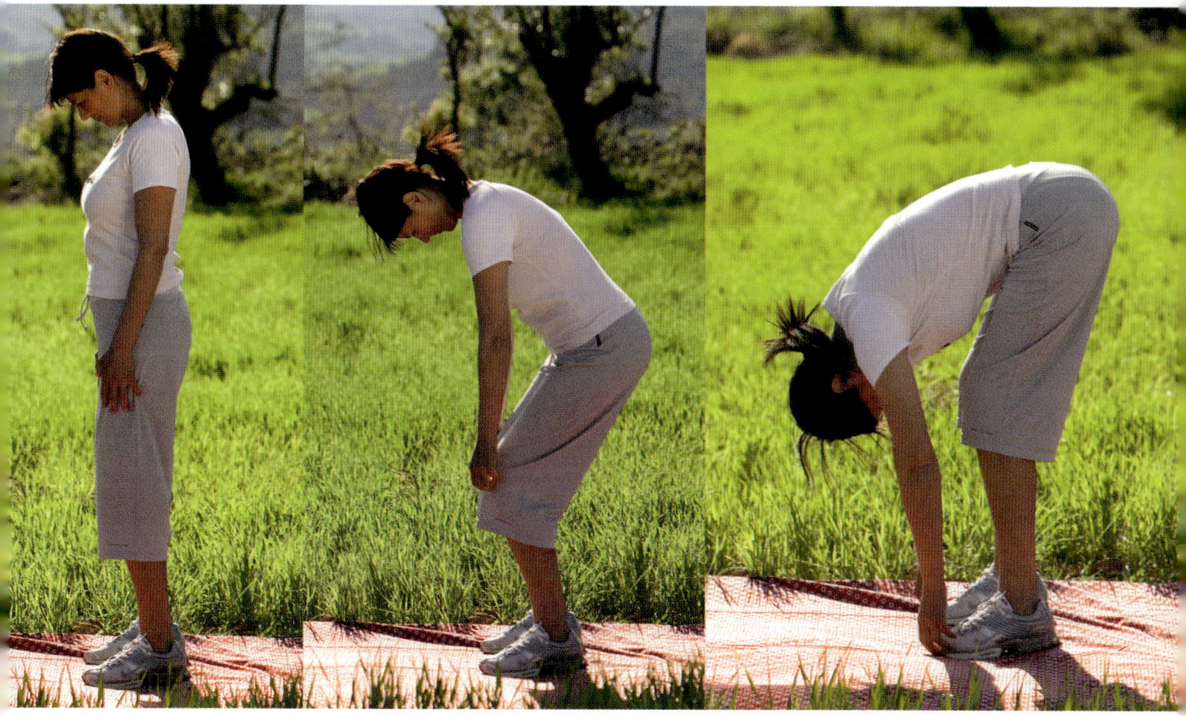

Rotations des épaules

Les épaules accumulent parfois beaucoup de tensions et cet exercice vous permettra de détendre cette zone et d'améliorer votre posture. Faites-le trois fois dans chaque sens.

- Debout : commencez par enrouler les épaules vers l'arrière ; si vous le faites correctement, vos bras seront tournés de telle façon que vos paumes regardent vers vous.
- Continuez à tracer des cercles : les épaules montent jusqu'aux oreilles ; ensuite, étirez-les vers l'arrière jusqu'à ce que vos omoplates se touchent. Évitez de cambrer la zone lombaire.
- Laissez finalement retomber les épaules. Si vous sentez une tension dans le cou, laissez tomber la tête vers la poitrine pour détendre les muscles.

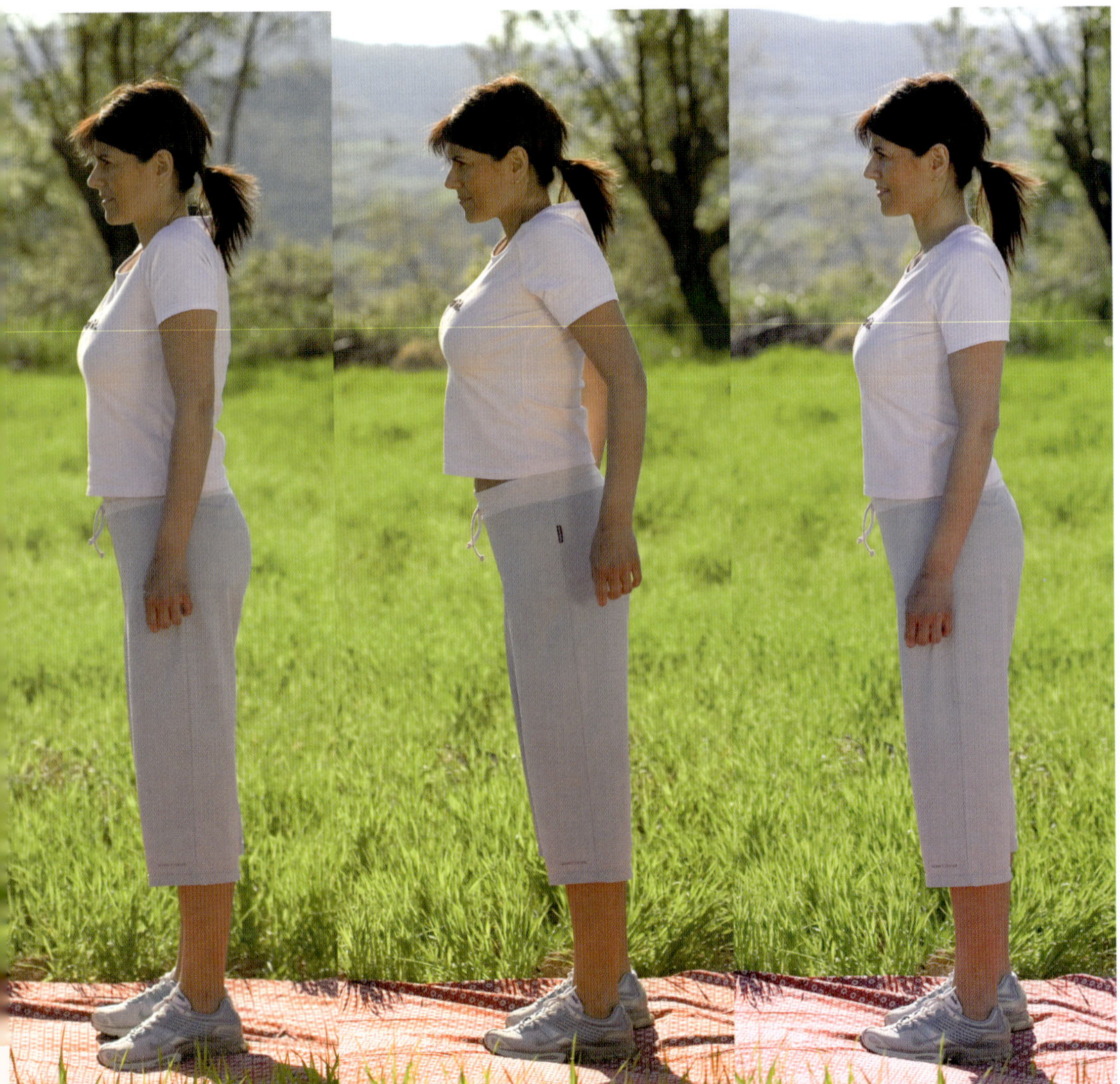

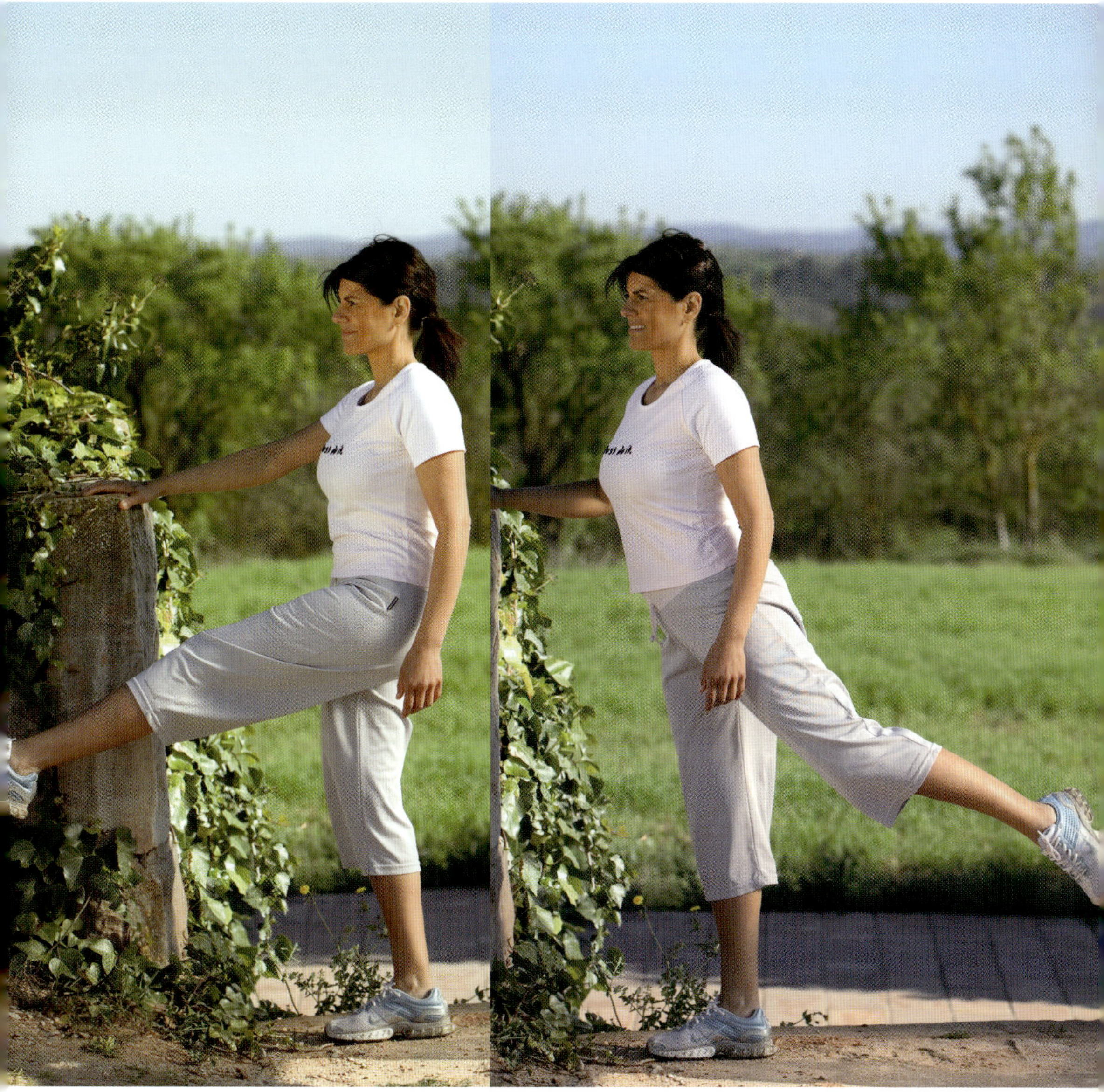

Balancer les jambes

Cet exercice s'avère très utile pour toute la zone des hanches. Faites-le quinze fois pour chaque jambe, en soulevant chaque fois la jambe un peu plus.

◇ Debout et le dos droit, appuyez une main sur le dossier d'une chaise. Tendez un peu la jambe opposée vers l'avant puis vers l'arrière dans un mouvement de léger va-et-vient, mais en gardant toujours le buste droit.

◇ À chaque fois, soulevez un peu plus la jambe du sol. Ensuite changez de côté pour que ce soit l'autre main qui s'appuie contre la chaise et l'autre jambe qui se balance.

Les étirements

1. Asseyez-vous les jambes tendues vers l'avant. Penchez-vous depuis la taille pour essayer de toucher vos orteils avec la main. Ne pliez pas les genoux, ne donnez pas d'à-coups, ne faites pas trop d'effort. Étirez simplement les bras le plus loin possible sans gêne ni douleur et gardez la position environ dix secondes. Répétez cela dix fois.

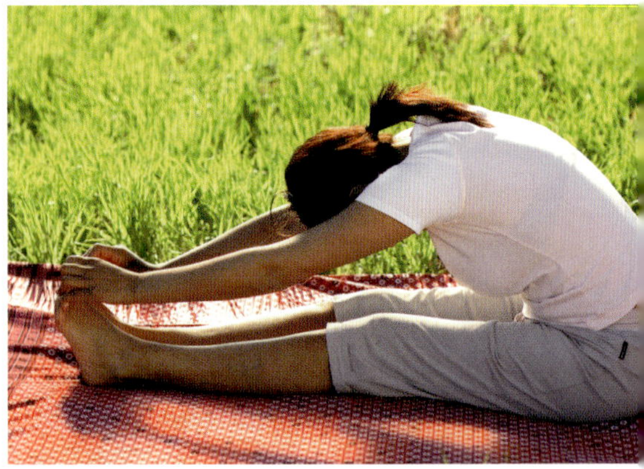

2. Pour étirer les ischio-jambiers (les muscles sous les cuisses), asseyez-vous avec une jambe pliée et l'autre tendue. Penchez-vous depuis la taille et étirez-vous lentement, vers les orteils de la jambe tendue. Gardez cette position environ 15 secondes, puis revenez à la position initiale. Ne forcez pas mais étirez-vous autant que possible pendant 10 secondes. Répétez l'exercice dix fois et changez de jambe.

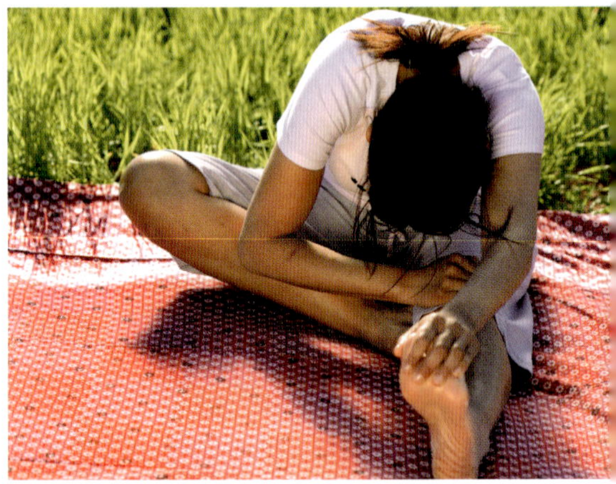

3. Placez le genou droit sur le sol tandis que l'autre jambe est pliée vers l'avant. Appuyez les deux mains sur la cuisse gauche et poussez les fesses vers l'arrière. Restez dans cette position pendant 10 secondes et faites la même chose avec l'autre jambe.

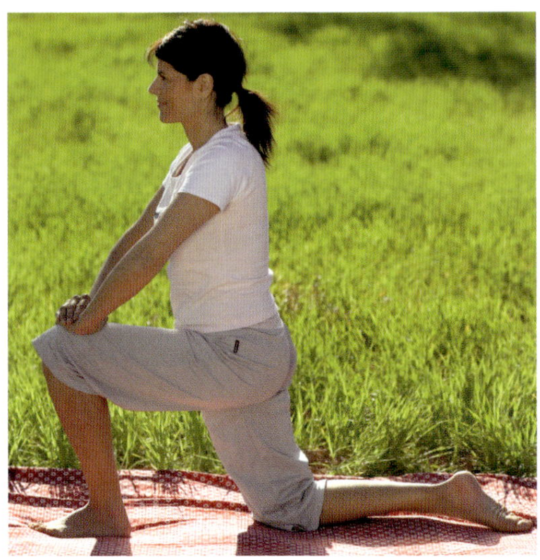

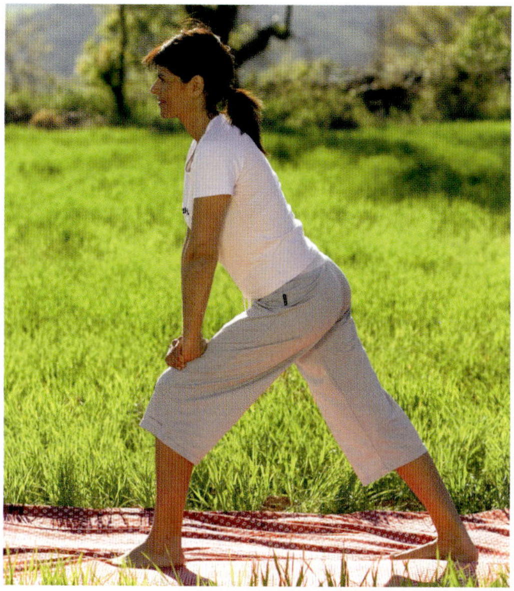

4. Faites un pas en avant avec la jambe gauche et pliez légèrement le genou. Appuyez bien le talon de la jambe droite sur le sol. Appuyez les deux mains sur la cuisse gauche en exerçant une légère pression. Gardez la position 10 secondes. Faites la même chose avec l'autre jambe.

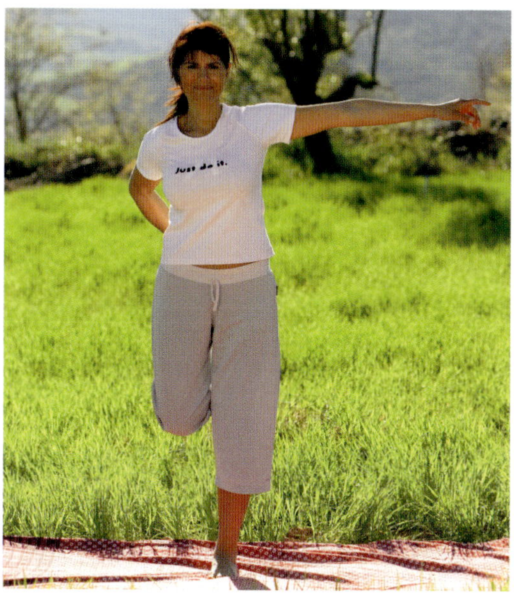

5. Debout, pliez le genou droit et tenez-le avec la main du même côté. Approchez le talon de la fesse ; vous devez sentir que vous étirez la partie antérieure de la cuisse droite. Gardez cette position pendant 10 secondes. Faites la même chose avec l'autre jambe.

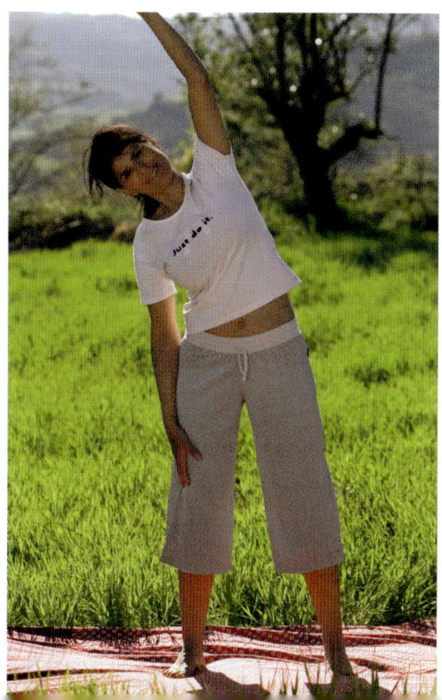

6. Debout, les pieds écartés, penchez votre buste vers la gauche en levant la main droite. Gardez cette position 10 secondes. Faites la même chose de l'autre côté.

Toutes vos questions à propos du sport

Lorsque vous commencerez ce programme, il est possible que vous ayez de nouvelles sensations et que vous ne sachiez pas bien distinguer les douleurs et les gênes normales ou anormales. Si, pendant l'activité physique, vous ressentez n'importe quel symptôme inhabituel comme une nausée, une faiblesse ou une douleur, interrompez l'exercice et consultez le médecin.
Nous essayons ici d'éclaircir les doutes les plus fréquents concernant l'activité physique :

Que faire si mon coeur commence à palpiter pendant un exercice ?

Votre cœur s'accélère pendant l'activité intense et il est possible que vous ayez des sensations semblables à des palpitations, mais ce symptôme ne doit pas vous effrayer. Cependant, si le rythme des battements est très irrégulier et que vous avez l'impression que votre cœur saute ou s'agite dans votre poitrine, ou encore si vous avez des battements très rapprochés pendant un court laps de temps, arrêtez l'activité et consultez un médecin. Il est possible que ce ne soit rien, mais il est également possible que ce soit le signe d'un trouble bénin du rythme cardiaque.

Que faire si j'ai beaucoup de mal à reprendre mon souffle une fois l'exercice terminé ?

Il est normal d'avoir le souffle court pendant les quelques minutes qui suivent le sport intense, mais si cette situation dure plus de 10 minutes, c'est le signe que vous en demandez trop à votre cœur et à vos poumons. Dans ce cas, ralentissez le rythme et suivez votre rythme cardiaque d'entraînement bas.

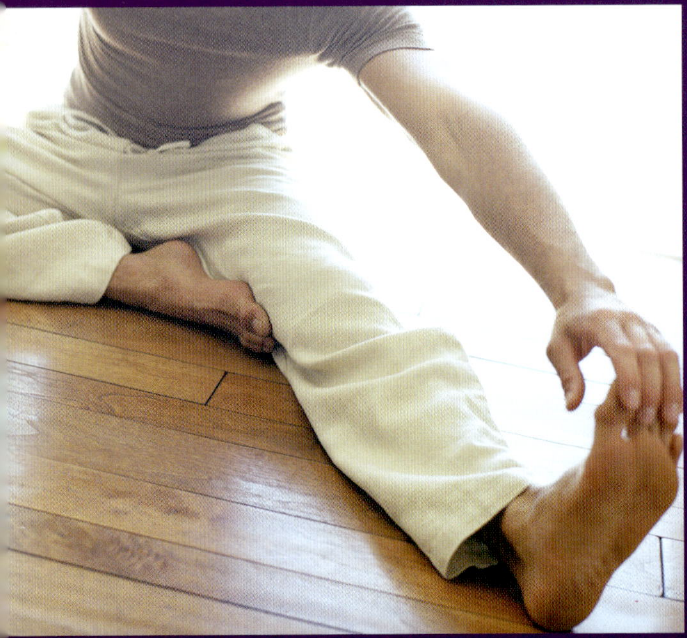

Que faire si je transpire beaucoup ?

Transpirer est une réaction normale lorsque l'organisme est en surchauffe ; cela ne doit pas vous inquiéter. Avoir des sueurs froides est autre chose, surtout si cela s'accompagne de confusion ou de perte subite de la coordination. Si cela vous arrive, arrêtez l'exercice et étirez-vous sur le sol les pieds en l'air. Consultez votre médecin avant de reprendre le programme.
À savoir : transpirer beaucoup ne signifie pas perdre beaucoup de graisse puisque vous perdez de l'eau et des minéraux qu'il faudra ensuite récupérer.

Que faire si j'ai un point de côté ?

Un point de côté (une douleur sous les côtes qui se manifeste lors d'une activité sportive) est dû à un spasme du diaphragme. Si cela vous arrive pendant un exercice, réduisez progressivement votre vitesse et asseyez-vous sur une chaise ou par terre. Penchez-vous pour que votre ventre pousse contre le diaphragme. Cela soulage le spasme normalement.

Que faire si j'ai des nausées ou que je vomis tout de suite après un exercice ?

Cela signifie que vous n'apportez pas assez d'oxygène à votre ventre ou que vous faites l'exercice trop intensément ou encore que vous ne laissez pas assez de temps à votre corps pour qu'il se refroidisse. Vous pouvez réduire alors le rythme et prendre plus de temps pour vous refroidir.

Que faire si j'ai mal aux muscles le jour qui suit le sport ?

Il est normal d'avoir quelques douleurs musculaires après un effort ; ce sont les « courbatures » habituelles. Néanmoins, si une gêne persiste, cela peut être le signe d'un mauvais refroidissement après l'activité physique. N'interrompez jamais brusquement un exercice ; refroidissez-vous lentement pour que vos muscles puissent se détendre progressivement. Vous aurez moins mal le lendemain.

Que faire si je suis épuisée le jour suivant un entraînement ?

C'est probablement que vous le faites trop intensément. Tenez-vous en alors au rythme d'entraînement bas ou même un peu plus bas. Une fois que vous aurez plus d'endurance, vous pourrez augmenter progressivement le rythme.

La présentation du programme sportif s'achève ainsi et nous espérons que vous constaterez les changements attendus tant au niveau de votre état physique que d'une plus grande clarté mentale. Si vous l'avez accompagné d'une bonne alimentation et de quelques compléments alimentaires, vous devriez vous sentir en pleine forme. Si vous souhaitez continuer ainsi, faites du sport une habitude.

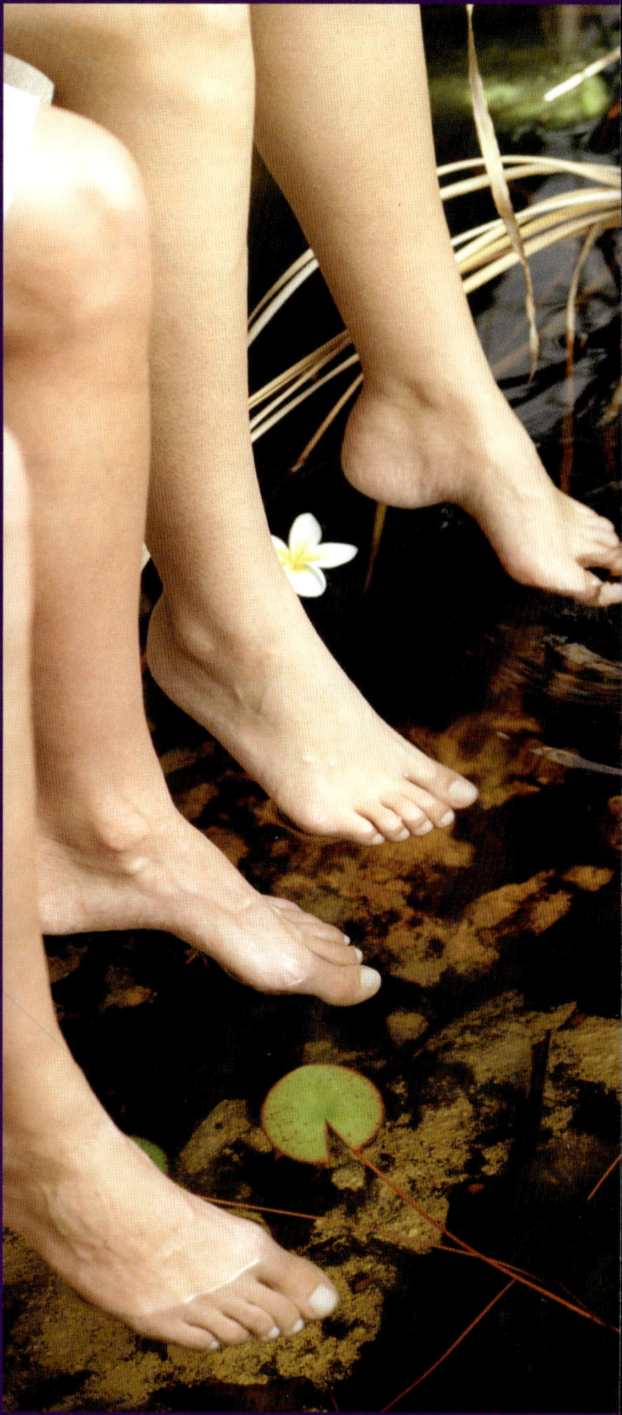

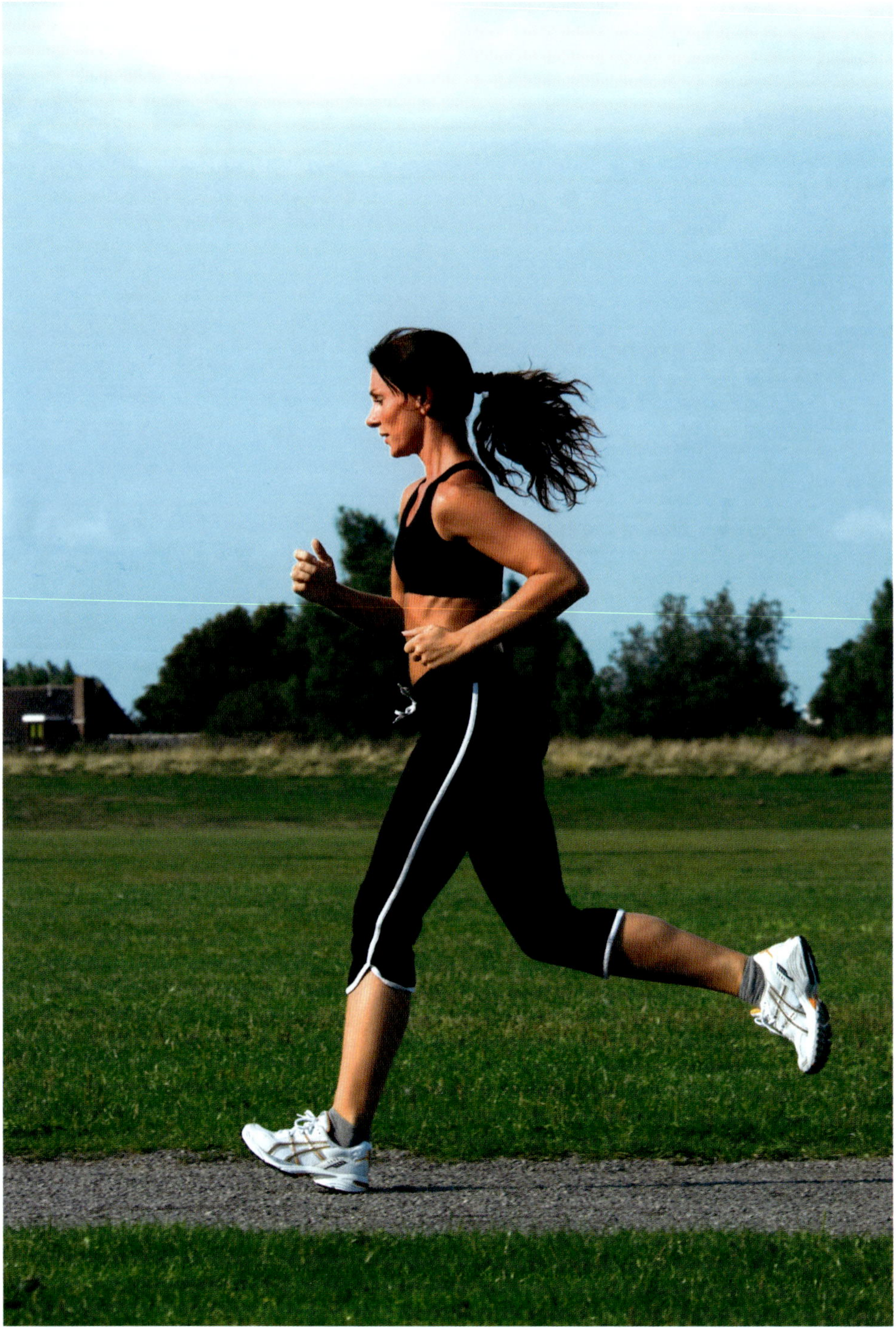

Prendre soin d'une autre musculature : le plancher pelvien !

Lorsqu'on pense à tonifier ses muscles, on pense d'abord au ventre et aux fesses qui sont les plus visibles. C'est méconnaître les conséquences graves d'une mauvaise musculature au niveau du plancher pelvien. Le plancher pelvien est formé des muscles qui soutiennent la partie du bas-ventre. C'est sur eux que reposent la vessie, l'utérus et l'intestin grêle. C'est aussi à travers eux que passent les canaux de ces mêmes organes : l'urètre, le vagin, le rectum. Ces muscles doivent rester sains et fermes. Les effets d'un mauvais tonus de ces muscles sont patents à court et à long termes.
Ces muscles s'affaiblissent à la suite d'un accouchement ou d'une grossesse (même si les effets d'un tel défaut peuvent mettre des années à être ressentis), mais d'autres facteurs interviennent comme la ménopause, la vieillesse, les sports intenses, des antécédents familiaux et de mauvaises habitudes au quotidien.
Pour prévenir les conséquences néfastes que cette déficience implique (incontinence urinaire, prolapsus et dysfonctionnements sexuels), il existe une série d'exercices faciles à réaliser et très efficaces.
Vous n'avez besoin d'aucun endroit en particulier, ce sont des exercices très discrets, de contraction musculaire.
Vous pouvez les faire au moment opportun, lorsque vous êtes assise, debout, allongée et agenouillée. La seule chose importante est d'être constante et régulière dans la pratique quotidienne.
– Imaginez que vous êtes en train d'uriner ; vous contractez vos muscles pour arrêter la sortie de l'urine, puis vous relâchez.
– Imaginez que vous essayez de retenir la sortie d'un gaz et contractez le sphincter (le muscle autour de l'anus). Relâchez.
– Imaginez qu'une perte menstruelle va couler et que vous n'avez pas de protection hygiénique, vous contractez le vagin pour la retenir. Relâchez.
– Finalement, contractez fortement les trois muscles à la fois (comme si vous vouliez les monter et les mettre à l'intérieur). Relâchez.

Faites ces trois contractions d'abord lentement puis rapidement. Pour commencer, contractez lentement en faisant « remonter » les muscles, gardez la tension pendant 5 secondes. Répétez l'exercice cinq fois. Ensuite, contractez d'abord rapidement et fermement et, au lieu de retenir, détendez les muscles immédiatement. Répétez l'exercice 5 fois. Étant donné que vous pouvez effectuer cet exercice n'importe quand et n'importe où, essayez de faire les 10 exercices (5 lents et 5 rapides) au moins dix fois par jour. Vous pouvez vous aider en programmant cet exercice lors d'une activité quotidienne : en repassant le linge, en faisant la vaisselle ou en attendant à un feu rouge.

Quelques recommandations pour prendre soin du plancher pelvien :
– Lorsque vous urinez, n'appuyez pas fort comme si vous vouliez vider la vessie d'un seul coup. Il n'est pas non plus conseillé de se retenir quand vous avez envie d'uriner.
– Ne vous habillez pas avec des vêtements trop serrés.
– Évitez le surpoids et la constipation qui augmentent la pression abdominale.

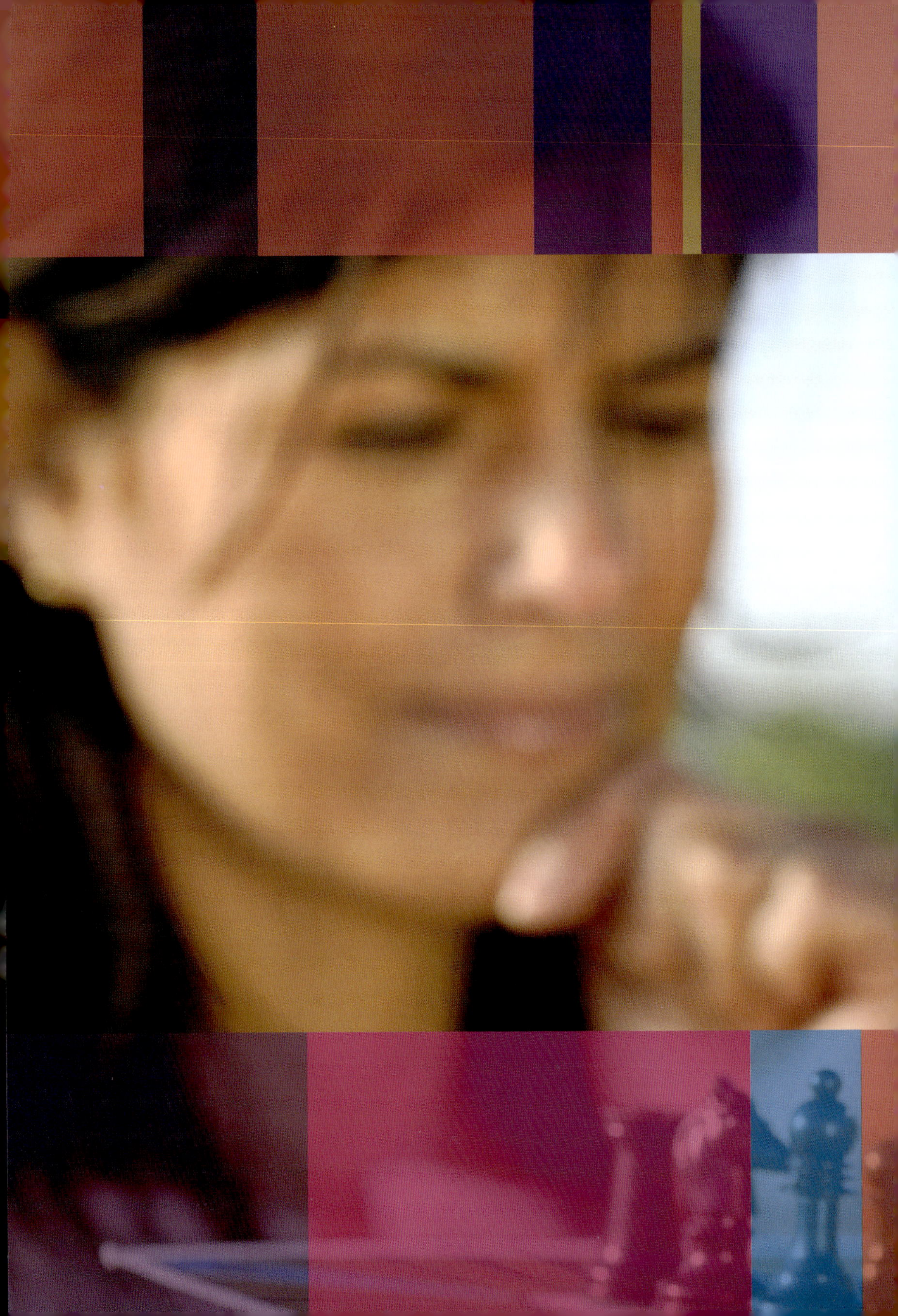

Stimulez la puissance *de votre cerveau*

Dès 40 ans, les changements sur la mémoire courte sont notables : il nous est plus difficile de nous concentrer et d'apprendre de nouvelles choses. Ce chapitre vous apporte quelques remèdes simples pour affiner votre intelligence.

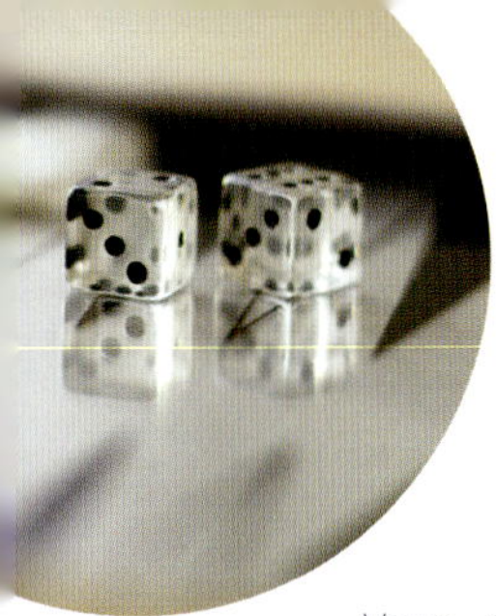

Optimisez vos capacités CÉRÉBRALES

Vous n'arrivez plus à vous souvenir des noms ? Vous êtes tout le temps en train de chercher vos clés de voiture ou votre portefeuille ? Vous concentrer est presque devenu un défi ? Ces changements subtils commencent normalement à l'âge mûr ; ils ne sont ni graves ni insolites et encore moins irréversibles. Lorsqu'on prend de l'âge, rien n'est plus déconcertant que de « perdre la tête ». Oublier un numéro de téléphone, avoir du mal à trouver ses mots ou sentir qu'on n'a plus la résistance mentale d'autrefois sont autant d'incidents courants pour les personnes d'âge mûr. Certains ont plus de problème de concentration que d'autres ; dans tous les cas, c'est très rarement grave.

Il faut bien comprendre toutefois que certains de ces changements cérébraux affectent notre capacité de travail ou notre vie sociale. Mais la bonne nouvelle est que l'on peut garder, voire améliorer sa mémoire et d'autres aspects de sa fonction mentale. La capacité de concentration et la précision mentale peuvent être renforcées pour améliorer la productivité et le coefficient intellectuels. Il existe des exercices spécifiques pour garder son intelligence et l'aiguiser. Mais avant de les décrire, voyons d'abord ce qu'est le cerveau et comment il fonctionne.

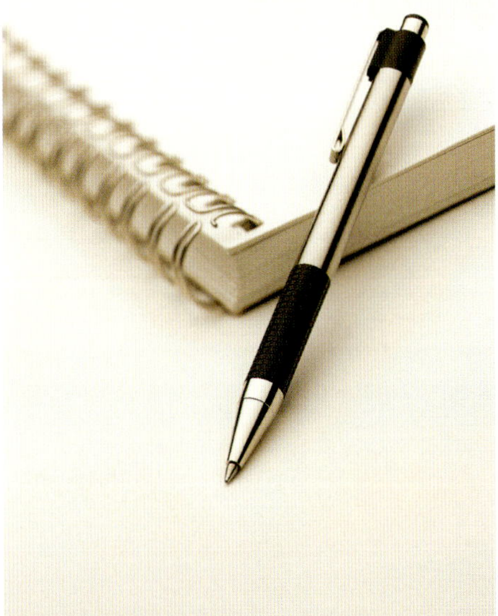

* Comment fonctionne le « centre des opérations »

Le cerveau humain est l'organe le plus complexe, spécialisé et mystérieux qui soit dans le corps. C'est aussi l'un de ceux qui travaillent le plus : il coordonne toute l'activité nerveuse de l'organisme, il traite les pulsions sensorielles et il est le lieu du raisonnement, de l'intellect, de la mémoire, de la conscience et des émotions.

Il faut le nourrir constamment pour ses nombreuses activités, et cet apport vital vient de l'oxygène et du sang. S'il est privé de ces éléments plusieurs minutes, ses cellules commencent à mourir ; si cet apport est seulement interrompu, il subit une lésion, comme c'est le cas lors d'une apoplexie.

Les cellules nerveuses du cerveau s'appellent les « neurones » et elles ne cessent jamais de fonctionner ; elles communiquent continuellement entre elles à travers un énorme réseau de fines terminaisons cellulaires en forme de branches appelées « dendrites » qui envoient et reçoivent des messages. Jeunes, nous produisons des dendrites à un rythme accéléré, mais en vieillissant cette production s'étiole. C'est l'une des raisons qui explique les lapsus de la mémoire

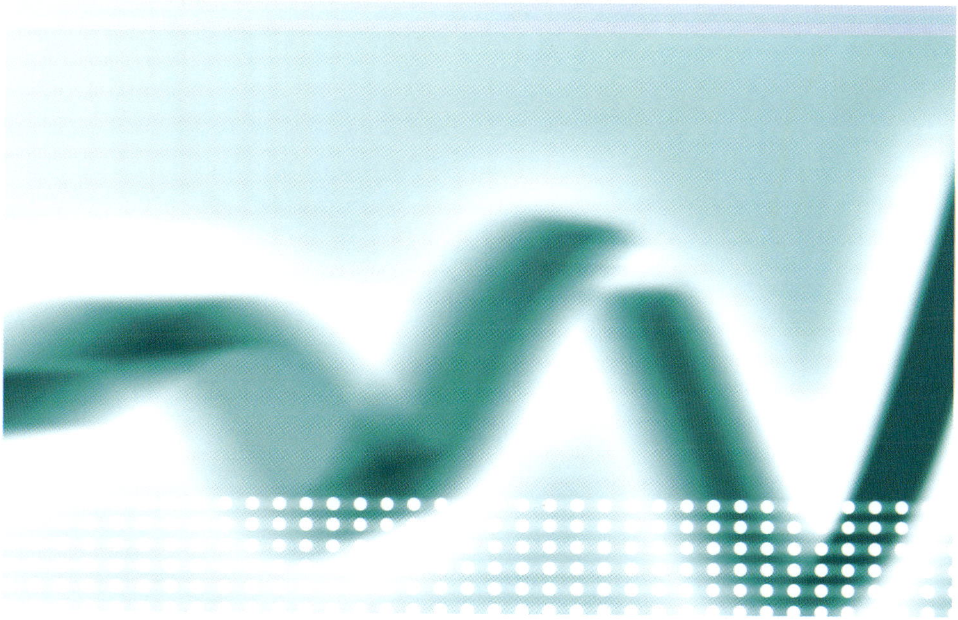

ainsi que les difficultés à apprendre de nouvelles choses.

Les cellules du cerveau se « parlent » les unes aux autres grâce à la libération de substances chimiques appelées « neurotransmetteurs » qui diminuent avec l'âge (jusqu'à 70 % environ).

Plusieurs hormones ont une influence sur la fonction globale du cerveau. Les chercheurs ont découvert récemment que l'œstrogène, la testostérone et diverses hormones qui régulent l'activité reproductrice sont également des neurotransmetteurs et jouent un rôle important dans l'état d'esprit et la fonction mentale. La diminution de ces hormones est en partie à l'origine des changements liés au vieillissement de la fonction cérébrale.

Vous serez sans doute étonnée de savoir que votre cerveau fonctionne avec de l'électricité. C'est en effet sous une impulsion électrique que les neurotransmetteurs qui vous permettent de terminer une conversation sont lancés. Cette activité électrique se mesure grâce à l'électroencéphalogramme (EEG) qui se modifie à mesure que nous vieillissons.

Comme vous pouvez le constater, le cerveau fourmille d'activités et il faut, pour qu'il continue de bien fonctionner, réparer ce que le temps dérègle. Il existe plusieurs manières d'augmenter la puissance du cerveau ; nous allons les décrire dans les pages qui suivent.

* Comment améliorer sa mémoire et stimuler sa puissance cérébrale

Nous avons déjà évoqué le fait que les cellules cérébrales communiquent entre elles par le biais de fines cellules qui forment des branches appelées « dendrites » et qui diminuent en vieillissant. Il nous est donc plus difficile d'apprendre de nouvelles choses. Les dendrites atteignent leur développement maximal avant l'adolescence. C'est l'une des raisons pour lesquelles les enfants apprennent si rapidement tandis que les adultes ont beaucoup plus de mal à le faire. Après la

Les facteurs qui accélèrent le vieillissement cérébral

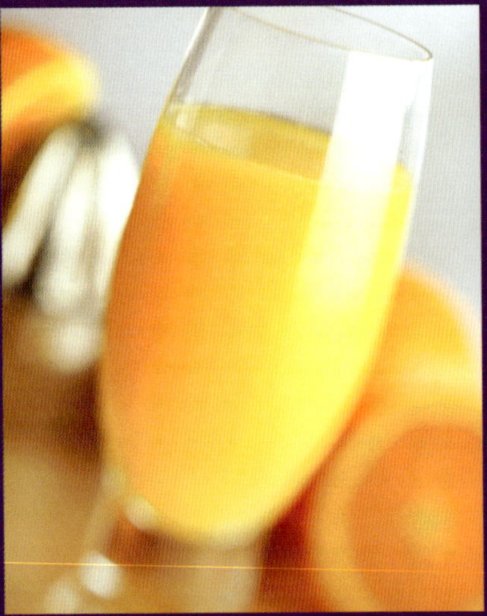

L'oxydation

• Nous les avons déjà cités : les radicaux libres ont une action oxydante et le cerveau, à cause de son extraordinaire niveau d'activité, est vulnérable à ces éléments. Le problème est que, plus nous produisons de l'énergie, plus nous créons de radicaux libres. Les cellules du cerveau sont composées à plus de 50 % de graisse, qui est un élément particulièrement sensible aux radicaux libres.

• Si vous voulez protéger les fonctions de votre cerveau et prévenir son oxydation, il faut prendre assez d'antioxydants, grâce à votre régime alimentaire et aux compléments comme les vitamines A, C et E, le bêta-carotène, l'acide lipoïque et le sélénium, même s'il existe des compléments plus spécifiques pour le cerveau.

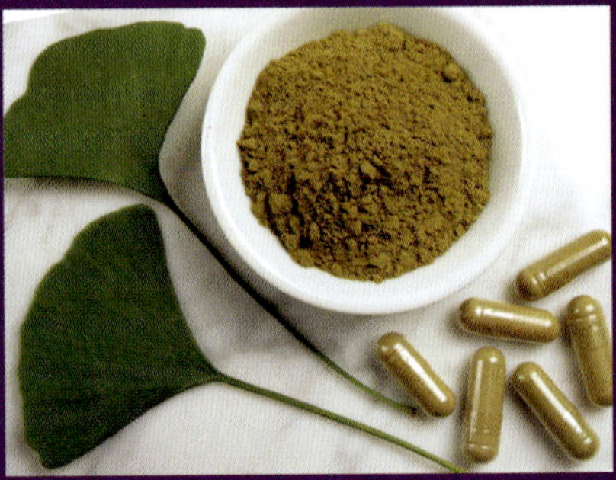

Les médicaments

Il est très important d'être conscient de ce qu'on ingère lorsqu'on prend des médicaments. Beaucoup d'entre eux sont toxiques pour le cerveau. Des substances comme la cocaïne, les amphétamines sont extrêmement dangereuses et peuvent avoir des effets dévastateurs sur la chimie du cerveau. Les psychotropes comme les antidépresseurs, les tranquillisants, les somnifères peuvent affecter la mémoire et la précision mentale. Même des médicaments courants, comme les bêta-bloquants contre l'hypertension, les analgésiques, les antihistaminiques, les pilules pour maigrir et les médicaments pour traiter le glaucome interfèrent avec la fonction cérébrale. Si on vous a prescrit l'une de ces substances chimiques, discutez avec votre médecin de la possibilité d'en éliminer certaines pour préserver vos fonctions cérébrales.

Le tabac

La nicotine, l'un des composants du tabac, est la drogue addictive la plus rapide que la science connaisse : elle arrive au cerveau en 7 secondes à peine. Le monoxyde de carbone, une autre des substances toxiques qui est produite par la combustion, pénètre dans le cerveau pour y limiter l'entrée d'oxygène. Or l'oxygène est absolument vital pour le cerveau. Le tabac, nous le savons, provoque des dégâts considérables sur le cerveau. C'est d'ailleurs l'un des facteurs qui accélèrent le plus le vieillissement.

Le stress

Le stress chronique engendre un vieillissement prématuré du cerveau. La réaction qui consiste « à lutter et à fuir » devant le danger correspond à une réponse psychologique très précise au stress physique et émotionnel : cela commence par la sécrétion d'hormones du stress, dont le cortisol fait partie. Elles entrent rapidement dans les tissus (le tissu cérébral compris) et initient une série de changements psychologiques pour nous mettre en état d'alerte maximale et nous donner l'énergie pour affronter le danger imminent. Un peu d'excitation, une attaque occasionnelle de peur, d'effroi ou d'irritation sont des choses que le corps peut contrôler, mais les sentiments chroniques d'anxiété, de peur, de colère et même d'irritabilité, ou un manque de maîtrise de soi, un excès de travail, le fait de ne pas dormir suffisamment et d'autres situations semblables ont le même effet. De hauts niveaux de ces hormones sont sécrétés sans que l'organisme ait le temps de s'en débarrasser. Et en règle générale, plus nous vieillissons, plus les niveaux vont rester hauts.

- Les hormones du stress sont très nocives pour le cerveau. Plusieurs études ont montré que de hauts niveaux de ces hormones dans le sang ont une corrélation subtile avec les problèmes de mémoire et d'attention.
- Le cortisol, par exemple, sécrété en excès (à cause du stress permanent), est si toxique pour le cerveau qu'il tue et endommage les neurones en grandes quantités. On a d'ailleurs évoqué récemment l'hypothèse que le cortisol soit l'un des principaux facteurs de la maladie d'Alzheimer, un trouble mental caractérisé par la mort de milliers et de milliers de neurones.
- Le stress chronique (l'ennui, les agendas surchargés, prendre trop d'engagements) est un facteur de perte de mémoire et de la difficulté de fixer son attention et de se concentrer.

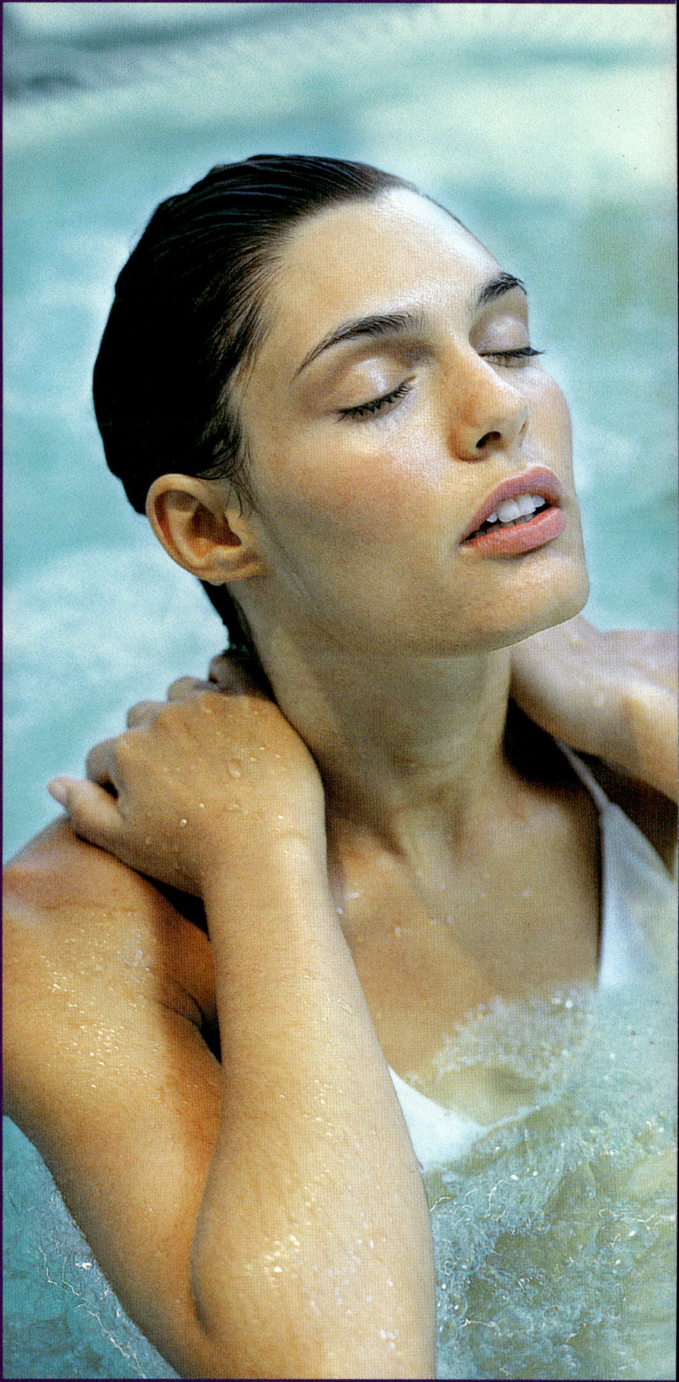

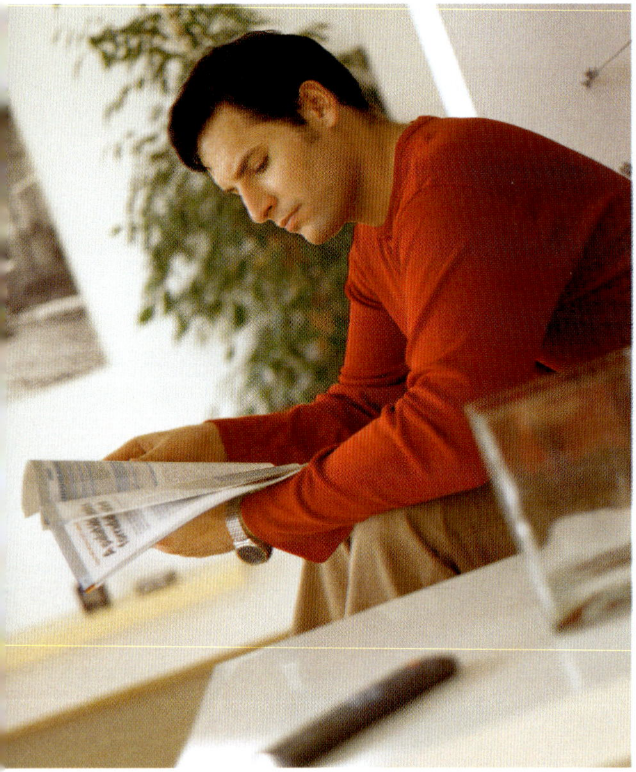

puberté, la vitesse de production des nouvelles dendrites diminue : les connexions qu'on sollicite souvent restent actives. Celles qu'on n'utilise pas se perdent.

Le cerveau possède une grande souplesse, il a une importante capacité d'adaptation, même à l'âge adulte. Il jouit d'une étonnante capacité à se réparer lui-même si on lui en donne les moyens. On a ainsi démontré que, si on utilise son cerveau pour s'auto-imposer des défis mentaux, on peut construire de nouvelles connexions nerveuses et renforcer ses neurones. Il en résulte une augmentation de la puissance et du fonctionnement du cerveau.

Le cerveau s'entretient comme le corps : en l'exerçant. Voyons maintenant comment on peut stimuler la puissance du cerveau naturellement, sans médicament et en passant de bons moments.

* La gymnastique mentale

Il faut absolument faire de ces exercices quelque chose de facile, de distrayant et qu'ils deviennent un jeu, un défi. Nous vous donnons quelques astuces, mais vous en trouverez sûrement d'autres.

→ Écouter Mozart

C'est un exercice très facile pour commencer. L'une des activités les plus plaisantes dans la vie - écouter de la musique - est susceptible d'augmenter votre coefficient intellectuel. Les chercheurs ont appelé ce phénomène « l'effet Mozart ». Une étude de l'université de Californie, à Irvine, réalisée en 1993, a démontré qu'après avoir écouté la *Sonate pour deux pianos en ré majeur* K448, 36 étudiants volontaires ont vu leur coefficient intellectuel augmenter de 9 points en moyenne. La moyenne était de 110 et, après avoir écouté

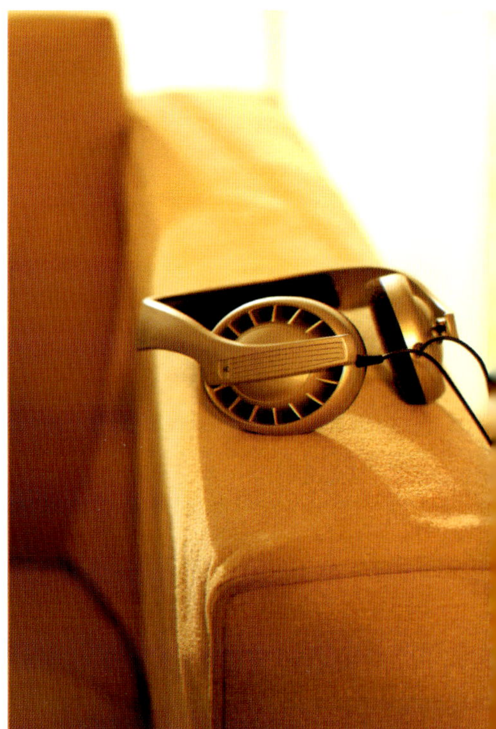

Les stratégies pour augmenter sa mémoire

✱ Stimuler les neurones

Exercez chaque jour votre cerveau pour le maintenir en forme. Les personnes qui utilisent leur cerveau et qui s'imposent des défis intellectuels produisent des connexions neuronales supplémentaires. Absorber de nouvelles informations chaque jour permet de maintenir le cerveau actif.

✱ Défiez votre mental

Des techniques cérébrales efficaces requièrent des exercices différents, à réaliser chaque jour. Plus vous emmènerez votre cerveau dans une voie spécifique, plus vous atteindrez facilement votre objectif et plus vous aurez de chances que de nouvelles dendrites se forment. Il est donc essentiel de relever des défis mentaux. Mais il y a plus important encore : réaliser de nouvelles choses qu'on n'a jamais faites auparavant.

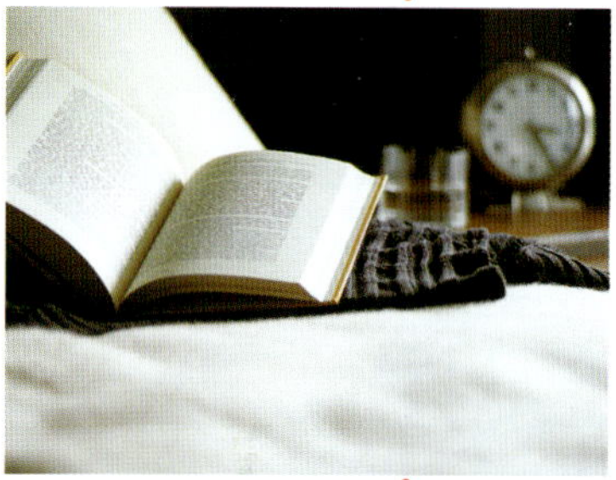

✱ Consacrez un temps spécifique à ces exercices cérébraux

Pour en tirer un maximum de profit, vous devez réaliser ces « entraînements cérébraux » de manière systématique. Pendant les 10 prochaines semaines, inscrivez dans votre agenda un temps spécifique consacré aux exercices pour le cerveau.

✱ Éteignez le téléviseur

Pendant les 10 semaines de notre programme de rajeunissement, nous vous recommandons de limiter votre « consommation » de télévision autant que possible, car c'est exactement le genre d'activité passive qui fait stagner le cerveau et limite le développement de nouvelles cellules. Consacrez les périodes où vous auriez regardé la télévision à faire les exercices cérébraux que nous vous proposons.

Apprendre par cœur est une méthode de mémorisation très superficielle qui s'avère peu efficace sur le moyen terme. Pour pouvoir garder une information en mémoire, il faut l'assimiler à un niveau plus profond et l'organiser de façon à pouvoir la récupérer chaque fois que c'est nécessaire. Pour ce faire, il faut donner un sens à ce que vous mémorisez, voici quelques techniques qui vous y aideront :

- Choisissez ce que vous allez mémoriser. Même si la capacité cérébrale est énorme, essayez de se rappeler de trop de choses à la fois peut être un motif de blocage. Soyez donc sélective : avez-vous vraiment besoin de vous rappeler du numéro de téléphone de ce menuisier que vous n'emploierez plus ?
- Donnez du sens à ce que vous mémorisez. La bonne mémoire est le produit d'une bonne organisation de l'information, du fait de l'avoir indexée de telle sorte qu'elle est retenue à un niveau moins superficiel.
- Visualisez. Apprenez à faire des associations avec des images. Les images concrètes se mémorisent mieux que les idées abstraites. La visualisation est très utile pour se souvenir des noms et des coordonnées des gens.

ce morceau, on est passé à 119. Jusqu'à présent, Mozart est le seul compositeur dont on a démontré que le travail a une influence positive sur le rendement intellectuel. L'un des chercheurs qui a réalisé cette étude, le philosophe Gordon Shaw, postule que l'organisation complexe, les thèmes et les rythmes de Mozart « dégagent » les voies électriques du cerveau qui sont impliquées dans la réflexion cognitive et la résolution de problèmes.

Lire les classiques

L'une des méthodes les plus efficaces pour conserver son agilité mentale consiste à lire. Choisissez les lectures qui s'adaptent à vos goûts, mais qui requièrent un petit effort intellectuel. Il est possible que vous découvriez que les romans classiques possèdent une richesse que vous n'aviez pas su saisir lorsque vous avez dû les lire pendant votre scolarité.

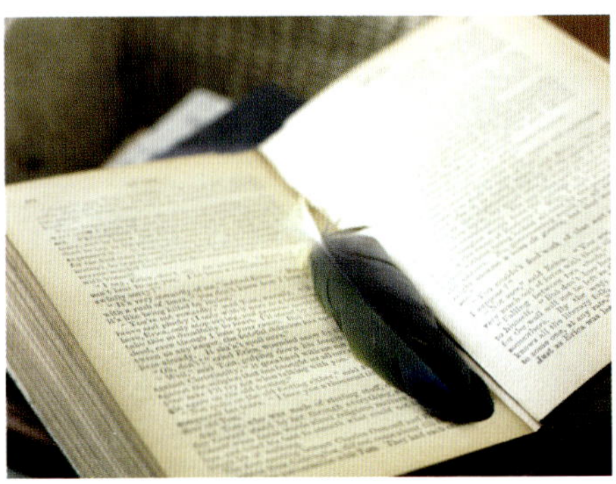

Adopter les jeux intelligents

Au moins l'un de vos exercices hebdomadaires devrait inclure un jeu de cartes ou un jeu de table pour lequel il faut réfléchir, comme le bridge, les échecs ou les dominos. Faites des mots croisés, des puzzles de toutes sortes et des jeux qui contiennent des mots et des numéros. Il existe de nombreuses revues avec des problèmes et des exercices à résoudre ; ils sont bien faits et stimulent le cerveau.

Le dernier de ces jeux à la mode, le sudoku, est une espèce de casse-tête chinois avec des chiffres (en général, même s'il en existe à base de lettres). Il est fait à partir d'un carré qui contient neuf petits carrés eux-mêmes constitués de neuf petits carrés ; dans chacun de ces carrés, on doit placer les chiffres de 1 à 9 sans que se répète un chiffre dans la même ligne ni dans la même colonne. Il existe différents niveaux de difficulté ; le sudoku a fait de nombreux adeptes.

Apprenez quelque chose de nouveau chaque jour

Chaque nouvelle chose que vous apprenez fera naître de nouvelles dendrites ; il faut donc alimenter votre cerveau avec de nouvelles informations.

Pratiquez l'un de ces exercices

- Énumérez à partir de 100 de façon décroissante tous les multiples de 4 (jusqu'à 0).
- Multipliez un nombre au carré le plus possible (2, 4, 8, 16, 32, 64…).
- Choisissez un jour particulier de votre passé lointain (le jour où vous avez eu 6 ans par exemple) et revivez-le, en essayant de vous souvenir de tous les détails : les vêtements que vous portiez, le gâteau d'anniversaire, etc.
- Dessinez n'importe quel objet mais de telle sorte qu'il apparaisse à l'envers sur la feuille.

Peu importe ce que vous apprenez, l'essentiel est d'exercer son cerveau et d'absorber de nouvelles informations.

* Les problèmes de mémorisation au quotidien

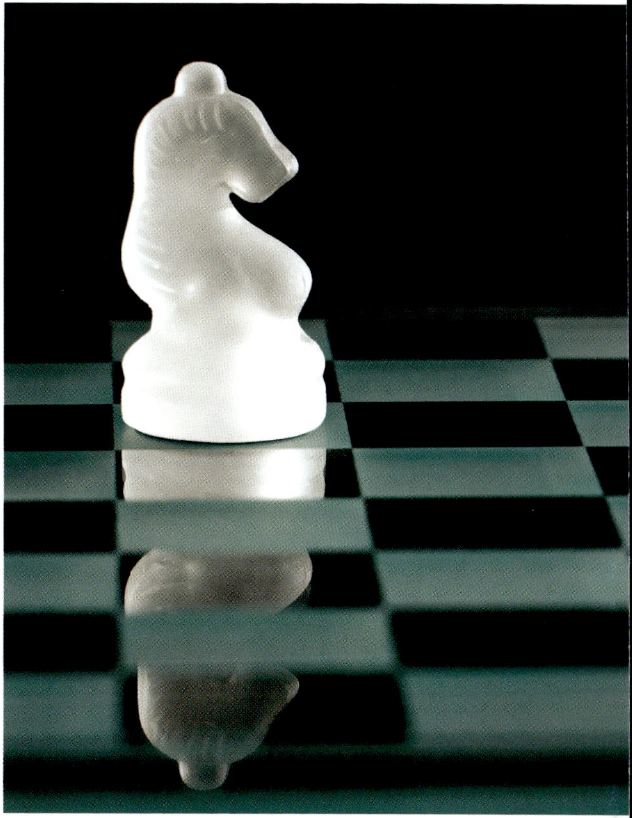

Oublier des noms et des chiffres est assez fréquent, comme le fait de ne plus savoir où on a laissé les clés, ou d'oublier la date d'anniversaire de son conjoint. Heureusement, ce type de problèmes se résout avec un peu de pratique. Voici quelques stratégies pour vous mettre en route :

Se souvenir des noms. Il est plus facile de se rappeler des noms qu'on peut associer à un objet, comme Rose ou Colline. Faites ainsi des associations, même si le nom ne vous renvoie à rien de concret *a priori* ; répétez le nom plusieurs fois et associez-le aux caractéristiques physiques de la personne.

Se souvenir des numéros et des dates. Mémorisez seulement les dates et les chiffres qui sont réellement importants pour vous et notez le reste dans un agenda.

Se souvenir de l'endroit où on a laissé les objets. D'abord, soyez ordonné(e) et laissez toujours les choses au même endroit. Mais si vous avez oublié où est ce que vous cherchez, essayez de vous souvenir où vous avez vu cet objet pour la dernière fois ; essayez de visualiser ce que vous avez fait avec lui ; vérifiez dans les endroits où vous avez l'habitude de le laisser.

Acquérir de nouvelles facultés. Prenez des cours, par correspondance ou avec un

Les techniques suivantes maintiendront vos neurones actifs

- Apprenez chaque jour un nouveau mot pour enrichir votre vocabulaire, intégrez-le à votre écriture ou à vos conversations.
- Mémorisez un poème, qui comprend plusieurs strophes de préférence.
- Consultez une encyclopédie ou un manuel technique et apprenez par exemple comment se forme une tornade.
- Consultez un atlas ou un globe terrestre et apprenez les noms des pays et leurs capitales.

professeur particulier pour apprendre une nouvelle langue, jouer d'un instrument ou naviguer sur Internet. Essayez les danses de salon : apprendre les pas compliqués de ces danses est une excellente façon de stimuler la formation de nouvelles dendrites et d'améliorer votre équilibre ; en plus, cela vous fera faire un peu de sport. Vous préférez les arts plastiques, le yoga ou les arts martiaux ? Acquérir de nouvelles connaissances ouvre de nouveaux horizons ; c'est très stimulant pour garder une forme d'activité cérébrale.

Établir de nouveaux liens sociaux. Le cerveau a besoin de stimulations pour rester en fonctionnement ; rien de tel pour le psychisme que des relations sociales solides. Essayez d'établir des contacts avec des personnes nouvelles ou faites des activités différentes avec vos amis de toujours. Vous pouvez également élargir votre activité sociale et vous inscrire bénévolement dans une organisation qui vous intéresse.

Faire du sport. Le sport augmente la quantité d'oxygène dans le cerveau parce qu'il renforce le cœur et favorise sa capacité de remplir le sang d'oxygène. En plus d'augmenter les réserves d'oxygène, le sport crée une sensation naturelle de bien-être parce qu'il stimule la sécrétion d'endorphines, ces substances neurochimiques qui ont un effet sur le cerveau semblable à l'opium. Les personnes qui font du sport ont les idées plus claires et ont plus d'énergie.

Ces propositions vous permettent de stimuler la puissance de votre cerveau pendant les 10 prochaines semaines et, si vous décidez d'adopter ces habitudes, leurs bienfaits se poursuivront.

Vous pouvez également recourir aux compléments alimentaires spécifiques pour le cerveau.

Essayez d'échapper à la routine : cherchez de nouveaux défis mentaux et continuez à apprendre de nouvelles choses.

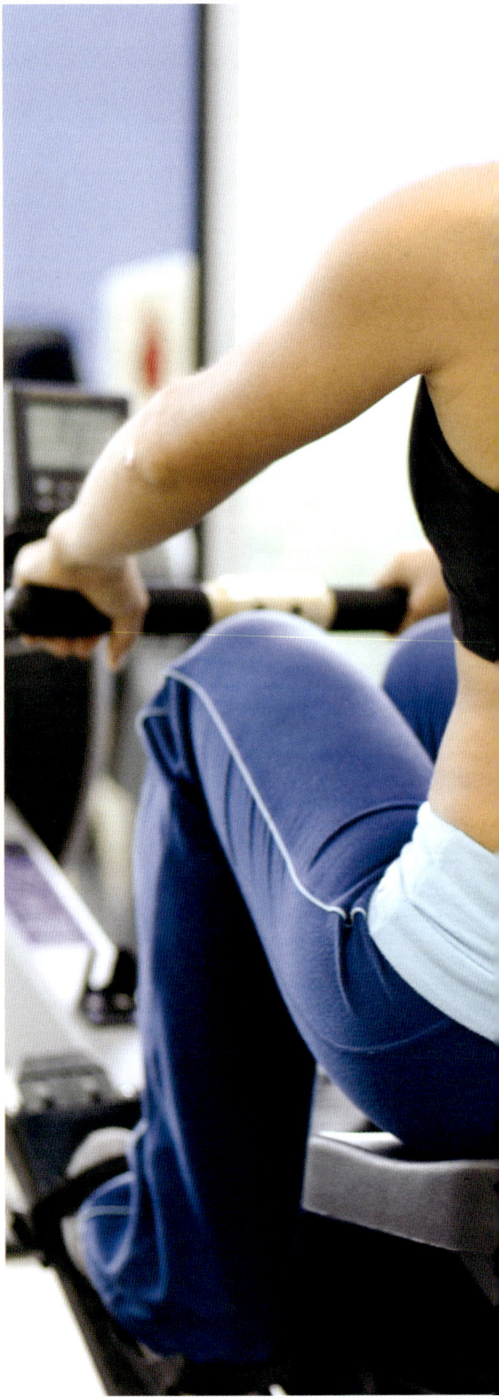

Des aliments pour le cerveau

Les meilleurs aliments pour le cerveau sont ceux qui sont riches en antioxydants car ils peuvent contrer les effets de l'âge sur le rendement mental. Les vitamines A et E, surtout, sont bonnes pour protéger les graisses du cerveau, y compris les membranes des cellules nerveuses. La vitamine C travaille avec la E pour tirer le meilleur profit des antioxydants. N'oubliez donc pas d'incorporer les aliments suivants à votre régime.

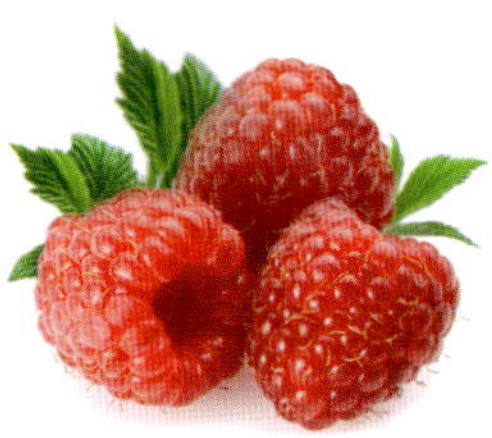

✷ Les fruits rouges

(mûres, myrtilles, groseilles, framboises) Ils contiennent des anthocyanines, de puissants antioxydants qui préviennent la décomposition du collagène. Les baies ont une haute teneur en vitamine C et en bêta-carotène.

✷ Les petits pois

Ils contiennent des bêta-carotènes et de la vitamine C, d'excellents antioxydants et plus de protéines que les autres légumes. Les pois secs bouillis apportent deux fois plus d'hydrates de carbone et de protéines que les petits pois frais bouillis, mais les petits pois sont une meilleure source de bêta-carotène et de vitamine C.

✷ Le cresson

C'est une source abondante de vitamine C, mais comme cette vitamine se dégrade très vite, il vaut mieux l'acheter bien frais et le manger le plus tôt possible. Sa couleur verte est la preuve qu'il est une bonne source de bêta-carotène.

✷ L'huile de poisson

Les huiles oméga 3 que contiennent certains poissons sont essentielles pour protéger les zones du cerveau qui envoient des messages au reste du corps. Ces acides gras essentiels se trouvent dans le cabillaud, la sardine, le hareng, le saumon frais et le thon. Se nourrir de ces acides gras protège le système nerveux et augmente les capacités mentales.

✷ La levure de bière

Elle est riche de pratiquement tous les nutriments dont le cerveau a besoin. En général, elle est vendue sous la forme d'une poudre à cuisiner ou en capsules. La levure de bière est riche en vitamines du groupe B et en fer, chrome, potassium et magnésium qui sont importants pour l'attention et la concentration.

✷ Les carottes et les patates douces

Leur couleur orange est le signe de leur haute teneur en bêta-carotènes, un pigment qui se transforme en vitamine A. Le corps en a besoin. C'est un puissant antioxydant. Les patates douces sont mieux assimilées par l'organisme si elles sont cuites.

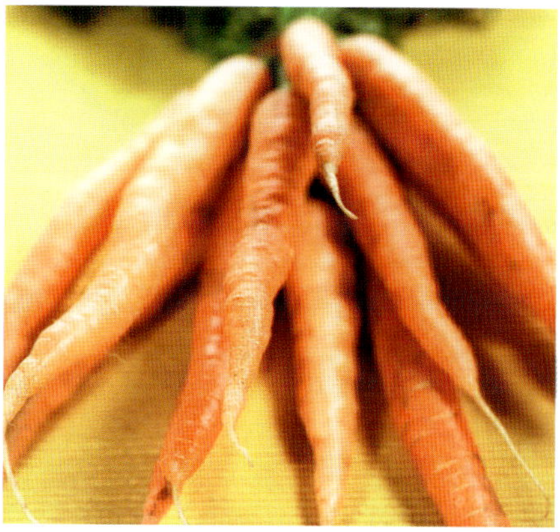

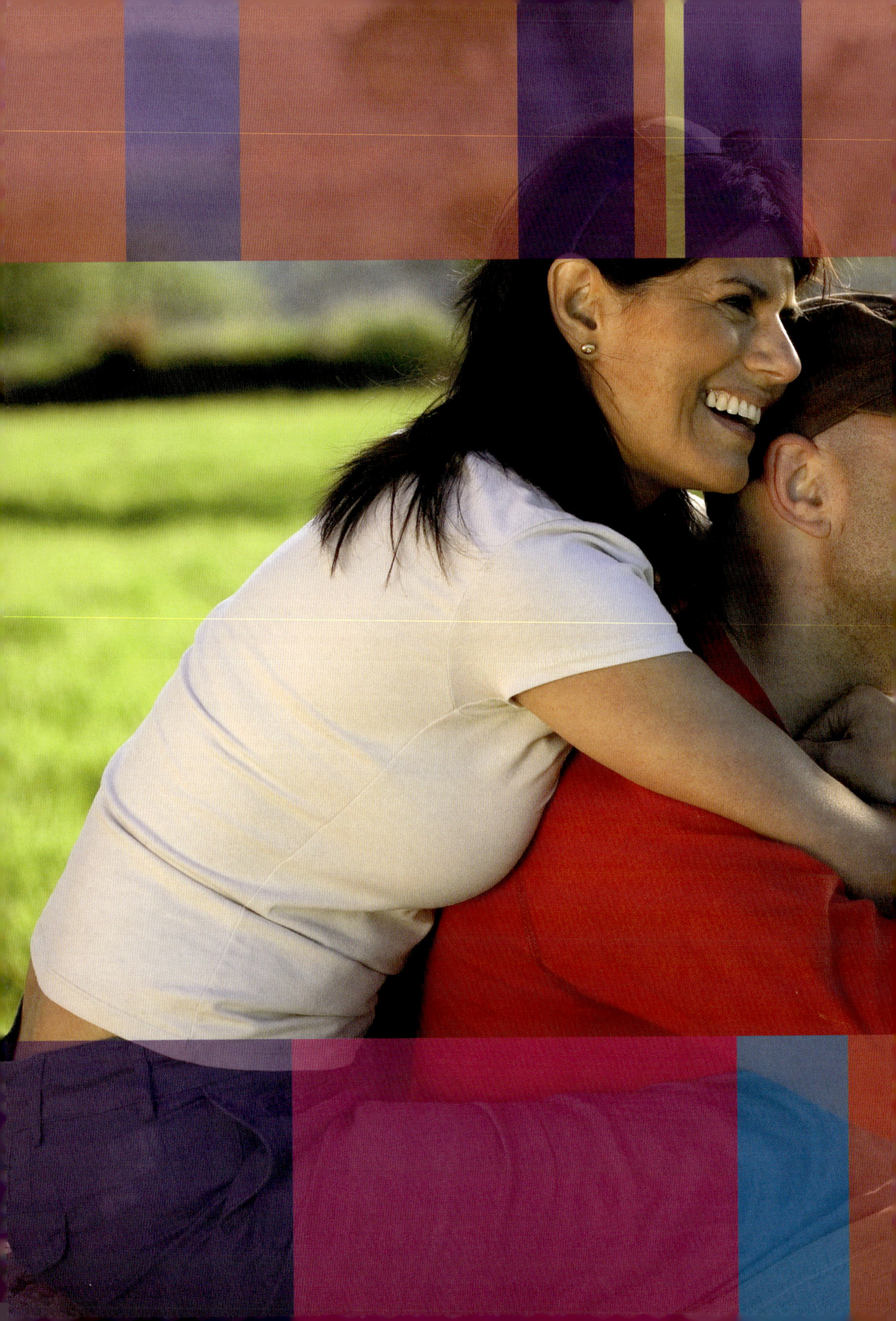

Améliorez votre vie sexuelle

Si vous avez besoin de donner un coup de pouce à vos relations sexuelles ou que vous avez simplement besoin de savoir comment éviter les problèmes les plus courants, vous trouverez dans ce chapitre une information précise sur les nouveaux traitements et les dernières avancées technologiques qui font que nous pouvons tous avoir une vie sexuelle active à n'importe quel âge.

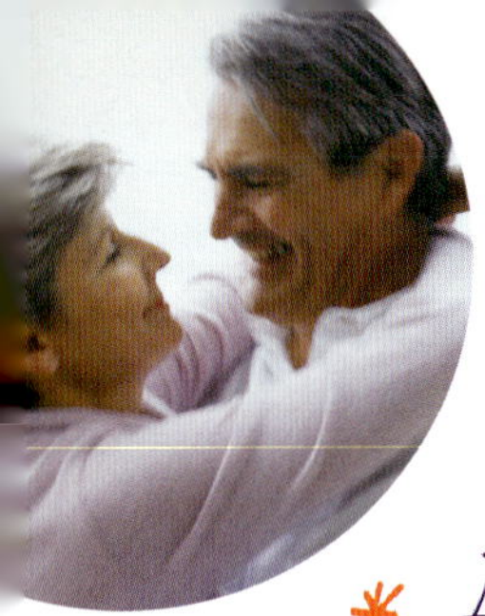

Une vie sexuelle ÉPANOUIE

À propos d'eux

Jusqu'à il y a peu, les médecins conseillaient de recourir à un psychologue lorsqu'un homme de 40 ans se plaignait d'avoir des problèmes sexuels. Même si le conseil partait d'une bonne intention, la thérapie n'était pas toujours efficace. Nous savons aujourd'hui qu'une grande partie des problèmes d'impuissance que connaissent les hommes ne vient pas de la tête mais d'autres parties du corps.

Cela ne veut pas dire que les problèmes sexuels masculins ne sont pas liés à des troubles émotionnels – dans la plupart des cas, les deux sont effectivement liés –, mais il est vrai que, lorsque les hommes perdent confiance en leur capacité sexuelle, cela diminue également leur assurance dans d'autres domaines. Cela peut détruire leur ego et leur sentiment d'indépendance. L'habileté sexuelle est très liée à la jeunesse, à la force. Quand ces éléments sont perdus, on sent que l'on est « sur la brèche » et il est possible qu'apparaisse alors un sentiment d'inutilité et de décadence. La thérapie psychologique peut aider à affronter ces sentiments. Elle n'est pas pour autant suffisante. Il faut également traiter les causes sous-jacentes de ces troubles sexuels. La plupart peuvent être traitées, mais il faut bien comprendre ce qui arrive aux hommes à mesure qu'ils vieillissent et comment la fonction sexuelle masculine se modifie.

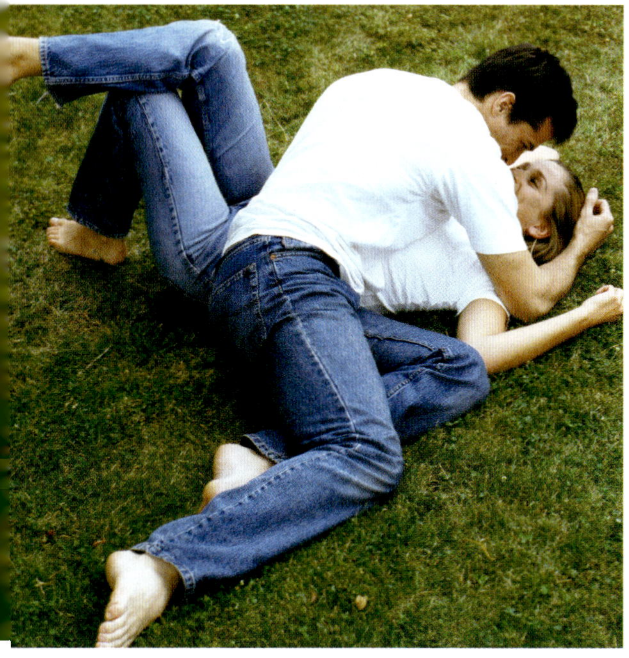

→ Où est le problème ?

Le problème est en grande partie hormonal. Nous savons tous que, avec la maturité, les femmes ont des hormones sexuelles qui diminuent ; cette baisse est à l'origine de la ménopause. Mais les hommes, eux aussi, passent par une série de changements dans leur production hormonale. Même si ceux-ci ne sont pas aussi soudains ou visibles que ceux des femmes, après la quarantaine, les hommes remarquent que leur corps commence à agir de façon différente. Cela est surtout dû au fait que la production de testostérone, l'hormone « masculine » qui joue un rôle important dans la fonction sexuelle, diminue. Environ 30 % des hommes qui présentent des taux de testostérone anormalement bas se sentent dépressifs, ont une perte de masse musculaire et une libido en berne.

Même les hommes qui ne sont pas dans ce cas ressentent des changements subtils. Il est évident qu'ils n'ont pas des érections aussi fréquentes, faciles et vigoureuses que lorsqu'ils étaient jeunes. Mais, même si au-delà de 40 ans, les hommes connaissent des problèmes occasionnels d'érection, cela ne signifie pas pour autant qu'ils soient impuissants ou que leur vie sexuelle soit terminée.

Les couples d'âge mûr

De nombreux couples d'âge mûr croient que leur vie sexuelle est terminée et n'envisagent même pas de la voir renaître. Les problèmes les plus courants à cet âge-là – et ceux dont on parle le moins – sont ceux qui sont liés à la fonction sexuelle ou au plaisir. Si le sexe est un sujet très abordé dans notre société, les problèmes qui y sont liés ne le sont pas assez. On a tendance à croire – à tort – que tous les gens qui nous entourent ont une vie sexuelle satisfaisante et que, si ce n'est pas notre cas, c'est de notre faute. Les personnes souffrent en silence et sont isolées.

De toute façon, comme on pouvait s'y attendre les hommes et les femmes connaissent des problèmes sexuels très différents. Il est important que, s'il lui « arrive quelque chose », vous sachiez de quoi il s'agit et que vous puissiez essayer de l'aider.

Seulement un nombre réduit d'hommes souffre d'une impotence totale, ce qui signifie qu'ils sont incapables d'avoir une vie sexuelle satisfaisante à cause de troubles chroniques de l'érection. À 50 ans, 5 % des hommes sont complètement impuissants, mais à 70 ans, ce pourcentage monte jusqu'à 15 %

Il ne faut pas se décourager : on peut prévenir l'impuissance sexuelle. En réalité, la plupart des problèmes graves qui empêchent l'activité sexuelle ont peu à voir avec le vieillissement normal, mais beaucoup avec des années et des années de négligence.

Comme nous le verrons plus loin, des changements simples dans nos habitudes de vie peuvent avoir un effet extrêmement positif sur la vie sexuelle d'un homme et permettre de guérir de nombreux problèmes qu'on aurait d'abord jugés irréversibles.

→ Comment entretenir sa force sexuelle

Beaucoup de cas d'impuissance ne sont pas dus à des problèmes organiques, mais à des habitudes peu saines comme des aliments inadaptés, le tabac, une vie sédentaire et stressante, etc. On connaît bien les facteurs « accélérateurs » du vieillissement qui causent le durcissement des artères, l'hypertension et le diabète.

Réfléchissez-y :

– Pour qu'une érection dure, le sang doit couler librement dans le pénis à travers l'artère qui s'y trouve. Si cette artère est obstruée, il est difficile, voire pratiquement impossible, de garder une érection. Environ la moitié des cas d'impuissance sont dus à la sclérose de l'artère du pénis !

– L'hypertension peut endommager les artères, y compris celle du pénis.

– 90 % des gros fumeurs ont une artère abîmée.

– Paradoxalement, les médicaments qui traitent la sclérose artérielle et l'hypertension ne résolvent pas le problème mais au contraire l'accentuent parce que l'un des effets secondaires le plus courant est justement celui de l'impuissance.

Un régime adapté, la prise de compléments alimentaires spécifiques, un peu d'exercice et des habitudes de vie saines – dont le tabac est exclu – aident à prévenir et même à guérir les principaux facteurs de l'impuissance.

→ Le stress, l'alcool et le sexe

Le stress peut infliger des dégâts considérables aux tissus corporels et préparer le terrain de dysfonctionnements sexuels importants. Il peut attaquer profondément le cerveau et faire chuter les hormones

L'alimentation est d'une grande aide

D'un point de vue nutritionnel, la production de testostérone dépend du zinc et de la vitamine B6. On trouve du zinc dans les fruits de mer (les huîtres surtout), les graines de sésame et de courge, les pignons, le riz complet, le fromage, les crustacés, les œufs, les lentilles, le poulet, la dinde, l'algue spiruline et les céréales complètes. On trouve surtout la vitamine B6 dans les bananes, les pommes de terre, les petits pois, le poulet, le thon et les avocats. Les compléments de testostérone doivent être pris sous surveillance médicale, même s'ils sont bons pour les hommes comme pour les femmes. De toute façon, il existe suffisamment de compléments alimentaires pour améliorer le rendement personnel, de la coenzyme Q-10 à l'huile de germe de blé. Heureusement, les trouver dans des boutiques de plantes et de diététique est aujourd'hui chose facile. D'autres, comme les graines germées de luzerne, peuvent se fabriquer à la maison ou bien s'acheter fraîches (elles tiennent normalement plusieurs jours dans le réfrigérateur).

Avec une alimentation équilibrée et un peu de sport, un stress maîtrisé et un minimum d'heures de sommeil, il est facile de garder des érections puissantes sans complications. Voici, en plus, quelques aliments favorisant la sexualité : le pop-corn (arginine), les œufs (calcium, fer, zinc, vitamines B), le seigle (mêmes composants, le magnésium et la vitamine E en plus), les épinards (bêta-carotène, calcium, co-enzyme Q-10, fer, magnésium, vitamines B et C), le tofu (calcium, fer, magnésium, phyto-œstrogènes, vitamine A), les pignons de pin (calcium, magnésium, zinc, vitamine B) et les aphrodisiaques (ginseng, éleuthérocoque, salsepareille, cœur de palmier, yerba maté et les boissons contenant de la taurine).

sexuelles qui sont essentielles à la libido. Qui plus est, en cas de stress chronique et implacable, l'amour est l'une des dernières choses qui vient à l'esprit.

Malheureusement, lorsqu'on est stressé, on est tenté parfois par des solutions peu saines, comme la consommation d'alcool qui, contrairement à ce qu'on a l'habitude de penser, est un dépresseur sexuel. Même si une petite quantité d'alcool peut en apparence stimuler la conduite sexuelle en réduisant les inhibitions, en fait toutes les boissons alcoolisées sont plutôt préjudiciables. Plus de deux boissons alcoolisées par jour peuvent faire chuter la production de testostérone et interférer dans les comportements sexuels et dans la capacité à avoir une érection. Beaucoup d'hommes peuvent reprendre une vie sexuelle vigoureuse en réduisant simplement leur consommation d'alcool.

Le meilleur aphrodisiaque qui soit est une bonne santé physique et mentale : il est évident que, lorsque nous nous sentons bien et que nous avons meilleure allure, nous sommes plus séduisants...

Si une érection matinale survient, profitez-en !

Beaucoup d'hommes se réveillent avec une érection alors qu'ils ont plus de mal à en avoir une le soir. Si votre compagnon se réveille « passionné », profitez de la situation. Beaucoup de couples pensent qu'il est préférable d'avoir des relations sexuelles le matin et de commencer la journée de bonne humeur.

Le sexe et la prostate

L'une des préoccupations majeures des hommes à partir de 40 ans est leur prostate. L'hypertrophie bénigne de la prostate (HBP) est courante chez les hommes mûrs.
Ce n'est pas grave, mais cela peut être gênant et rendre les relations sexuelles gênantes également.
On peut prendre quelques mesures pour prévenir ou repousser ce problème. Pour comprendre les remèdes, essayons d'abord d'analyser ses causes. La prostate est une petite glande en forme de noix qui entoure la partie de l'urètre située sous la vessie. L'urine part de la vessie, passe par l'urètre en traversant la prostate et sort enfin par le pénis. Juste au-dessus de la prostate, autour de l'urètre, se trouve le sphincter urétral qui se contracte pour laisser passer le flux d'urine.
Autour de 40 ans, la prostate connaît un développement accéléré. Il s'agit d'une réaction hormonale en chaîne : les niveaux de prolactine augmentent et stimulent l'activité d'une enzyme dénommée 5-alpha-réductase qui, elle-même, transforme la testostérone en sa forme la plus problématique : la dihydrotestostérone. Cette dihydrotestostérone est un androgène, c'est-à-dire qu'elle donne lieu à tout ce qui fait le masculin. Elle est fondamentale, notamment pour le développement du fœtus masculin. Cependant, avec l'âge, cette hormone peut stimuler excessivement la croissance de la prostate. Et lorsque cette dernière grandit, elle repousse l'urètre et interfère dans le flux d'urine, en obligeant la vessie à travailler outre mesure pour l'expulser. Les muscles de la vessie se renforcent et deviennent si sensibles que même de petites quantités d'urine dans la vessie provoquent une envie urgente d'uriner.
Le problème est important la nuit, quand il y a moins de distractions qui interfèrent avec les signaux que la vessie envoie au cerveau. Si l'hypertrophie de la prostate progresse, elle peut entraîner des problèmes connus sous le nom d'« indécision » (un trouble qui fait que la personne doit attendre plusieurs secondes, parfois plusieurs minutes avant que l'urine ne commence à couler) ou d'« intermittence » (les séries de contractions désagréables qui lancent et arrêtent le flux sans jamais vider la vessie complètement), ainsi que l'obstruction complète du flux (qui peut conduire à une infection gênante et potentiellement très grave). Ce trouble de la prostate rend douloureuses les relations sexuelles. Il n'est donc pas surprenant que les hommes qui en sont victimes évitent tout contact sexuel.
Lorsque des symptômes se présentent, comme l'envie d'uriner souvent (surtout la nuit), une douleur en urinant, l'incapacité d'uriner ou un flux intermittent, il est temps d'aller chez le médecin pour écarter tout autre cause possible et commencer le traitement.

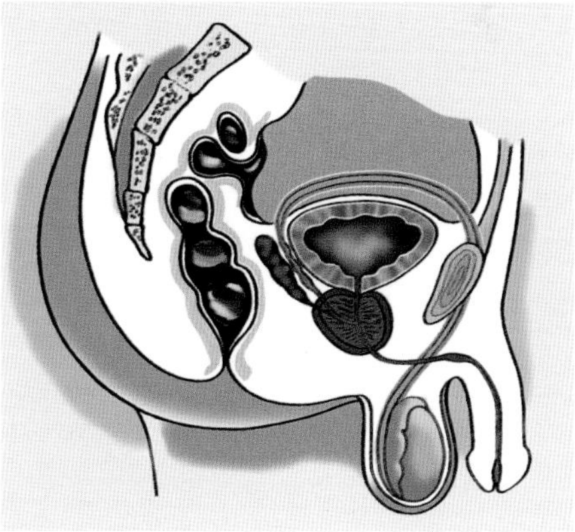

La prostate est située sous la vessie et elle est traversée par l'urètre (urètre prostatique).

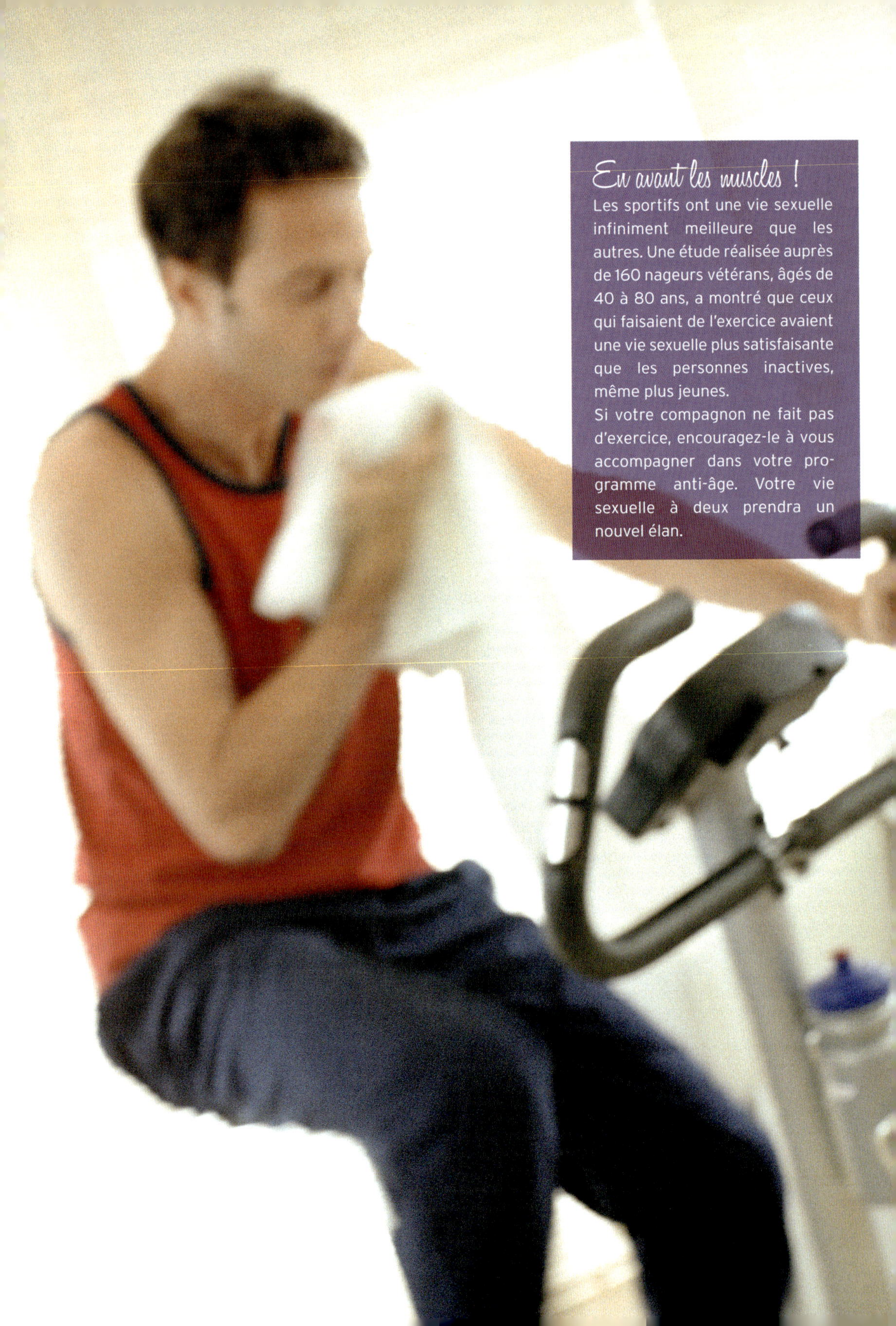

En avant les muscles !

Les sportifs ont une vie sexuelle infiniment meilleure que les autres. Une étude réalisée auprès de 160 nageurs vétérans, âgés de 40 à 80 ans, a montré que ceux qui faisaient de l'exercice avaient une vie sexuelle plus satisfaisante que les personnes inactives, même plus jeunes.

Si votre compagnon ne fait pas d'exercice, encouragez-le à vous accompagner dans votre programme anti-âge. Votre vie sexuelle à deux prendra un nouvel élan.

✱ À propos de nous, les femmes

Même si les changements hormonaux que nous connaissons à l'âge mûr sont plus soudains et tangibles que ceux des hommes, nous avons un avantage sur eux : nous avons moins de problèmes sexuels et il est plus facile d'y remédier.

Les obstacles sexuels que les femmes rencontrent sont habituellement dus aux changements associés à la ménopause. Les situations les plus courantes sont : baisse d'intérêt pour le sexe, diminution de l'activité sexuelle même si l'intérêt est toujours présent, diminution du désir, douleur pendant l'acte sexuel (probablement due à une moins bonne lubrification vaginale) ou bien une simple désynchronisation avec le partenaire. Ces situations peuvent empirer s'il existe déjà des problèmes non résolus avant la ménopause, comme une attitude passive ou condescendante face au sexe, un manque de communication entre les partenaires, des tabous, de la frustration, etc.

→ Sexualité et ménopause

Autour de 50 ans, les femmes entrent dans une période qui correspond à leurs derniers cycles menstruels. La ménopause est due au manque de deux hormones : l'œstrogène et la progestérone, qui diminuent dans les ovaires et les glandes surrénales. Après 30 ans, la production de ces hormones décroît lentement jusqu'à cesser complètement. Ce processus est rapide durant les années qui suivent le quarantième anniversaire et le début des cinquante ans. Les ovaires cessent de fonctionner. Ils ne produisent plus d'œstrogène tandis que la production de progestérone s'arrête très vite.

La perte de ces deux hormones clés peut donner lieu à des symptômes variables qui affectent certaines femmes plus que d'autres.

Certaines ne ressentent pas ces modifications et restent les mêmes. D'autres ont des symptômes gênants comme des bouffées de chaleur, des sueurs, des maux de tête, de la fatigue, des insomnies, des états dépressifs qui se soldent souvent par une perte de la libido. La fin de la production de l'œstrogène et de la progestérone peut aussi rendre la femme plus vulnérable face aux maladies cardiaques, à l'ostéoporose, à la perte de mémoire et à d'autres problèmes de santé.

Même si les femmes ne perdent jamais réellement leur capacité sexuelle, la fin de la production de ces hormones peut entraîner de la gêne dans les relations sexuelles, comme par exemple une lubrification vaginale moins importante, une réponse plus lente à la stimulation sexuelle et des orgasmes moins intenses. De plus, les seins et le clitoris rapetissent et sont moins réceptifs. Tout ceci peut entraîner des difficultées pendant le coït ou empêcher de parvenir à l'orgasme rapidement ou « comme avant ».

Rappelons que l'homme passe aussi par ses propres changements : à partir de

La baisse d'intérêt et d'activité sexuels au cours de la maturité de la femme est liée à la ménopause.

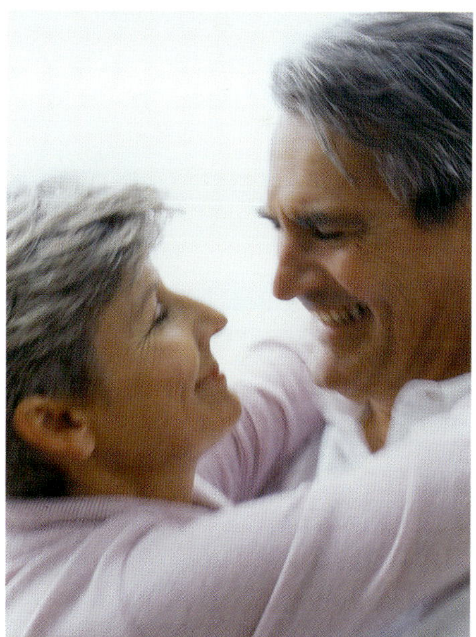

cinquante ans, il aura besoin d'un peu plus de temps pour avoir une érection et il aura plus tendance à l'éjaculation précoce. Une altération sexuelle chez l'un des deux partenaires peut créer un véritable dysfonctionnement chez l'autre et rendre la situation vraiment difficile (manque d'intérêt). Mais si la relation est ouverte, fluide, que le dialogue y a sa place, ces inconvénients peuvent être surmontés. Il faudra alors aborder le sujet avec une bonne dose de compréhension et d'affection et vérifier qu'un agent extérieur n'est pas à l'origine des blocages, comme, par exemple, un médicament qui affecterait la libido, qu'il n'y a pas de tumeur ou de problèmes dans l'appareil urinaire. De toute façon, la bonne nouvelle est que tout cela est très variable : certaines femmes ont même des pulsions sexuelles plus importantes à ces âges-là. Le fait de ne plus s'inquiéter de la fécondation peut être libérateur. Tous ces changements sont aussi parfois l'occasion de vivre sa sexualité différemment, avec moins de passion et plus de tendresse.

→ La dépression

C'est un facteur inhibant. Une femme déprimée, parce qu'elle se couvre de cheveux blancs par exemple, qu'elle a plus de rides ou que son corps se transforme, a des chances de voir son désir sexuel s'éteindre. Si nous y ajoutons une vie sexuelle routinière et sans plaisir, les sentiments de frustration sont assurés.

La sexualité est surtout sensible aux facteurs comme le stress et l'anxiété qui agissent

Les relations sexuelles qui échouent peuvent entraîner de l'anxiété qui dérive en états dépressifs.

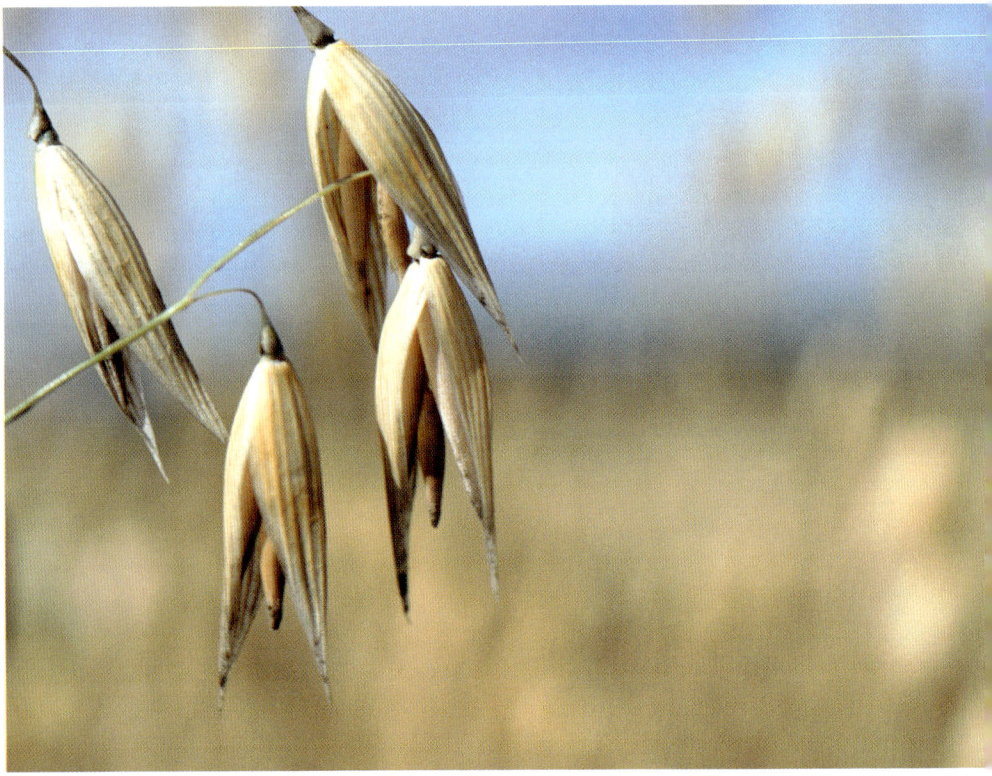

comme des inhibiteurs de l'excitation. Un cercle vicieux peut apparaître : les relations sexuelles qui échouent peuvent produire une certaine inquiétude ou de l'anxiété qui aboutit à des états dépressifs qui peuvent eux-mêmes être à l'origine de problèmes sexuels.

Si la ménopause survient à la suite d'une hystérectomie (l'ablation de l'utérus et/ou des ovaires) ou d'une mastectomie (l'ablation du sein), le risque de souffrir d'un état dépressif est plus grand.

Plusieurs remèdes simples peuvent vous aider à normaliser les niveaux d'hormones, à vous redonner votre libido et à éliminer les symptômes désagréables, mais avant d'aborder cette alternative naturelle, voyons ce que propose l'allopathie.

→ La thérapie hormonale substitutive

On a découvert il y a quelques années que, si l'on remplaçait artificiellement les hormones perdues, il n'y aurait plus de « ménopause malheureuse ». D'abord, on a commencé par remplacer les œstrogènes par une variante artificielle (au début, la thérapie fut appelée « thérapie substitutive aux œstrogènes »). Cela semblait être la solution parfaite pour lutter contre les bouffées de chaleur, l'ostéoporose, le vieillissement de la peau jusqu'à ce que les cancers de l'utérus et du sein commencent à se multiplier chez les femmes qui prenaient des traitements d'œstrogènes par voie orale. Lorsque les chercheurs ont confirmé le lien étroit qui existait entre le cancer et le remplacement des œstrogènes, on y a introduit une variante : les progestérones ou la progestérone synthétique qui aidaient à contrecarrer les effets nocifs des œstrogènes. L'addition de progestérones protège l'utérus de la surstimulation, protège du cancer et provoque des hémorragies régulières. Dès ce moment-là, on a recommandé l'action conjointe de ces deux hormones dans le cadre de la thérapie hormonale substitutive.

Comme nous prenons, dans cet ouvrage, le parti de la vie saine et des alternatives naturelles, nous pensons que l'ingestion de substances artificielles, qui interfèrent dans un processus naturel comme celui de la ménopause, signifie probablement plus de troubles que de bienfaits.

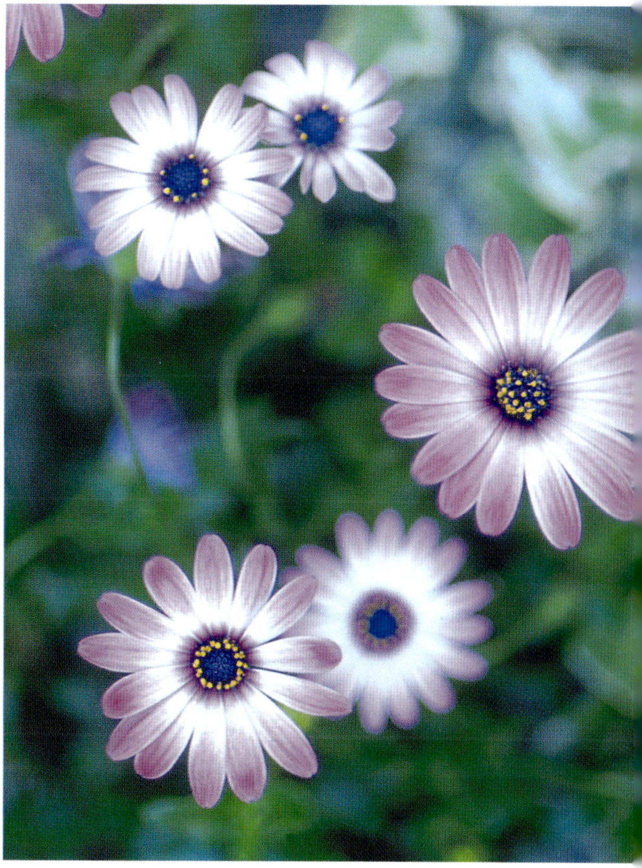

Récapitulons les composants de la thérapie hormonale substitutive :

- D'un côté, nous avons les œstrogènes, des substances qu'on qualifie souvent de naturelles parce qu'elles sont extraites des animaux : urines de juments enceintes ou ovaires de truies.
- D'un autre côté, nous avons les progestérones, une hormone synthétique dont l'action est semblable à celle de la progestérone naturelle. Selon le type de progestérone employée, on peut avoir des effets

secondaires masculins ou féminins (certaines engendrent une plus grande pilosité par exemple).

Lorsque les œstrogènes sont utilisés seuls, le traitement s'appelle « œstrogénique sans opposition » et, quand on utilise la combinaison avec la progestérone, on l'appelle « THS combinée ».

Ceux qui sont en faveur de la substitution hormonale trouvent que cette voie est la plus efficace pour traiter les bouffées de chaleur, l'ostéoporose et pour réduire les risques cardio-vasculaires. Ceux qui s'y opposent affirment que derrière ces bienfaits se cachent trop d'effets secondaires : augmentation de la pression artérielle, crampes abdominales, perte de cheveux, augmentation du poids, rétention d'eau, migraines, nausées, dépression, cancer de l'utérus et cancer du sein.

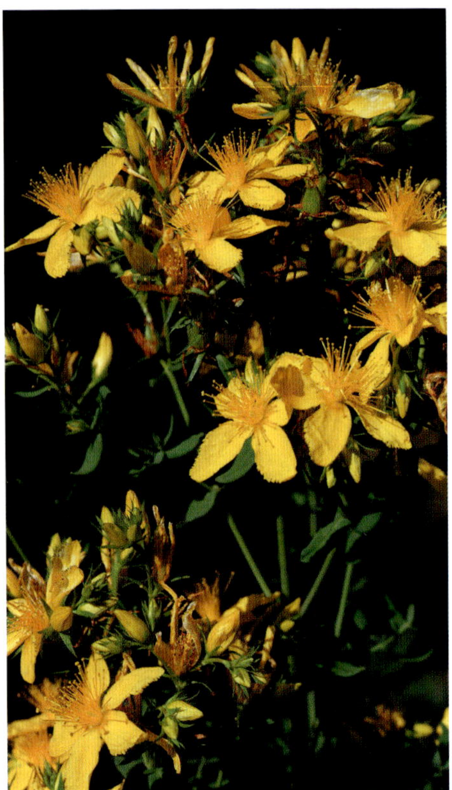

Une alternative naturelle

Grâce à l'alimentation, on peut obtenir de très bons résultats pour soulager beaucoup de symptômes gênants sans souffrir d'effets secondaires. Si on y ajoute un peu d'activité physique, les bienfaits se multiplient. Retenez ces atouts naturels :

Les aliments qui contiennent des phyto-oestrogènes

Ce sont des œstrogènes faibles provenant des plantes, qui permettent d'amoindrir les symptômes caractéristiques de la ménopause. On peut les trouver dans les aliments tels que :

- le soja
- l'igname ou la patate douce
- les carottes
- le fenouil
- les graines germées
- les légumineuses
- les céréales complètes
- les graines de sésame et de lin
- les fruits comme les cerises, les dattes, les pommes, les grenades.

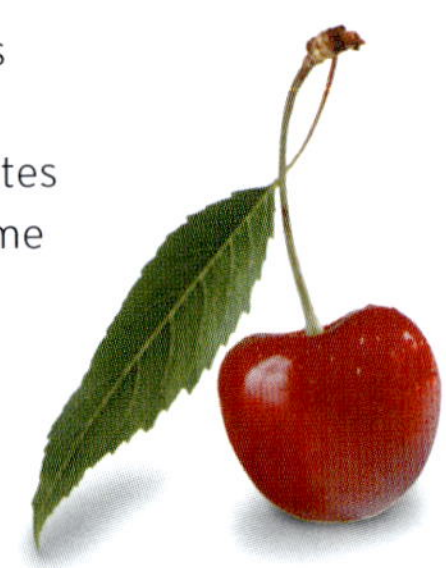

Les plantes médicinales et aromatiques

Certaines plantes sont spécialement indiquées pour accroître la libido comme :

- gattilier
- cimicifuga
- éleuthérocoque
- cardamome
- cannelle
- gingembre
- dong-quai : utile pour réduire la sécheresse vaginale

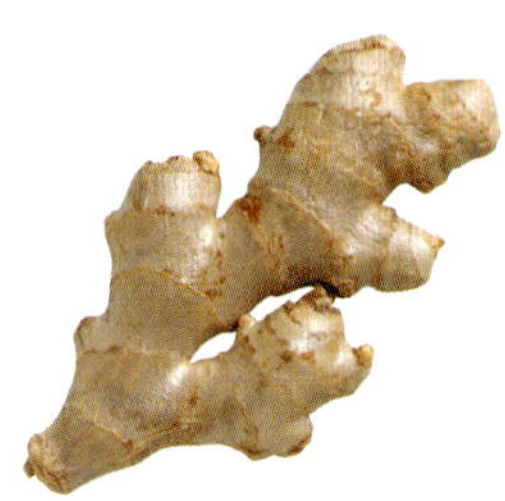

• Damiana : considérée, en Amérique Centrale, comme un aphrodisiaque puissant, on la prescrit également aux femmes pour ses fonctions rééquilibrantes au niveau des hormones.

Aromathérapie

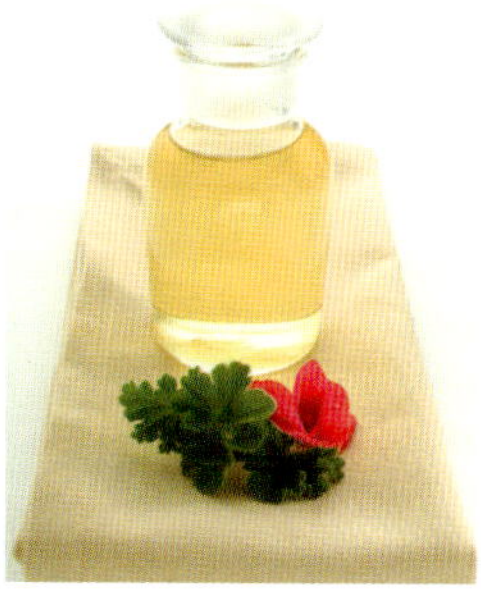

Les huiles essentielles sont d'une grande aide si on les ajoute à une huile neutre et qu'on les utilise pour des massages ou avec un diffuseur. Retenez celles-ci :

• Santal, ylang ylang et géranium : elles sont aphrodisiaques.
• Damiana et géranium : elles fonctionnent en synergie.
• Cannelle de Ceylan : elle est considérée comme un tonique et un stimulant sexuel, indiquée en cas d'apathie, avec un manque de vitalité ou si vous vous sentez introvertie.

Les compléments alimentaires

Nous en avons déjà mentionné quelques-uns dans le chapitre consacré aux compléments alimentaires, mais vous pouvez aussi retenir ceux-ci, qui agissent contre les dépressions, la baisse de la libido et l'apathie :

• L'algue spiruline, le ginseng et l'éleuthérocoque qui sont indiqués pour améliorer la réponse sexuelle.
• Le zinc : c'est un minéral important dans la sexualité. La perte de la libido est souvent un signe de carence en zinc.
• L'extrait d'hypérique : il peut être utile pour soulager la dépression légère et l'anxiété, mais il faut éviter de s'exposer au soleil quand on en prend parce que cela peut provoquer des taches sur la peau.
• Les acides aminés DLPA et L-Tyrosine : ils ont des effets antidépressifs notoires, ils stimulent la fonction mentale et remontent le moral.
• Les vitamines du groupe B : elles ont une fonction active sur le métabolisme et les neurotransmetteurs. Une dépression courante peut être l'effet d'une carence en vitamines B.

L'huile de germe de blé

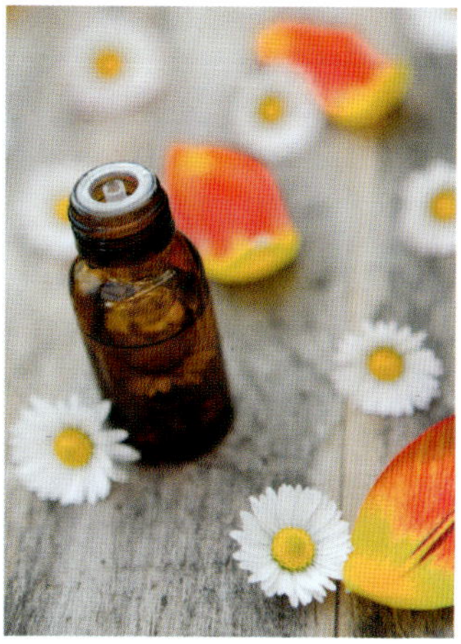

Recommandée pour une application locale en cas de sécheresse vaginale.

Mais la bonne santé est l'aphrodisiaque le plus sûr, tant pour les hommes que pour les femmes. La meilleure manière de revitaliser sa vie sexuelle consiste à faire ce qu'il faut pour retrouver et garder une bonne santé. Le sexe est une activité qui affirme et stimule la vie de toutes les personnes, quel que soit leur âge. Nous ne devons pas renoncer à l'une des meilleures choses au monde, simplement parce que nous vieillissons.
Les relations gratifiantes et solides nous maintiennent ancrés dans la vie et font que celle-ci vaut la peine d'être vécue.

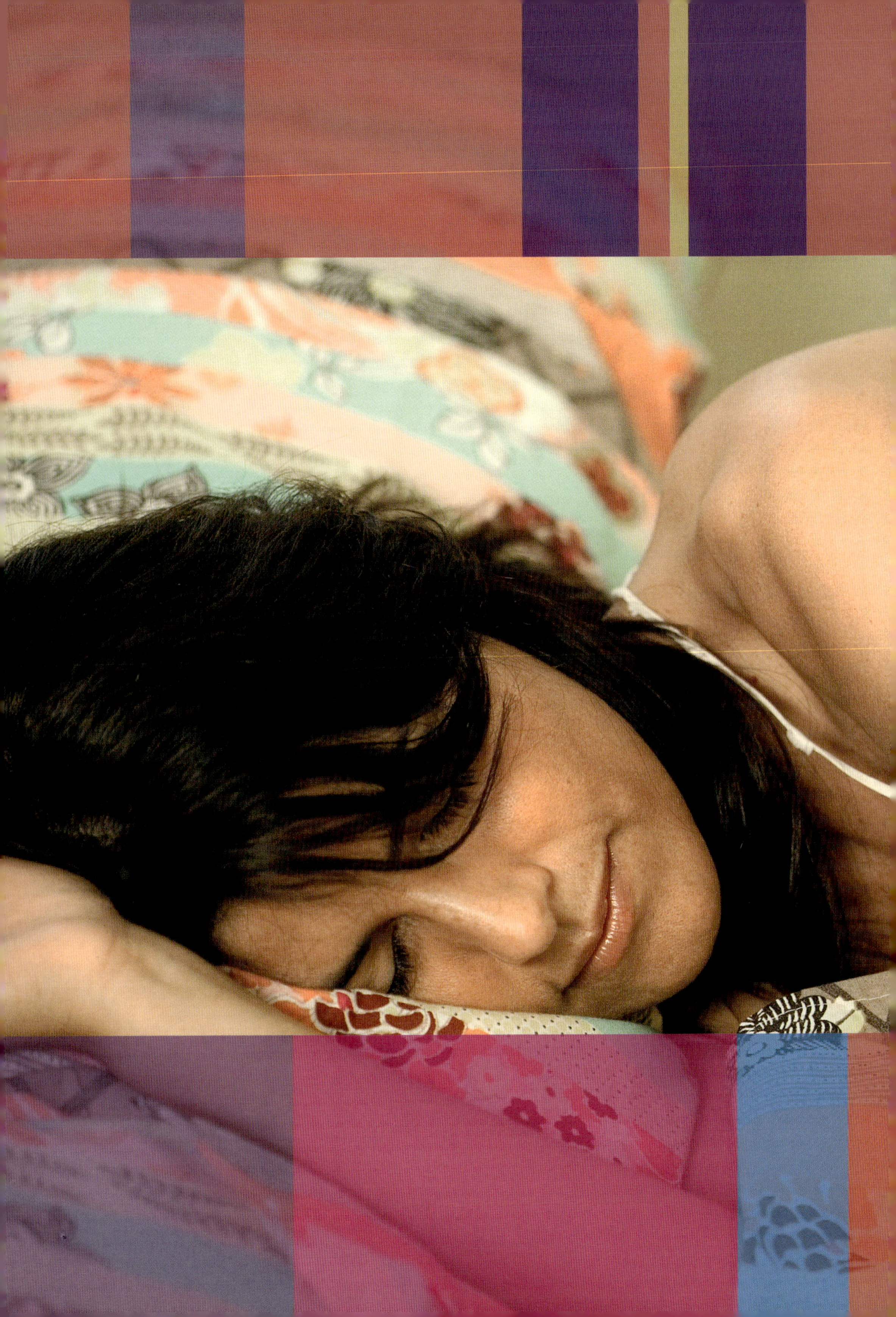

Rajeunissez *en dormant*

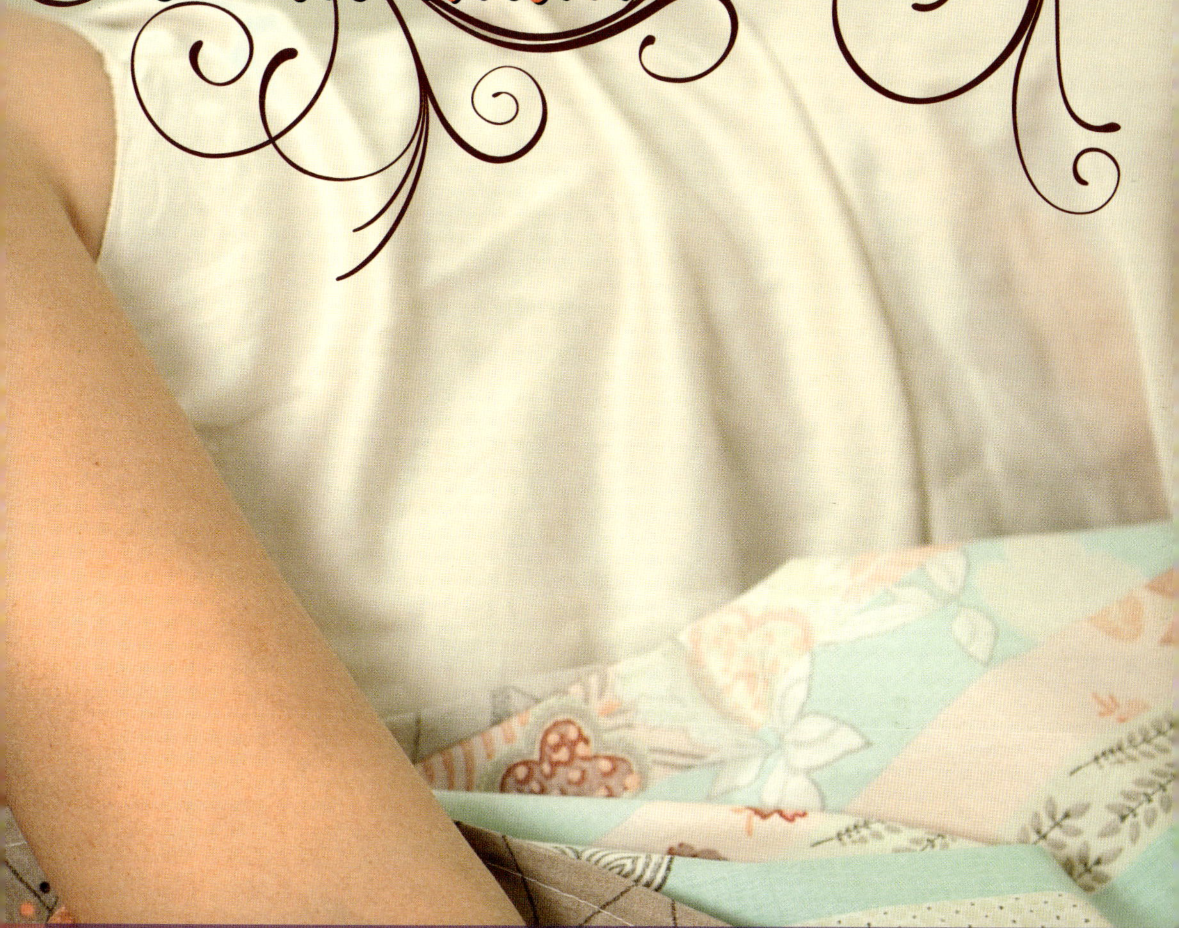

Dormir bien et suffisamment, c'est prendre des mini-vacances. Dormir régénère notre vitalité et renforce nos défenses, depuis notre aptitude à maîtriser et gérer le stress jusqu'à la capacité de lutter contre les infections. Avoir un sommeil réparateur peut être l'une des expériences les plus rajeunissantes que la nature ait à nous offrir. Vous trouverez dans ce chapitre la manière d'y parvenir.

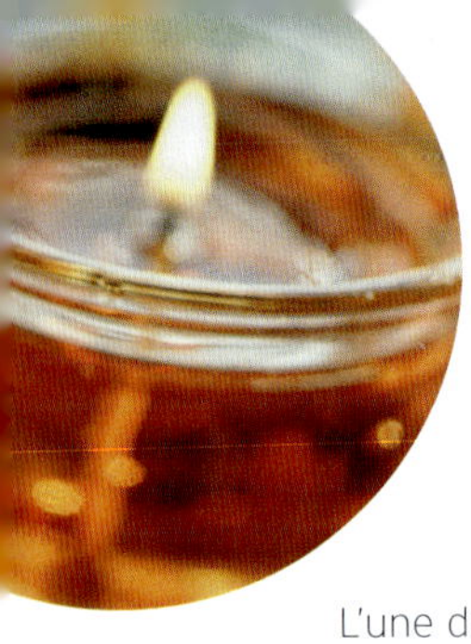

Avoir un sommeil RÉPARATEUR

L'une des façons les plus élémentaires et les plus efficaces pour remonter le temps se résume en un seul mot : dormir.

Pendant les dix prochaines semaines, pensez bien qu'une nuit de sommeil équivaut à de mini-vacances. Dormir donne à votre corps et à votre esprit le temps nécessaire pour récupérer. C'est fondamental pour avoir l'air jeune et fraîche. Il faut apprendre à utiliser le pouvoir étonnant du sommeil.

* Dormez-vous suffisamment ?

La plupart des personnes ne savent pas répondre à cette question. Mais une autre bonne question serait : vous sentez-vous pleine d'énergie et de vitalité au réveil ? Si la réponse est non, c'est probablement que vous ne dormez pas assez.

Dormir trop peu est un problème lourd de conséquences pour beaucoup de gens. Au début du XXe siècle, les gens dormaient du crépuscule à l'aube et la moyenne d'heures de sommeil était de neuf heures et demie. Actuellement, on dort en moyenne sept heures et demie, ce qui, pour beaucoup d'entre nous, n'est pas suffisant. À la différence de nos ancêtres, qui avaient peu de distractions nocturnes, dans notre monde actuel, quand le soleil se couche, les lumières s'allument. Les émissions de télévision aux heures avancées de la nuit, les bars, les spectacles, les ordinateurs et d'autres activités nous volent des heures de sommeil précieuses.

Le stress est encore une autre source de difficulté pour dormir. La vie moderne est devenue de plus en plus compliquée. Le nombre de gens qui souffrent de pathologies comme la dépression ou l'anxiété augmente chaque jour. Le vieillissement affecte aussi nos repères de sommeil. À partir de 40 ans, les changements psychiques rendent certaines personnes vulnérables aux altérations du sommeil. Cela a un effet destructeur et frustrant sur l'organisme.

Le résultat net de toutes ces circonstances est que nous sommes trop nombreux à vivre fatigués, irritables et frustrés. En plus d'être une perturbation chronique, ce manque de sommeil augmente la vulnérabilité face aux infections et aux maladies liées au stress, et accélère en grande partie le processus du vieillissement.

Il n'est pourtant pas nécessaire de continuer de souffrir comme cela. Vous verrez comme il est simple d'obtenir un bon repos nocturne et comment faire pour vous réveiller le matin, en vous sentant fraîche et revitalisée.

Nous allons d'abord analyser en quoi consiste un véritable repos nocturne et pourquoi il est très important dans notre programme de rajeunissement.

* Bien dormir, le secret du bien-être

Une nuit réparatrice consiste en un cycle continu qui présente plusieurs étapes de sommeil, avec peu ou pas d'interruptions. La tranquillité de notre sommeil est plus importante que sa durée ou que la quantité de temps de chaque étape.

> Pour des raisons évidentes, un esprit et un corps détendus peuvent affronter tous les défis de la vie avec une plus grande efficacité : dormir est plus important qu'on ne croie.

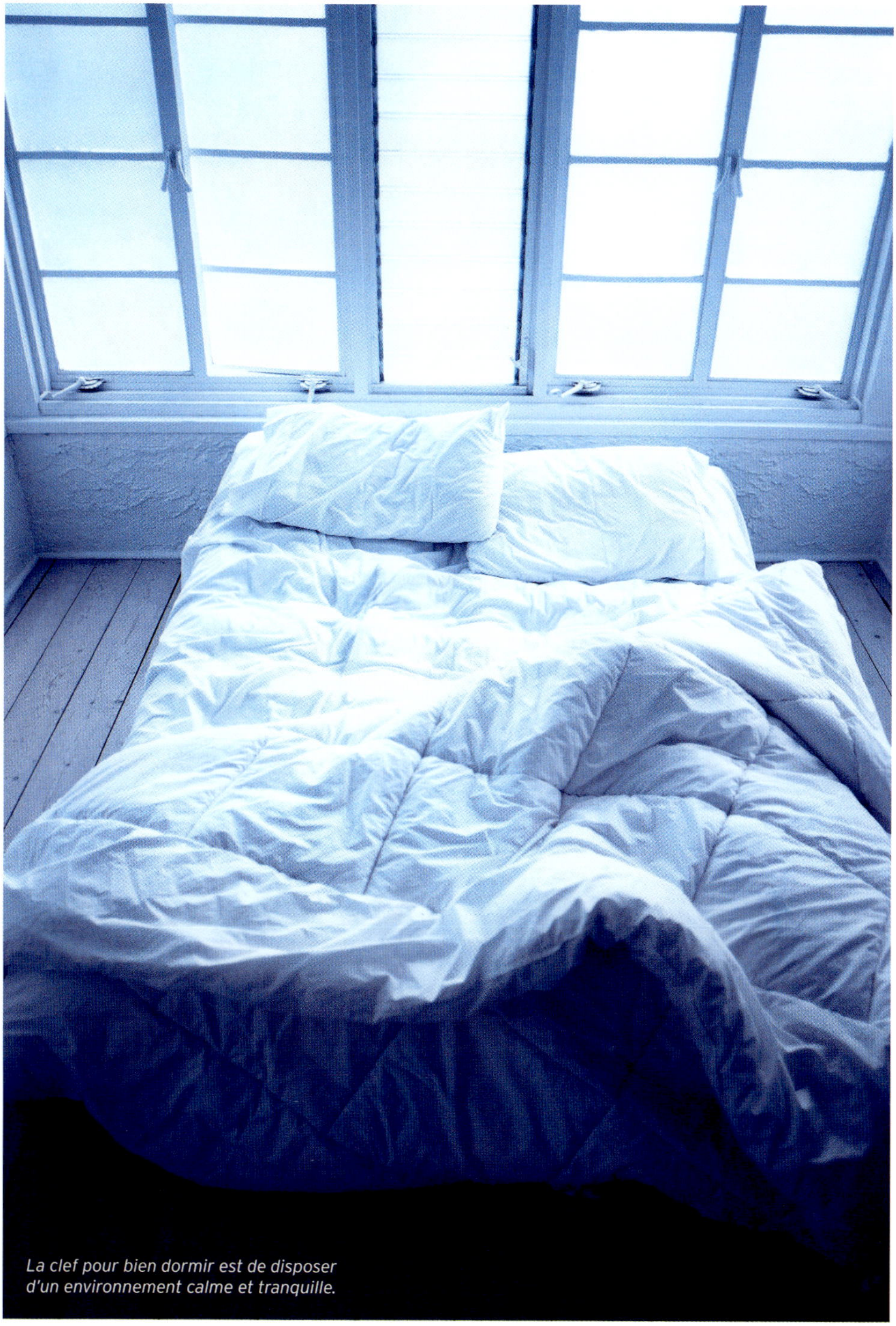

La clef pour bien dormir est de disposer d'un environnement calme et tranquille.

Il existe deux types de sommeil : le MOR (mouvement oculaire rapide) et le non-REM. Chaque nuit, nous passons par quatre à six cycles de sommeil. Chacun est composé d'un MOR (pendant lequel nous rêvons) et d'un non-MOR (pendant lequel nous ne rêvons pas). Ce dernier se présente sous deux formes, la plus fréquente est connue comme le « stade 2 » et la version beaucoup plus profonde est dénommée « sommeil delta » ou « stades 3 et 4 ».

Le sommeil delta est la phase qui permet à l'organisme de récupérer et à ses systèmes de se détendre. Au début du stade delta, une grande quantité d'hormones de croissance est produite. Elles sont ensuite libérées et actives 24 heures suivantes. Plus nous vieillissons, moins nous produisons cette hormone. Nos muscles s'affaiblissent et nous perdons de la masse osseuse. Si notre sommeil delta n'est pas assez long, nous interrompons notre production d'hormones de croissance et nous nous refusons à nous-même un puissant moyen de rajeunir.

D'autre part, le sommeil MOR est, semble-t-il, celui qui est le plus lié à la fonction mentale et à l'humeur. Si nous n'avons pas assez de sommeil MOR, nous avons des difficultés à nous concentrer ou à penser clairement le matin. Les chercheurs ont montré que les personnes privées du sommeil MOR deviennent inquiètes, confuses, oublient facilement, ont parfois des hallucinations et ont plus de risque de souffrir de problèmes psychologiques.

Les troubles du sommeil

Pour trouver un remède, il faut analyser le problème. Les causes les plus fréquentes (si on écarte les plus graves comme, par exemple, la fibromyalgie) sont psychologiques : l'anxiété, la dépression, les problèmes conjugaux, l'affliction ou les problèmes professionnels. Ces problèmes ne sont pas toujours

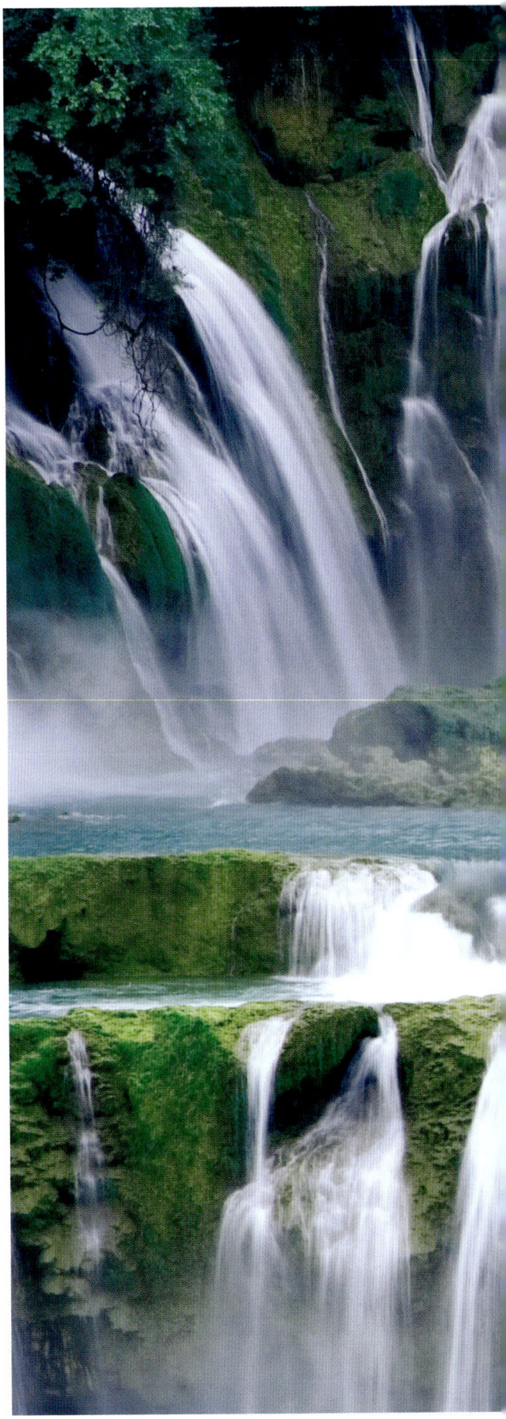

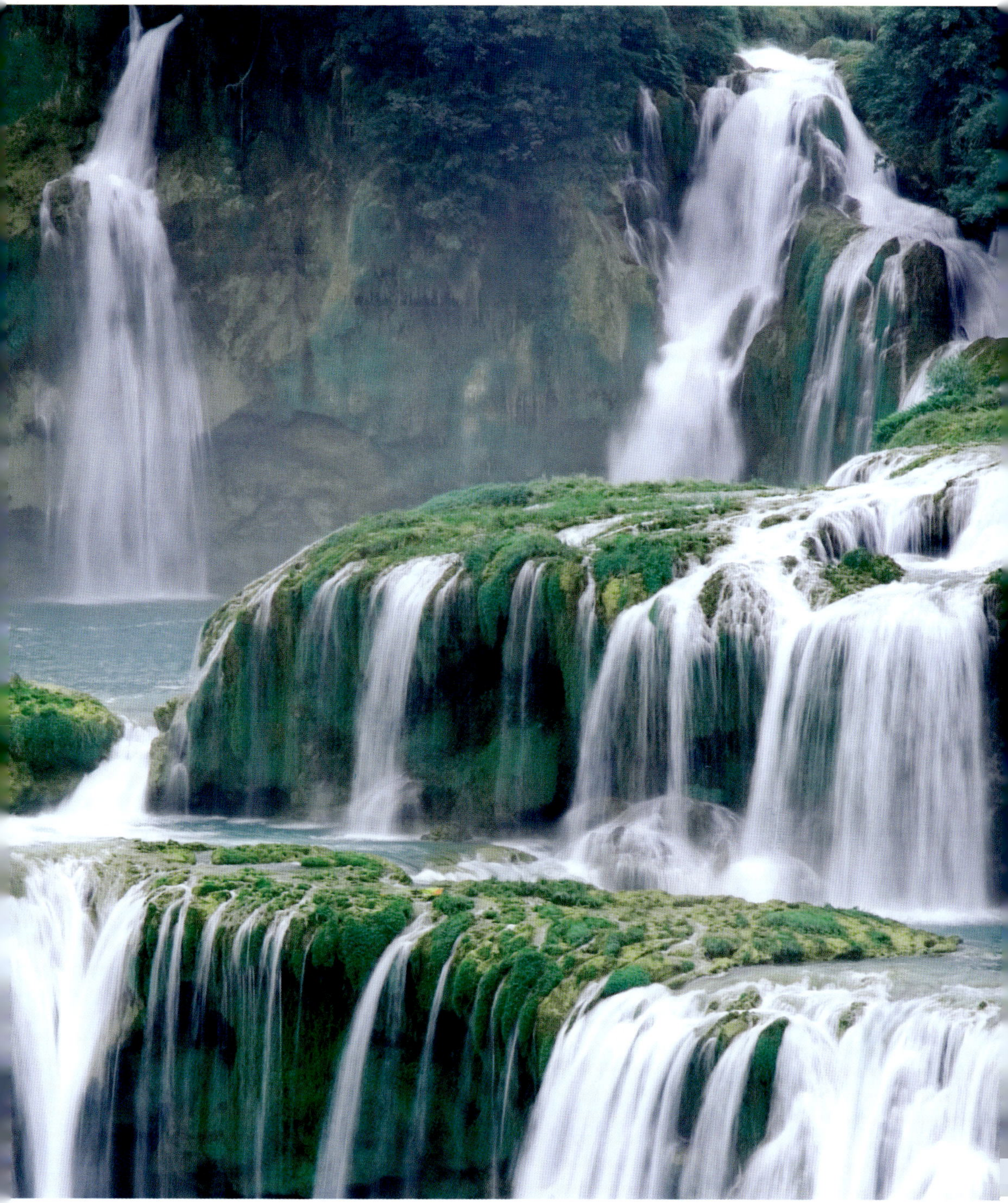

faciles à diagnostiquer mais il est logique que, si l'on est soumis à de fortes tensions pendant la journée, on se laisse déborder pendant la nuit, parce qu'on a trop souvent laissé les préoccupations de côté au lieu de les affronter.

Si vous ne jouissez pas d'un sommeil tranquille et réparateur ou que vous souffrez d'insomnie et que vous n'en trouvez pas la cause, approfondissez votre recherche au niveau émotionnel. Avez-vous ressenti que quelqu'un vous rejetait récemment dans une relation importante pour vous ? Êtes-vous inquiète à propos de votre santé ou de celle de quelqu'un de proche ? Avez-vous des problèmes financiers ? Non seulement les situations négatives peuvent engendrer du stress mais les situations positives aussi : un changement professionnel, un déménagement, le début d'une relation amoureuse... Il est important d'identifier la cause du stress et de réussir à l'éliminer pendant la nuit.

→ Laissez de côté vos préoccupations

Consacrez 30 minutes en début de soirée à « respirer » par rapport à vos préoccupations. Asseyez-vous tranquillement. Même si cela peut vous paraître contradictoire, livrez entièrement votre esprit à cette préoccupation, en réfléchissant à ce qui vous préoccupe et aux moyens de remédier à la situation.

Il peut être utile de définir par écrit le problème en question et de faire une liste des solutions possibles. S'il y a quelque chose que vous pouvez faire pour résoudre le problème, mettez cela en pratique ou élaborez un plan d'action. Puis, arrêtez de vous en inquiéter jusqu'au jour suivant.

Si vous commencez à penser au problème une fois au lit, répétez-vous à vous-même : « Non, je m'en suis déjà occupé. » Cela peut paraître simple, mais c'est efficace.

→ Apprenez à vous détendre

Certaines personnes croient à tort que, pour se détendre, elles ont besoin de boire un verre, de fumer une cigarette ou de prendre un médicament. Rien n'est plus faux. Votre corps lui-même peut prendre les choses en main si vous lui en donnez la possibilité.

Une simple séance de relaxation peut mettre de meilleure humeur et aider le corps à se déconnecter après une journée frénétique. Une pratique continue de relaxation donne la sensation de mieux se dominer.

Lorsque vous aurez fini cette séance de relaxation vous vous sentirez probablement plus tranquille et détendu(e), prêt(e) à dormir sans que les préoccupations diurnes ne vous obsèdent pendant la nuit.

→ Faites votre routine d'entraînement

Nous avons déjà évoqué tous les bienfaits d'une activité physique régulière, mais nous

Une nuit de sommeil réparateur

Une nuit de sommeil réparateur permet à notre corps et à notre esprit de se reposer et de se remettre de leurs activités. Les rythmes cardiaque et respiratoire diminuent ostensiblement, la pression sanguine commence à baisser. Le métabolisme (processus qui approvisionne notre corps en énergie) réduit son rythme et la température du corps baisse. Pendant le sommeil, nous sollicitons beaucoup moins les systèmes de notre organisme que lorsque nous sommes éveillés. Pendant que nous dormons, nos cellules se consacrent à s'auto-réparer et à se reproduire. Une nuit au cours de laquelle on n'a pas bien dormi est une occasion perdue de se reposer et de rajeunir suffisamment.

Voici un guide pour une séance de relaxation

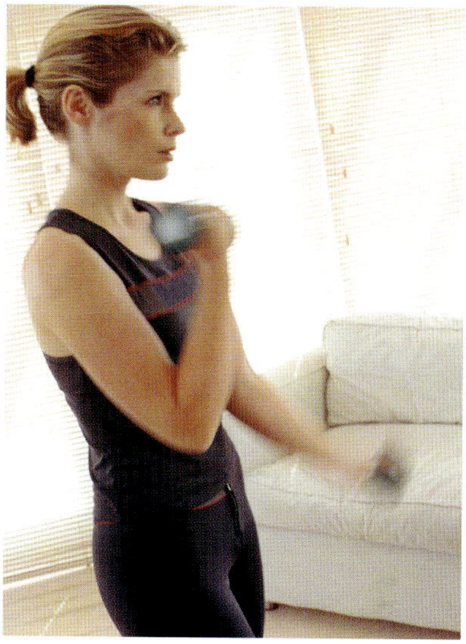

1. Consacrez 15 minutes de votre journée, de préférence en fin d'après-midi, avant de dîner, à une séance de relaxation régulière. Assurez-vous que vous ne serez pas distraite pendant ce laps de temps.

2. Mettez des vêtements amples et doux et asseyez-vous dans un lieu confortable, en prenant une posture dans laquelle vous êtes à l'aise.

3. Pour ne pas avoir à y penser mais ne pas dépasser l'horaire prévu, programmez le réveil pour être prévenue que 15 minutes se sont écoulées et que la séance est terminée.

4. Choisissez un mot ou une phrase courte qui résonne pour vous et que vous puissiez répéter. Par exemple, le mot « paix » ou le début d'une phrase ou d'un proverbe.

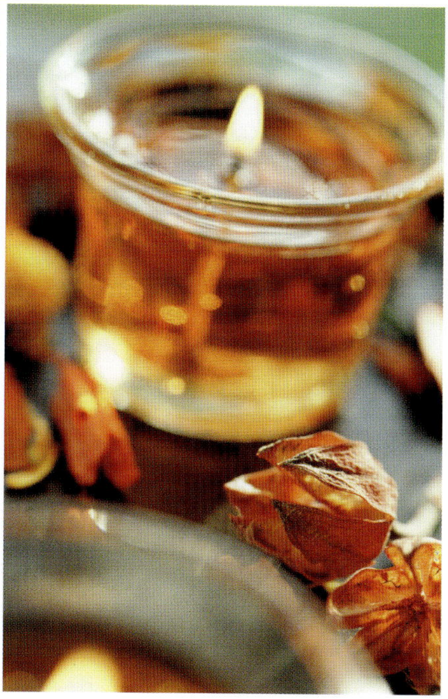

5. Fermez les yeux et respirez naturellement, en répétant le mot mentalement tandis que vous expirez.

6. Détendez vos muscles, en commençant par la tête et le cou, descendez progressivement jusqu'aux orteils. Soyez consciente de chacune des parties du corps que vous détendez.

7. Continuez à respirer régulièrement en répétant le même mot. S'il vous vient à l'esprit d'autres pensées, ne les refusez pas ; acceptez tranquillement qu'elles existent mais laissez-les s'en aller.

8. Continuez la pratique pendant 15 minutes et, pour finir, restez assise tranquillement quelques minutes de plus, d'abord avec les yeux fermés, puis avec les yeux ouverts.

profitons de cette occasion pour vous les rappeler.

Différentes études ont montré que les personnes qui ne font pas de sport régulièrement sont plus enclines aux troubles du sommeil. Il faut en revanche prendre la précaution de ne pas en faire 2 ou 3 heures avant d'aller se coucher puisque cela accélère le rythme cardiaque.

Le corps met du temps à revenir à son état d'origine ; il est préférable de ne pas faire sa routine d'entraînement trop tard le soir car vous auriez du mal à trouver le sommeil ensuite.

→ Surveillez votre régime

Si vous souffrez de troubles du sommeil, il est possible que votre régime alimentaire ne soit pas adapté à vos besoins. C'est un problème que nous avons déjà évoqué dans le chapitre consacré à notre programme culinaire. Nous allons insister ici sur les aliments qui ont tendance à améliorer ou à perturber un bon repos.

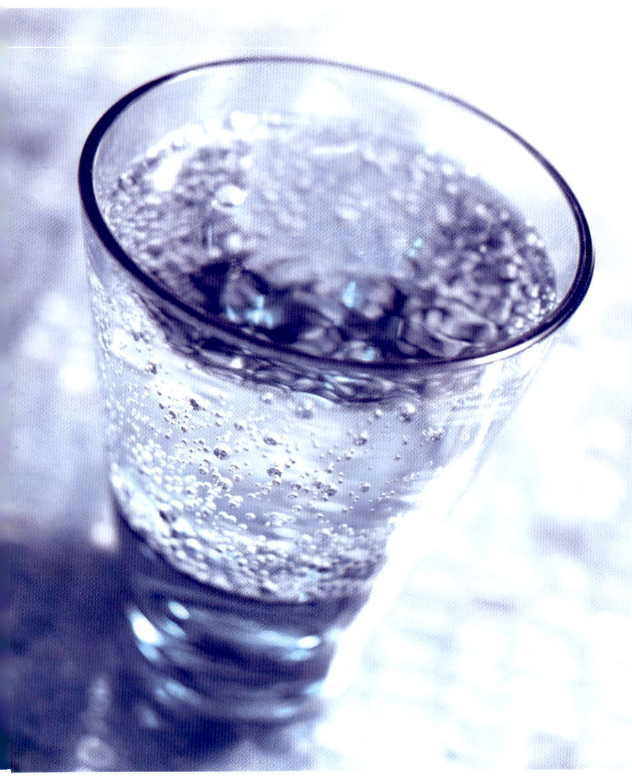

Zéro nicotine !

Ne pas dormir convenablement est une raison supplémentaire pour ne pas fumer. La nicotine est un stimulant ; elle peut donc provoquer des insomnies. Les fumeurs ont souvent plus de mal à trouver le sommeil parce que le tabac provoque une augmentation de la pression sanguine, accélère le rythme cardiaque et stimule l'activité des ondes cérébrales. Les personnes qui fument ont également tendance à se réveiller plus souvent pendant la nuit, probablement parce que leur organisme est en manque. La meilleure chose à faire, évidemment, est d'arrêter de fumer, mais si vous sentez que vous ne pouvez pas, que vous ne voulez pas ou que vous n'êtes pas prête, réduisez au moins le nombre de cigarettes l'après-midi et le soir, surtout quand l'heure d'aller au lit approche.

La pire chose à faire lorsqu'on cherche le sommeil est d'allumer une cigarette.

Le mythe du lait chaud

Boire du lait avant d'aller se coucher n'est pas une recommandation valable pour tout le monde. Même si le calcium et le tryptophane que contient le lait sont de bons sédatifs, les produits laitiers et les autres aliments riches en graisse sont difficiles à digérer. Cela peut avoir pour conséquence de vous maintenir éveillée. Cependant, ce qui fonctionne pour certaines personnes ne fonctionne pas pour d'autres. Il faut donc se fier à sa propre expérience.

Huit verres d'eau par jour

Nous l'avons déjà intégré dans notre programme de rajeunissement. Nous renouvelons ici notre conseil : l'eau draine les toxines du corps, allégeant la charge du travail du foie et de l'appareil digestif.

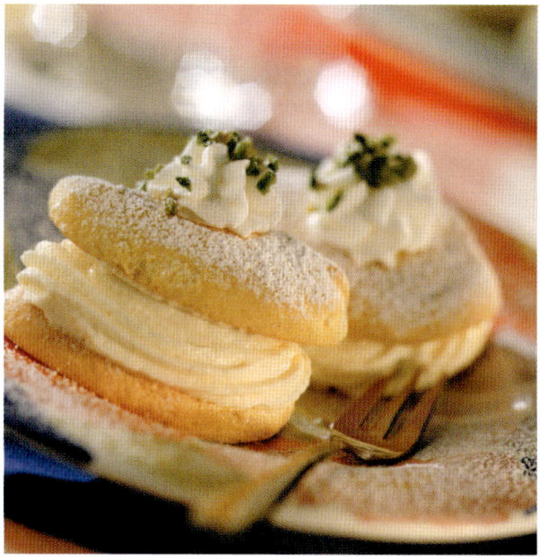

La répartition des repas
Restez consciente, non seulement de ce que vous mangez, mais aussi de comment vous le faites, car cela peut se répercuter sur le sommeil. Vous devez prendre un bon petit-déjeuner, un bon déjeuner mais dîner peu. Le dîner doit être sain et léger avec une portion conséquente de protéines. Cela vous aidera à ne pas avoir faim au milieu de la nuit. Il ne faut pas non plus dîner trop tard, parce que votre organisme aura trop de mal à digérer alors qu'il devrait se détendre. Évidemment tenez-vous éloignée des boissons et des aliments qui contiennent des stimulants.

Surveillez votre consommation de caféine
Dans le chapitre sur les aliments que nous recommandions d'éviter figurait la caféine. C'est d'autant plus valable si vous rencontrez des problèmes pour dormir. La caféine peut rester dans le sang pendant 8 heures. Il n'est donc pas surprenant qu'elle court-circuite le sommeil. Certaines personnes sont plus sensibles à la caféine que d'autres, même si beaucoup sont plus affectées qu'elles ne le croient. On a réalisé une étude sur des personnes qui assuraient qu'elles pouvaient prendre un café et s'endormir ensuite sans problème : on a prouvé que leur sommeil était moins profond et réparateur qu'elles ne le pensaient. D'autres substances contiennent de la caféine, comme le chocolat, les boissons au cola et le thé, qui peuvent être à l'origine d'un repos déficient. Évitez de les consommer l'après-midi et le soir.

Évitez de consommer de l'alcool
On croit que l'alcool aide à dormir. Mais à mesure que l'alcool est métabolisé par l'organisme, celui-ci libère un stimulant naturel qui perturbe le sommeil au milieu de la nuit. Par exemple, les alcooliques chroniques souffrent d'altérations du sommeil, quel que soit leur âge : leur sommeil n'est ni régulier ni continu. Ils se réveillent beaucoup entre les phases de sommeil et même au cours de ces phases.

Si vous avez l'habitude de prendre un verre chaque soir pour vous détendre, abandonnez-la progressivement. Prenez à la place des jus de fruit naturels. Nous allons évoquer plus loin quelques produits naturels qui vous donneront un sommeil reposant et réparateur, sans les inconvénients de l'alcool.

Les hydrates de carbone raffinés
Les mêmes hydrates de carbone qui accélèrent le vieillissement et provoquent des montées subites de sucre dans le sang peuvent interférer dans le repos nocturne. Au début, on ressent seulement une tension puis une soudaine chute de sucre dans le sang peut être si gênante qu'elle vous réveille au milieu de la nuit. Consommer des desserts ou des boissons sucrées un peu avant de dormir (ou avant n'importe quel moment de repos) accentue le problème.

Comment retrouver un sommeil réparateur

Parfois, la solution à tous nos problèmes se trouve juste devant nos yeux et nous ne la voyons pas. Un environnement propice à un bon sommeil peut être un élément clef qui fait la différence entre une nuit blanche et une nuit de repos réparatrice. Aucun détail n'est assez insignifiant pour ne pas perturber le sommeil, des draps du lit au type de réveil sur la table de nuit. La liste est interminable, mais vérifiez d'ores et déjà ces éléments :

- Les draps sont-ils propres et aérés ?
- Le matelas est-il confortable ou les ressorts s'incrustent-ils dans votre dos ?
- L'oreiller est-il trop haut ou trop bas ?
- Le lit vous laisse-il assez de liberté de mouvement ?
- La chambre est-elle aérée ou hermétique comme un « bunker » ?
- En d'autres termes : vous sentez-vous bien là où vous dormez ?

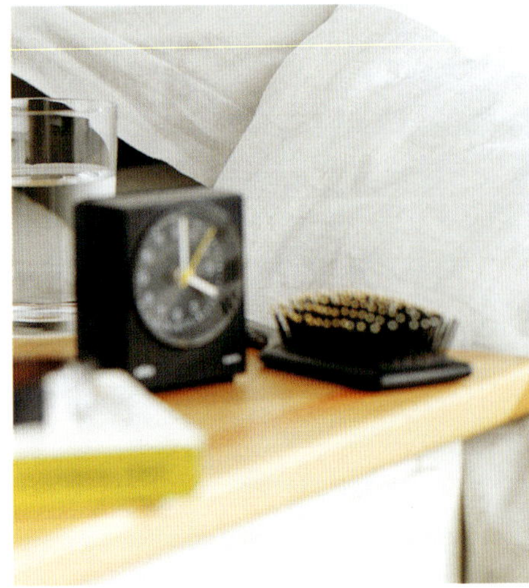

Voyons maintenant d'autres aspects à prendre en compte :
Voyons maintenant d'autres aspects à prendre en compte :

Ajustez la température de la chambre. Avant de dormir, vérifiez si la température ambiante est réellement confortable pour vous. Avez-vous besoin d'une pile de couvertures sur vous ? Êtes-vous obligée de tout enlever ? Avoir à faire beaucoup d'ajustements est un indice d'une température inadéquate et cela peut occasionner un repos déficient si vous vous réveillez plusieurs fois pendant la nuit parce que vous avez trop froid ou trop chaud.

Amortissez les bruits. Si le bruit vous maintient éveillée, essayez de l'éliminer au maximum en utilisant la moquette et les rideaux. Envisagez la possibilité d'installer des doubles vitrages. Nous finissons tous par nous adapter au bruit constant ; les bruits qui posent problème sont occasionnels et forts, comme une sirène de voiture par exemple ou un camion-poubelle.

Éliminez le réveil. N'utilisez pas de réveil à tic-tac ni à numéros lumineux. Les insomniaques fixent leur regard sur les chiffres brillants et leur frustration augmente à mesure que passent les secondes et les minutes. Si vous avez besoin d'un réveil près du lit, baissez au moins la brillance des chiffres ou mettez-le sous lit où vous ne pourrez pas le voir.

Évitez l'activité « couche-tard ». Beaucoup de gens ne dorment pas assez simplement à cause de leur mode de vie : ils travaillent ou regardent la télévision jusqu'à des heures avancées de la nuit. Pour changer de routine, commencez par vous déconnecter de tout après le dîner, le plus tôt possible. Essayez de réaliser une série d'activités reposantes avant d'aller vous coucher : prendre soin de votre peau, lire un livre (mais pas un thriller qui va vous maintenir éveillée toute la nuit), arroser les plantes, feuilleter une revue... Essayez de les réaliser dans le même ordre tous les soirs, cela prédisposera votre corps et l'habituera à savoir qu'il est l'heure de dormir.

Vérifiez qu'il n'y a pas de raisons latentes à vos insomnies. Il existe des conditions physiques qui gênent le sommeil. Les déséquilibres chimiques de l'organisme et les problèmes qui requièrent une solution médicale comme l'apnée (lorsque la respiration

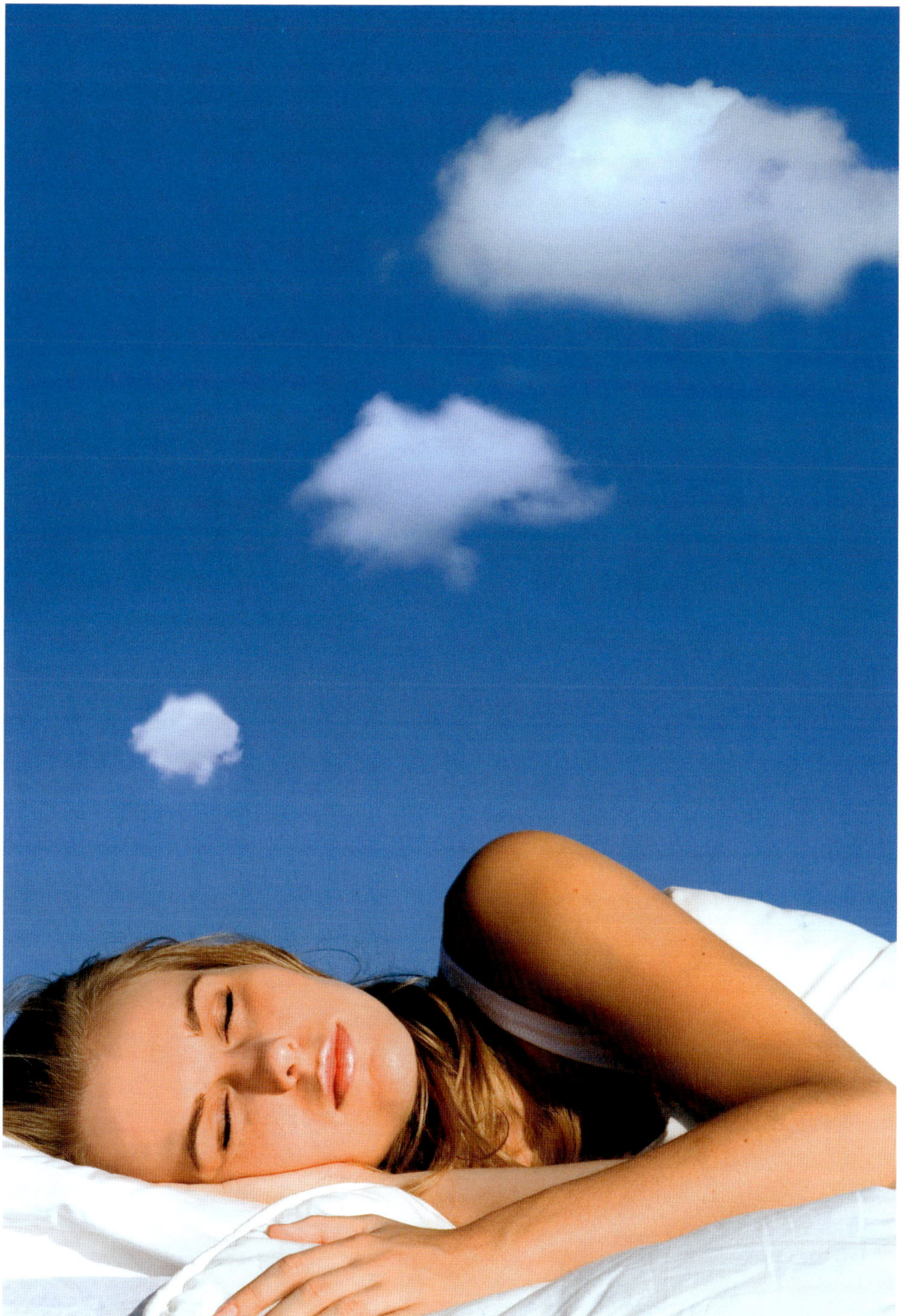

s'arrête temporairement pour laisser place à une bruyante inspiration avant de pouvoir reprendre son souffle) peuvent être à l'origine du problème. Si l'insomnie devient un trouble chronique, la meilleure chose à faire est d'aller chez le médecin pour écarter cette pathologie.

Chez la femme, la ménopause peut provoquer certains troubles du sommeil. Il n'est pas rare qu'une femme se réveille à cause d'une bouffée de chaleur soudaine, ou qu'elle se réveille trop tôt. Certains remèdes naturels pour mieux dormir peuvent vous aider à pallier ces problèmes.

Les inducteurs naturels

Les somnifères ne sont pas la panacée contre les insomnies. Les médicaments conduisant à des addictions sont toujours potentiellement dangereux. Il faut souvent en augmenter la dose pour qu'ils restent efficaces. En outre, lorsqu'on cesse d'en prendre, on peut avoir encore plus de mal à trouver le sommeil – phénomène que l'on appelle : « insomnie rebond ». Les somnifères altèrent les cycles normaux en réduisant autant le sommeil profond que l'endormissement. Ne vous étonnez pas si vous vous sentez assommée toute la matinée.

Les médicaments qui sont vendus sans ordonnance sont meilleurs. Ils contiennent des sédatifs antihistaminiques moins agressifs que les somnifères délivrés sur ordonnance, même s'ils provoquent une somnolence significative le matin.

Il existe une alternative naturelle, sûre et efficace qui aide à trouver le sommeil. Ce sont des compléments alimentaires, des plantes médicinales ou des huiles essentielles. Les études ont montré que ces substances agissent comme des sédatifs doux qui détendent le système nerveux sans provoquer d'effet secondaire. En voilà une description détaillée :

→ De beaux rêves avec des ingrédients naturels

- **Lavande.** Cette plante a été employée dans l'élaboration de différents remèdes populaires contre l'insomnie. Les médecins de l'Antiquité en faisaient usage.

Récemment des chercheurs anglais ont prouvé que l'huile essentielle de lavande est utile pour traiter les insomnies dans les maisons de retraite. On a observé pendant 6 semaines le sommeil de quatre patients qu'on avait mis sous traitement médicamenteux pendant 3 ans. Pendant les deux premières semaines, on a diminué leurs médicaments, puis, les deux semaines suivantes, on les leur a enlevés. Pendant les deux dernières semaines, on ne leur a pas non plus administré de médicament, mais on a parfumé leur chambre avec de l'huile essentielle de lavande. Les chercheurs ont constaté que les personnes âgées avaient eu du mal à dormir pendant les semaines où on leur avait retiré leurs médicaments. En revanche, pendant les deux dernières semaines, elles ont dormi aussi bien que si elles avaient pris leurs médicaments. Autrement dit, l'huile essentielle de lavande est aussi efficace qu'un somnifère. Elle a d'autres avantages :

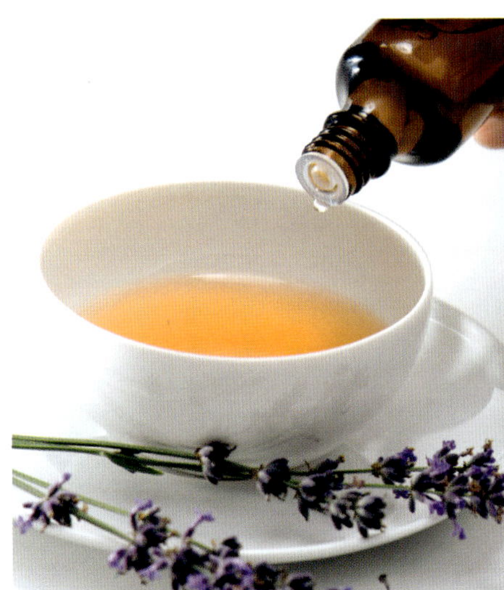

on n'a pas besoin de l'ingérer, elle ne crée aucune addiction et n'entraîne aucun effet secondaire. Vous pouvez utiliser l'huile essentielle de lavande pour parfumer votre chambre ou en mettre quelques gouttes sur l'oreiller. Vous pouvez également en verser quelques gouttes dans la baignoire et prendre un bain une heure ou deux avant de vous coucher.

- **La camomille.** C'est une plante dont les effets reposants sont très reconnus. Goûtez-la en infusion, préparez-en un litre et ajoutez-la à l'eau du bain.

- **La passiflore.** Son nom scientifique est *Passiflora incarnata*. Les Aztèques l'utilisaient comme sédatif ou antalgique. Vous pouvez en acheter sous forme de capsules ou en extrait liquide. Elle pousse surtout au Brésil, elle est riche en alcaloïdes et en flavonoïdes. Ces ingrédients lui confèrent des propriétés sédatives et tranquillisantes.

- **La valériane.** C'est une autre plante médicinale classique qui sert à trouver le repos et à jouir d'un sommeil réparateur. Vous trouverez la plante vendue en vrac, pour préparer vos propres infusions, en capsules ou en extrait liquide.

- **Le millepertuis,** appelée aussi herbe de la Saint-Jean ou herbe à mille trous. On lui reconnaît des effets dans le traitement des altérations du sommeil et de l'anxiété. On croyait jadis qu'elle avait des propriétés magiques et on la suspendait au plafond pour se prémunir des malheurs. Pour être investie de ce pouvoir, la plante devait être cueillie au petit matin, le jour de la Saint-Jean (24 juin).

- **L'acide gamma aminobutyrique (GABA).** C'est un acide aminé qui a des effets reposants grâce à ses propriétés de tranquillisant sur le système nerveux et le cerveau. On

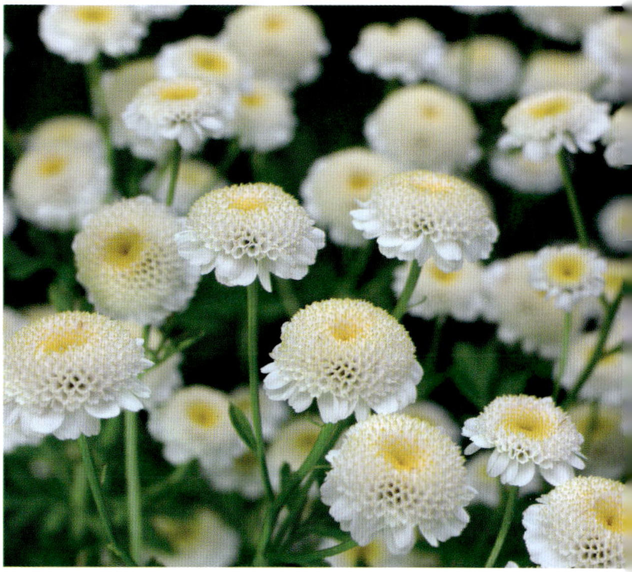

recommande d'en prendre au maximum 500 mg par jour.

- **Le calcium et le magnésium.** Ce sont des minéraux qui ont une action sur les nerfs et les muscles ; ils sont donc utiles pour diminuer l'anxiété et la tension musculaire. Vérifiez qu'il y a bien du calcium et du magnésium dans votre complexe multivitaminé. Mais il vous faudra peut-être compléter la dose pour arriver à une quantité de 300 mg de magnésium et de 350 mg de calcium par jour.

Demandez dans votre magasin de diététique s'il n'y a pas de préparation spéciale qui contient plusieurs de ces composants.

Les astuces pour trouver le sommeil

Les troubles de sommeil peuvent devenir une immense source de stress. Quand une femme ou un homme insomniaque pose sa

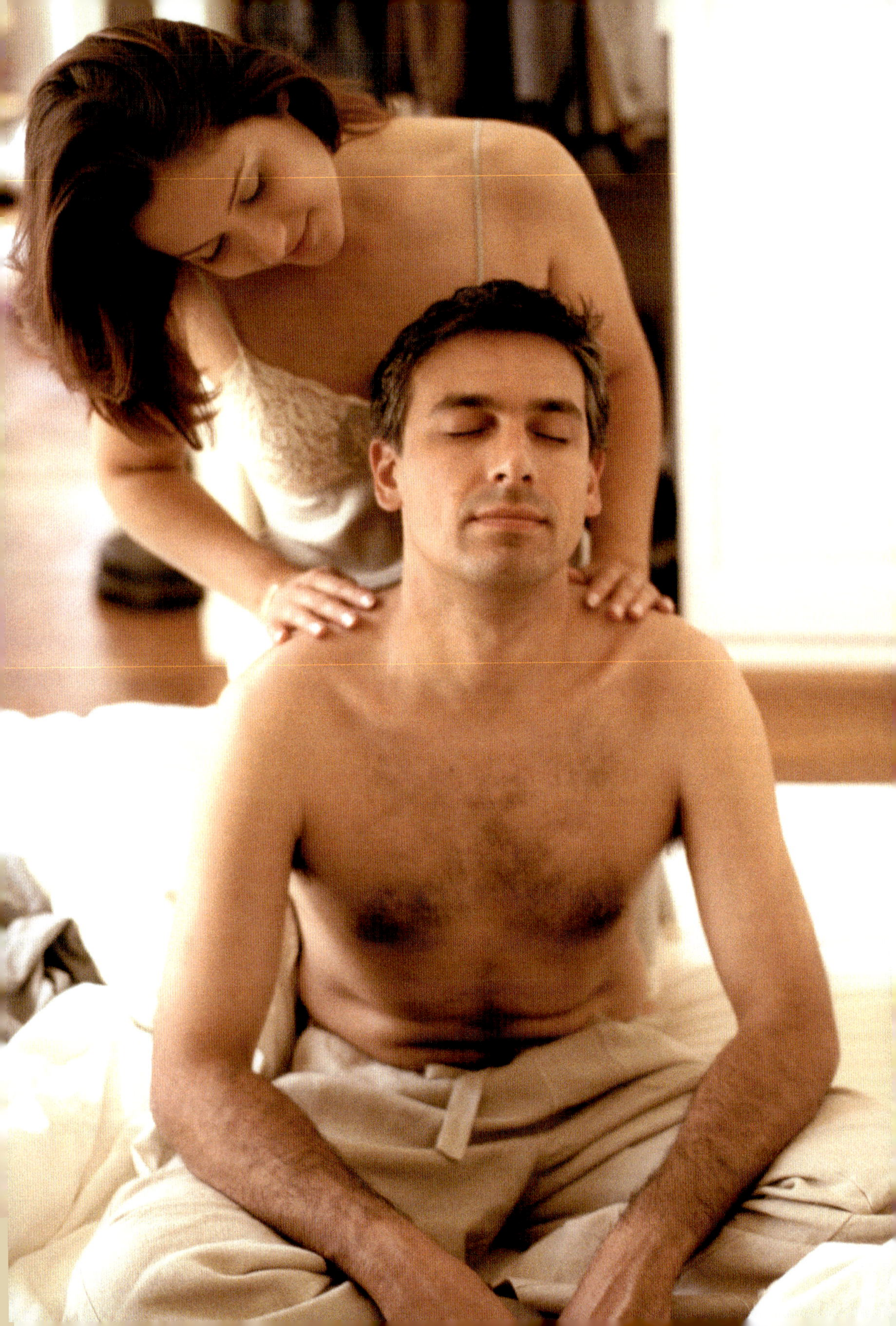

tête sur l'oreiller, son anxiété est manifeste et s'exprime toujours par les mêmes réflexions : « Que puis-je faire ? Cela fait trop longtemps que je me retourne dans le lit sans trouver le sommeil. Je suis si fatigué ! Je dois être frais et dispo demain. Je ne peux pas continuer ainsi. » La personne reste éveillée toute la nuit, prisonnière de sa panique. La même chose arrive si on se réveille tard dans la nuit et qu'on n'arrive plus à se rendormir.

Quelques-unes des suggestions de ce chapitre ont une portée immédiate. D'autres s'inscrivent dans le moyen ou le long terme. Il est évident qu'on peut mettre des jours, voire des semaines, à rétablir une routine saine pour notre corps. Cela peut demander un peu de temps de se rééduquer à dormir. Mais vous verrez que, en suivant nos conseils, au bout de dix semaines, vous dormirez bien mieux et vous en profiterez énormément. Voici quelques suggestions pour vous aider à dormir pendant ces nuits où vous ne trouvez pas le sommeil :

- Si vous ne réussissez pas à dormir, ne restez pas dans le lit à regarder la télévision, à classer des factures ou à parler au téléphone. Essayez de faire en sorte que votre lit soit un véritable prélude au repos et au sommeil.
- Ne vous retournez pas sans cesse dans le lit. Essayez de trouver une position, sur le dos de préférence, pour vous endormir. Sortez du lit dès que vous sentez la frustration monter et changez-vous les idées. Faites quelque chose qui vous détend et qui vous plaît : lire un livre qui vous calme plus qu'il ne vous passionne ou écouter de la musique classique. Retournez au lit dès que vous sentez le sommeil revenir.
- N'en faites pas une obsession. Répétez-vous à vous-même que, si cela vous arrive la nuit suivante, ce ne sera pas si terrible que ça. Vous pouvez maîtriser la situation demain, même si vous êtes fatiguée.
- Ne faites pas la sieste. C'est, certes, une habitude saine mais, dans le cas où vous souffrez de troubles du sommeil, il est préférable de réserver le sommeil pour la nuit, sinon vous risquez de ne pas être assez fatiguée pour bien dormir la nuit.
- Levez-vous dès que vous avez ouvert les yeux le matin. Dormir et se réveiller de façon intermittente après que le réveil ait sonné peut court-circuiter votre horloge biologique.
- Couchez-vous plus tard et levez-vous plus tôt. Si votre insomnie est occasionnelle et que vous mettez des heures à vous endormir, essayez de vous coucher une heure plus tard et de mettre le réveil pour qu'il sonne un peu avant. Cela vous maintiendra en dehors du lit quand vous ne pouvez pas dormir et vous aidera à retrouver un cycle veille-sommeil fonctionnel.

Tout le monde a besoin de nuits de sommeil réparateur. Chacun a son propre concept de ce qu'est une nuit réellement reposante, mais cela consiste surtout à dormir de façon ininterrompue pendant suffisamment de temps. Il ne doit être pénible ni de trouver le sommeil ni de se réveiller. C'est vital pour rester en bonne santé physique et émotionnelle. Les médicaments ne fournissent pas le type de sommeil nécessaire. Il existe des alternatives plus naturelles. Dormir bien est essentiel pour récupérer un style de vie rajeuni.

Un massage pour dormir

Le massage induit naturellement le sommeil. Juste avant de dormir et après un bon bain chaud, profitez d'un massage relaxant avec votre compagnon. Utilisez les huiles essentielles que vous préférez et qui vous débarrassent le mieux de toutes les tensions de la journée. C'est une méthode thérapeutique qui agit autant quand on donne que quand on reçoit.

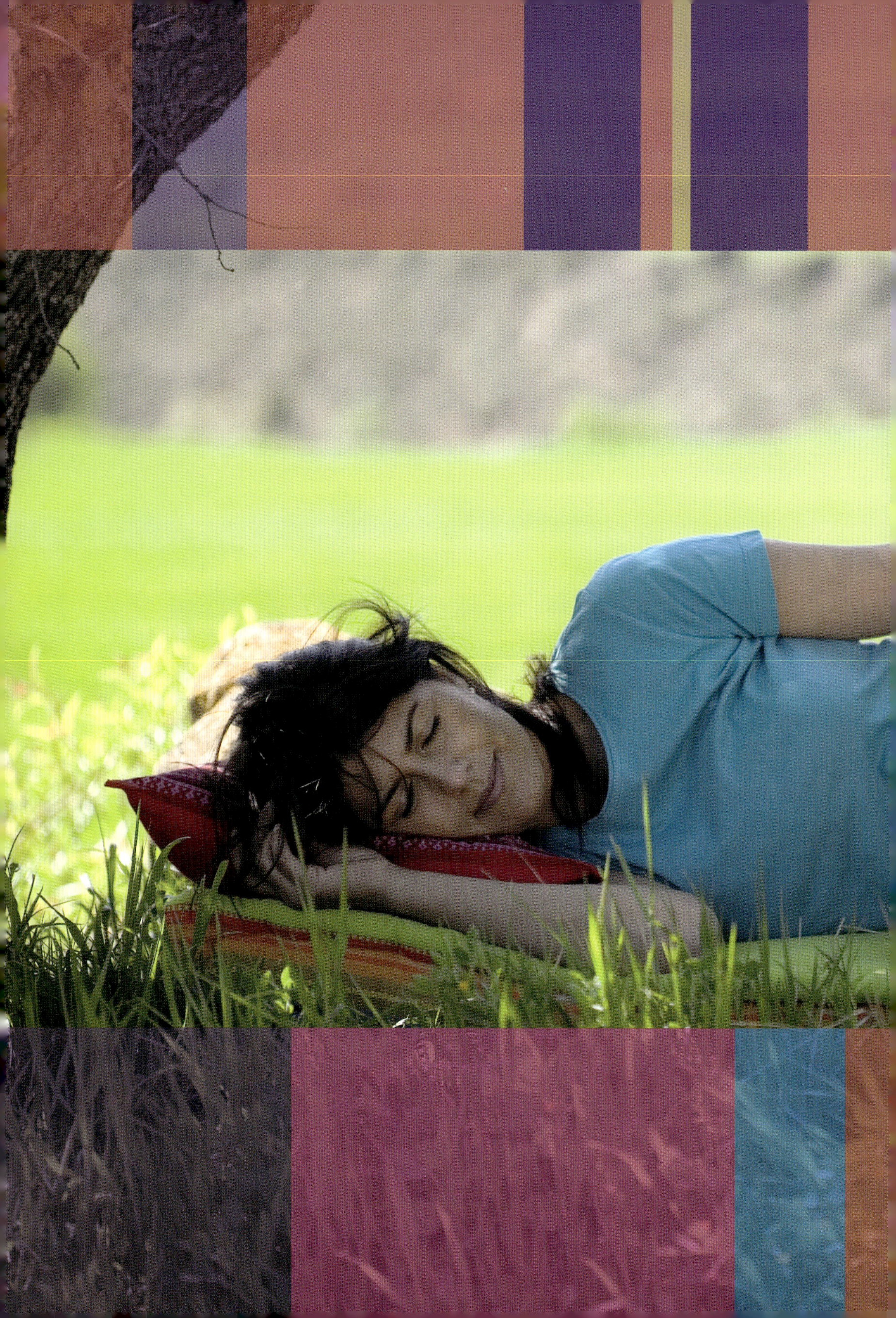

Retrouvez *les bonnes postures*

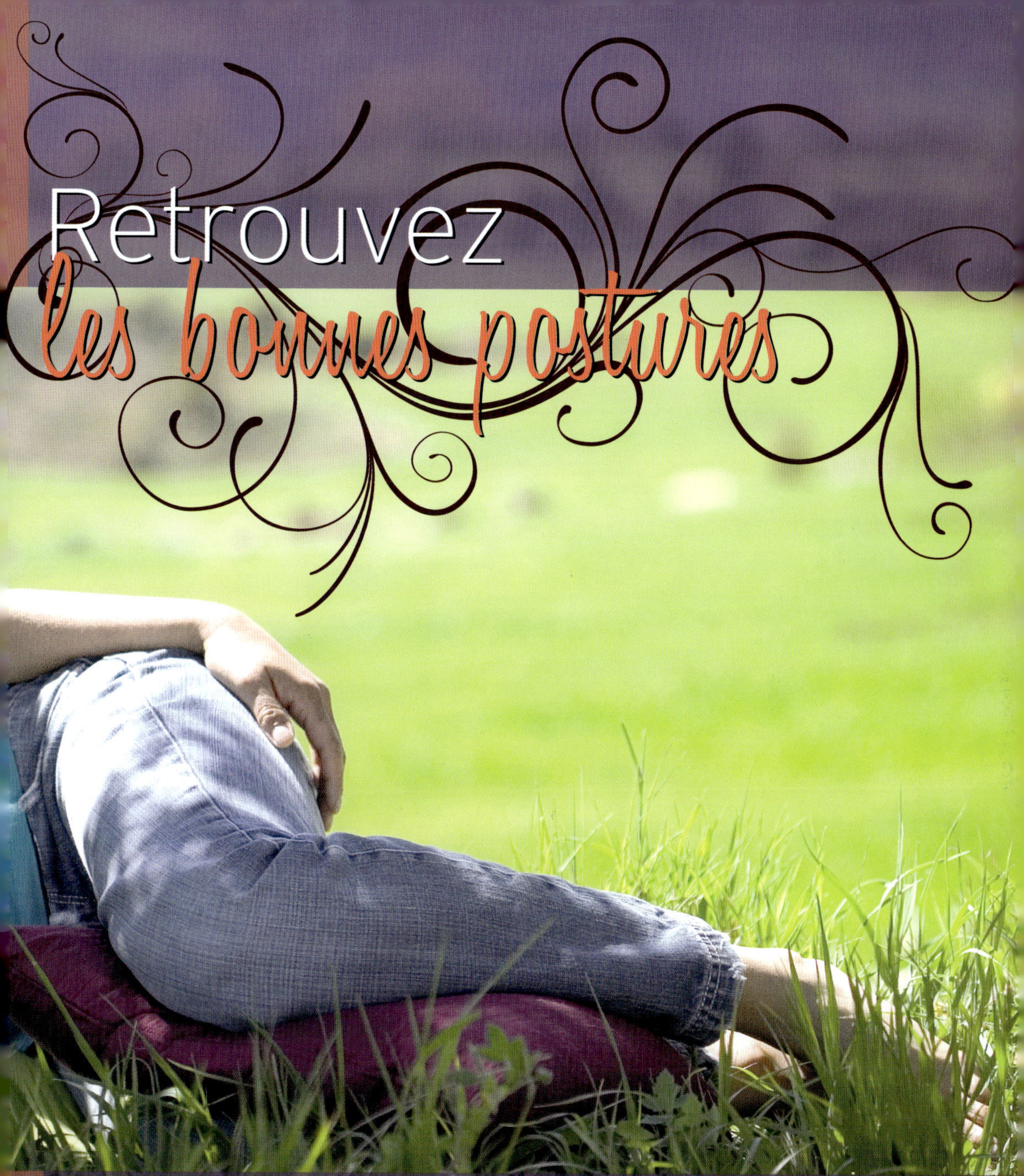

Avec l'âge, on a parfois l'impression que la colonne vertébrale cède sous le poids des années. Or, c'est en adoptant des postures incorrectes qu'on provoque la détérioration de sa structure corporelle ainsi que des troubles articulaires de toutes sortes. Dans ce chapitre, vous trouverez des techniques qui vous aideront à faire les corrections nécessaires.

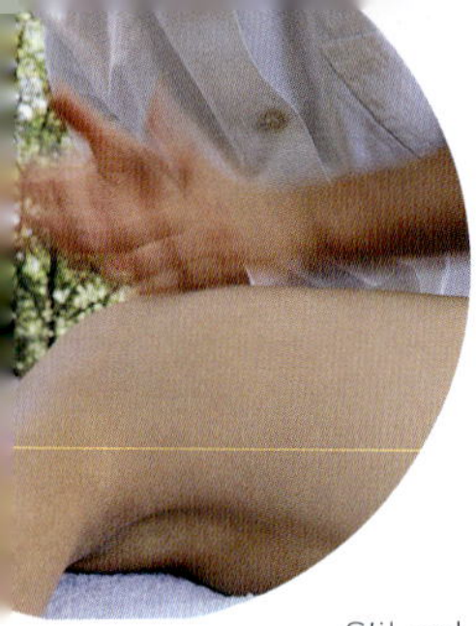

L'importance des BONNES POSTURES

S'il est bien un signe qui trahit le temps qui passe, en dehors des rides et des cheveux blancs, c'est la posture voûtée du corps. Cela fait déjà quelques années qu'on clame l'importance de garder un bon alignement corporel, non seulement d'un point de vue esthétique, mais aussi d'un point de vue physiologique, mécanique et psychologique. En fait, un alignement corporel correct ne déteint pas seulement sur la silhouette, mais aussi sur la santé. Les mauvaises habitudes posturales peuvent provoquer une déformation progressive du corps, en plus d'engendrer des troubles articulaires chroniques : sciatiques, arthrose, lombalgie, etc.

* Garder une colonne vertébrale droite

Il fut un temps où l'on valorisait les dos droits des femmes qui portaient le corset. Les choses ont évolué et l'on a découvert qu'une bonne posture est beaucoup plus qu'une colonne vertébrale droite.

Pendant l'enfance, la posture du corps est détendue, mais plus nous vieillissons, plus les tensions de la vie commencent à s'y refléter. Nous le faisons sans nous en rendre compte, mais cela affecte des fonctions vitales et finit par nous épuiser.

→ La posture correcte

Il reste maintenant à savoir quelle est la posture correcte. Elle doit respecter la force de la gravité. Toutes les postures sont de toute façon soumises à cette force. Une ligne de gravité, comme un tracé vertical imaginaire, traverse le « centre de gravité du corps », un point situé au milieu de la masse corporelle.

La bonne posture donne un équilibre aux extrémités inférieures et permet de marcher en douceur et naturellement. Mais attention, garder la colonne droite ne veut pas dire qu'elle est rigide. Il faut comprendre en réalité qu'elle doit rester dans une position adéquate et confortable, et arriver à un équilibre

Les problèmes posturaux, conséquence…

1. D'un travail : chez les personnes qui passent de nombreuses heures dans la même position, que ce soit assis ou debout. Ils déséquilibrent une partie de leur corps.
2. D'un facteur émotionnel : certaines personnes « portent le poids » de certaines situations et on voit alors que leur corps est vaincu.
3. De la génétique : des caractéristiques familiales particulières ayant trait à la structure osseuse.
4. D'une maladie : certaines pathologies sont déformantes et limitent l'activité.
5. De mauvaises habitudes : à cause de positions automatiques que nous adoptons au quotidien.

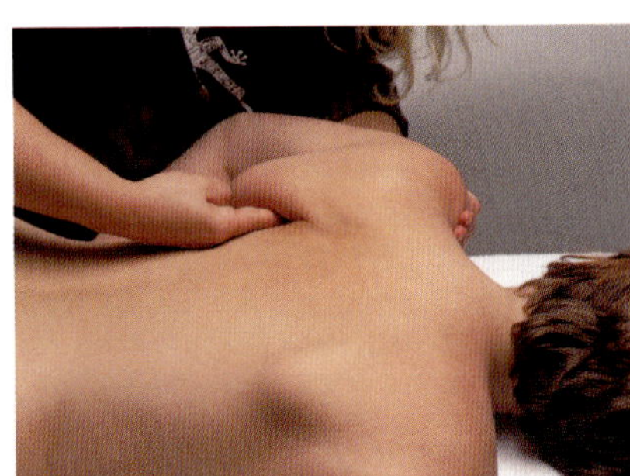

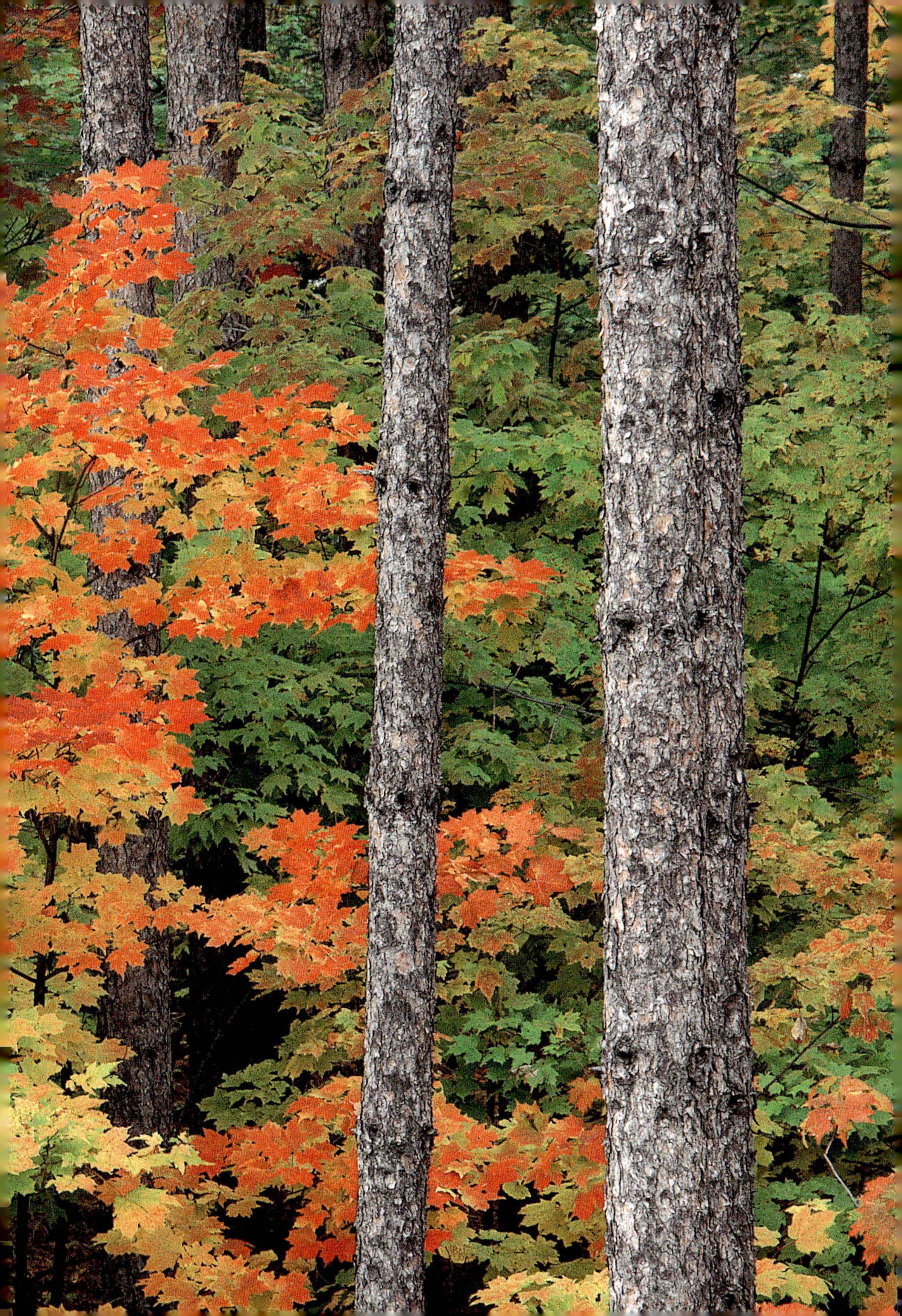

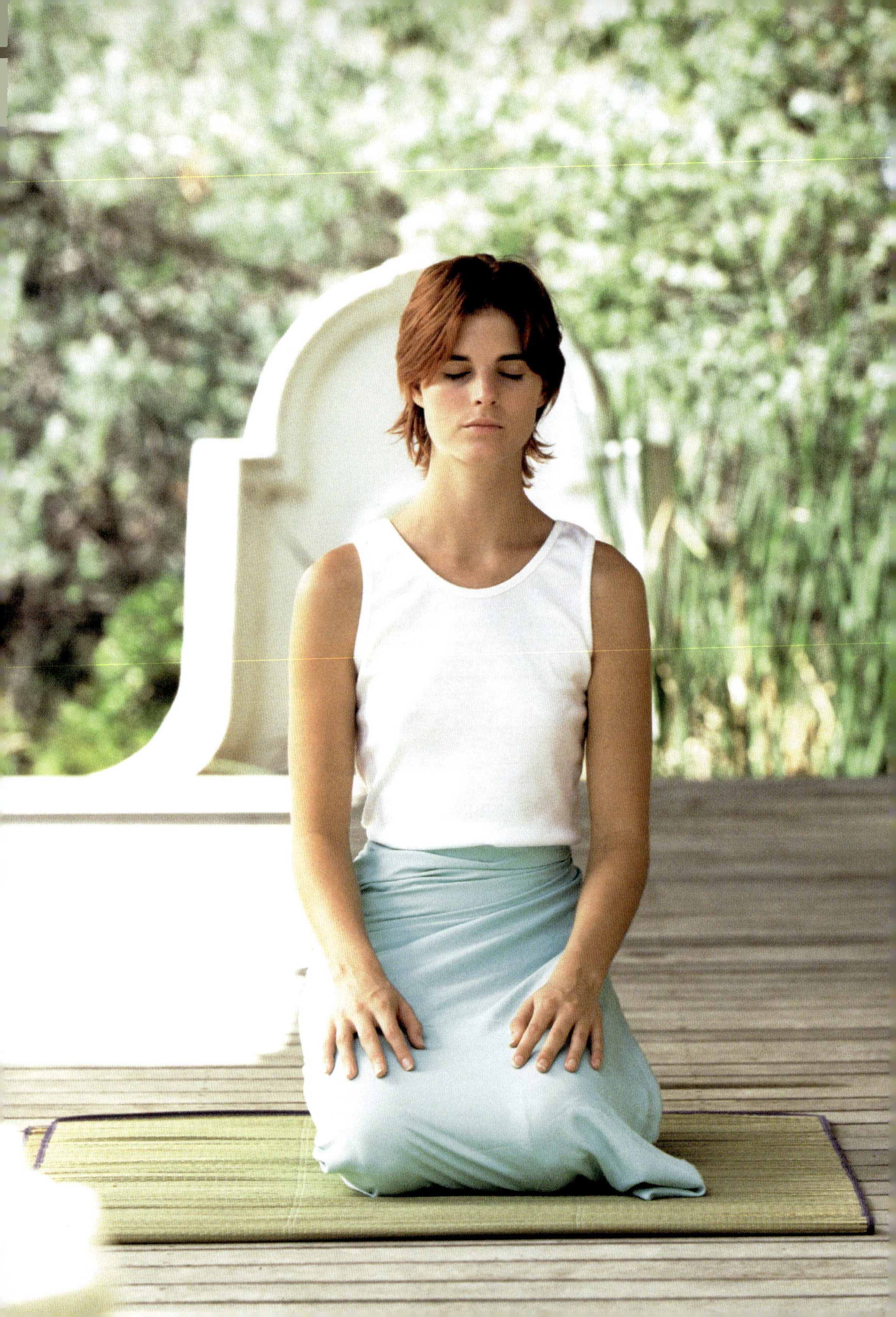

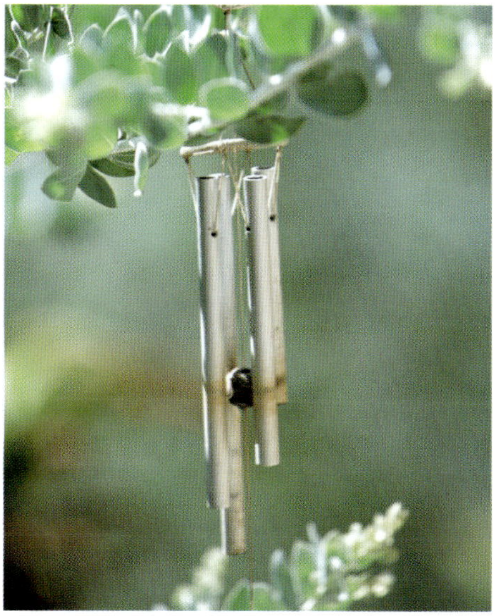

entre les os, les articulations et les muscles, en respectant la configuration des trois courbes du dos : le cou, la zone lombaire incurvée vers l'extérieur et le milieu de la colonne incurvée vers l'intérieur. Cette posture est dynamique et interdépendante : par exemple, si on incurve trop la région lombaire (lordose), on peut faire subir au reste du dos une hyperlordose – au niveau du cou et des épaules.

* Les mauvaises postures et les corrections dans les activités quotidiennes

Plusieurs écoles et techniques se sont fait l'écho de l'importance des bonnes postures ainsi que de la prise de conscience de nos faiblesses. Il est pourtant possible de faire mémoriser à notre corps des postures correctes pour nos muscles et nos os. Si l'on s'efforce d'agir dans ce sens, de nouvelles habitudes et de nouveaux gestes deviennent automatiques.

L'une de ces écoles – la méthode Pilates – soutient qu'agir en conscience fait travailler les neurones, ce qui permet de maintenir un bon état cérébral. En définitive, il s'agit de rééduquer le corps, de changer une routine d'actes répétitifs « stockés » dans les muscles. C'est vous, et non pas vos groupes musculaires, qui commandez vos gestes. Vous seriez étonné(e) du nombre de mauvaises postures que nous adoptons chaque jour à la maison, au travail, assis dans le bus ou debout dans la rue. Nous allons en décrire quelques-unes ainsi que leurs contreparties.

* Les techniques pour rééduquer le corps

Plusieurs écoles traitent la correction posturale comme un moyen thérapeutique pour améliorer la fonction organique. En voici quelques-unes. Prenez des notes pour soulager vos maux.

→ L'OSTÉOPATHIE

C'est une technique centenaire conçue aux États-Unis par le Dr Andrew Still. Elle corrige la posture corporelle en travaillant sur les articulations et la colonne vertébrale afin que celle-ci remplisse correctement sa fonction qui est de maintenir la structure du corps. Le Dr Still soutient que la clé se trouve dans ce qui est à l'intérieur de la colonne vertébrale, c'est-à-dire dans la moelle épinière qui lie le système nerveux aux autres systèmes de l'organisme. Grâce à cette technique, il est possible de traiter les douleurs de dos et d'améliorer le mouvement articulaire. Cette thérapie est également utile pour soigner d'autres maux qu'on ne relierait pas a priori à la colonne vertébrale, comme les troubles circulatoires, les affections respiratoires et les problèmes digestifs. Le traitement doit être réalisé par un professionnel (un ostéopathe)

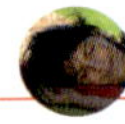

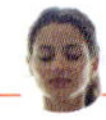

Comment remédier aux mauvaises postures

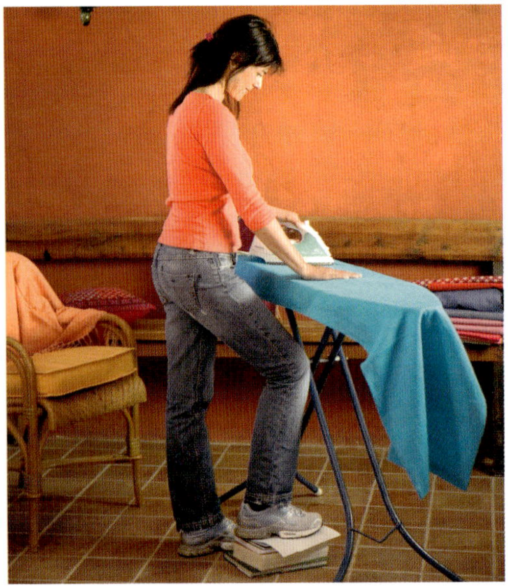

À la maison

Si vous restez debout plus de quelques minutes – que ce soit pour cuisiner ou pour repasser –, vos vertèbres vont avoir tendance à s'encastrer les unes dans les autres, ce qui peut provoquer une cambrure excessive de la zone lombaire. La meilleure chose à faire est alors d'appuyer chaque pied en alternance sur un livre, une caisse, une banquette. C'est la meilleure façon d'éviter toute tension.

Si vous avez besoin de vous pencher vers le miroir pour vous maquiller ou vous raser, avancez une jambe et fléchissez-la légèrement en gardant le dos droit.

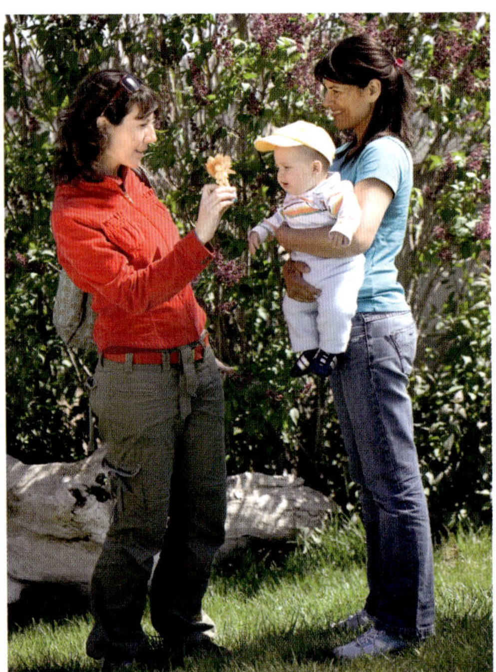

Porter des charges lourdes

Souvent, lorsqu'on prend des objets au sol ou qu'on soulève un bébé, on force sur la zone lombaire. Il n'est pas rare qu'on se pince un nerf ou qu'on se disloque un disque vertébral. Il faut plier les genoux lorsqu'on soulève des objets, et ne jamais plier la taille, les jambes tendues. Si vous devez prendre un enfant dans vos bras, avancez une jambe en la fléchissant légèrement, attrapez-le et approchez-le de vous, puis redressez-vous. Gardez le dos droit pendant tout le déroulement du geste.

✷ Porter des objets lourds

Il faut toujours essayer de centrer la charge ou de la distribuer pour ne pas surcharger l'un des deux côtés. Par exemple, si vous avez besoin de porter un paquet ou des livres, il vaut mieux les garder près du torse, pour qu'ils restent entre le corps et les bras. Si vous devez prendre un sac, allongez l'anse jusqu'à ce qu'elle serve d'appui pour votre main et croisez l'anse sur la poitrine. Si vous devez porter des bagages et qu'ils n'ont pas de roues, essayez de garder les épaules à la même hauteur et changez souvent de bras. Lorsque vous faites vos courses, distribuez le poids équitablement entre les deux bras, ou emmenez un chariot à roulettes et changez souvent de bras.

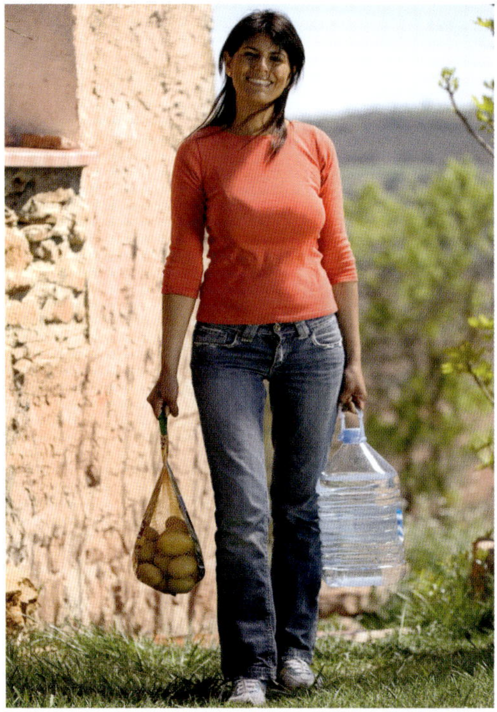

✷ Se pencher/se baisser

Se pencher « de la mauvaise façon » entraîne une gêne dans le bas du dos. Si vous devez passer l'aspirateur, par exemple, mettez l'une des deux jambes en avant, avancez et reculez en portant le poids du corps sur une jambe puis sur l'autre. Évitez de courber le dos, prenez l'appareil avec la main restée libre ou prenez simplement le manche de l'aspirateur depuis la partie haute.
Pour enfiler vos collants ou vos chaussettes, posez la jambe sur une chaise ou le lit et fléchissez un peu l'autre jambe en gardant le dos et le cou alignés. Pour lacer vos chaussures, asseyez-vous mais, lorsque vous vous penchez, gardez la colonne et le cou bien droits.
Dans certaines situations, il faut se baisser au lieu de se pencher le dos courbé ou plié, comme pour exécuter certaines tâches ménagères ou pour parler à un petit enfant. Rappelez-vous : gardez le dos bien droit.

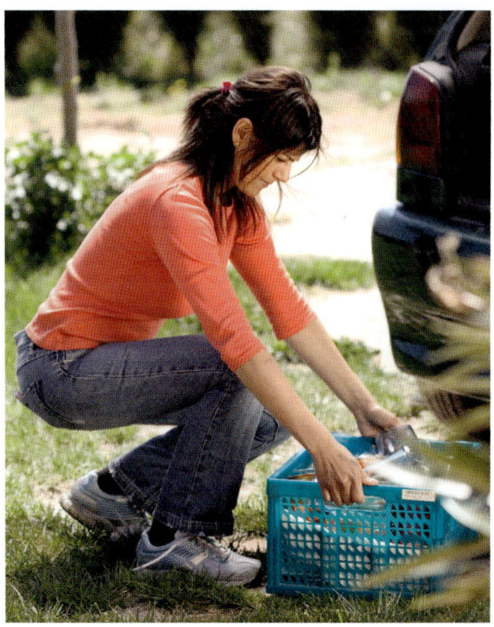

Comment remédier aux mauvaises postures (suite)

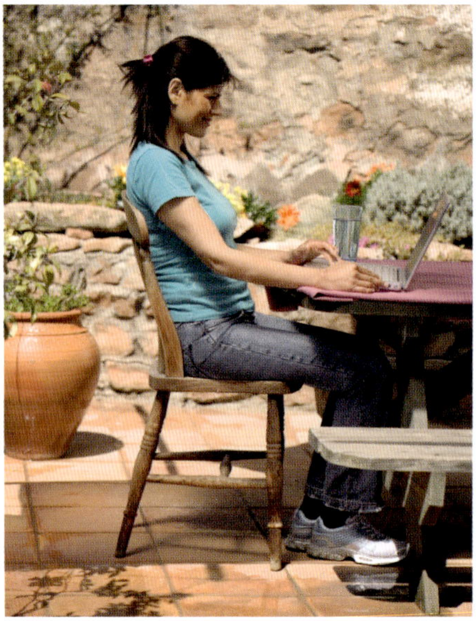

S'asseoir

En général, on a tendance à courber le dos, à avancer trop la tête ou à se pencher de côté. Ces vices posturaux produisent des tractions au niveau des muscles appelés « trapèzes » et une lordose dans les cervicales.

Il faut toujours essayer d'appuyer le dos sur un dossier et que celui-ci arrive jusqu'aux omoplates. Le poids du corps doit être bien distribué, la tête bien droite et alignée avec la colonne, les pieds sur le sol (essayez de ne pas croiser les jambes car cela provoque une asymétrie du plancher pelvien). Si vous disposez d'appuis-bras, posez vos bras dessus. Faisons le tour de quelques situations :

- Vous devez rester assise longtemps, soit dans une salle d'attente, soit pour regarder un film ou pour faire un voyage en train ou en avion. Essayez alors de poser l'un des deux pieds sur un livre ou une petite valise et alternez les pieds.
- Si vous lisez un livre, mettez-le à hauteur de votre poitrine et veillez à ne pas vous courber. Posez un petit coussin sous la zone lombaire.
- Si vous vous asseyez sur un canapé, faites attention de ne pas vous enfoncer dedans : c'est une mauvaise habitude qui produit des maux de dos, des tensions musculaires et des déviations de vertèbres. Mettez un coussin sous la partie basse du dos et un autre sous les cervicales de sorte que les deux zones trouvent un bon appui. Posez également les pieds sur un repose-pieds ou une caisse de sorte que les genoux restent à peu près à la hauteur des hanches.
- Si vous lisez au lit, mettez un grand coussin sur la tête de lit et un autre plus petit sous les lombaires. Posez-en un autre sous les genoux pour qu'ils soient légèrement fléchis.
- Lorsque vous conduisez, posez un coussin sous la zone lombaire et réglez le siège de manière à avoir les coudes pliés quand vos mains sont sur le volant. Détendez les épaules et veillez à ne pas vous laisser tomber sur le siège. Gardez une position droite mais pas rigide.
- Si vous travaillez devant l'ordinateur, assurez-vous d'avoir un bon siège qui vous permette d'appuyer la zone lombaire haute. Les chaises ergonomiques sont excellentes. Elles sont encore mieux avec des roues pour se déplacer. Le clavier doit être posé de telle sorte que les bras forment un angle à 90 degrés lorsque vous posez les mains dessus. Gardez les pieds par terre et les genoux légèrement plus hauts que les hanches. Levez-vous pour vous étirer toutes les heures.
- Lorsque vous vous levez d'une chaise, glissez d'abord jusqu'au bord et levez-vous en gardant la tête droite et le torse dans l'alignement. Pour descendre de voiture, tournez vos hanches face à la sortie, posez

les pieds par terre et sortez en gardant la posture alignée.

Couchée

La position couchée devrait être reposante, confortable. Ce n'est pas toujours le cas : en prenant une mauvaise position, on provoque des tensions musculaires ou articulaires. Les meilleures postures pour dormir sont sur le dos ou sur le côté. Si nous dormons sur le ventre, nous risquons de nous trouver dans une position peu favorable : la région lombaire se cambre et, si on plie une jambe, la colonne subit une torsion très gênante. En plus, comme nous tournons la tête sur l'un des deux côtés pour respirer, nous tendons les nerfs et les muscles du cou.
Si vous dormez sur le dos, il faut mettre un coussin sous les genoux pour que la courbe de la zone lombaire soit moins prononcée.
Si vous préférez dormir sur le côté, pliez les jambes et placez un coussin entre les jambes pour réduire la tension de la zone lombaire.
Essayez de bien appuyer la tête sur l'oreiller, qu'il ne soit ni trop dur ni trop mou et qu'il vous permette de laisser reposer totalement le cou dessus pour qu'il n'y ait pas de creux entre le cou et l'oreiller. Une autre alternative consiste, dans la position sur le côté, à placer un grand oreiller entre le ventre et le matelas et à fléchir la jambe supérieure jusqu'à ce que le genou prenne appui sur l'oreiller.

Si vous n'aviez jamais pensé dormir avec des coussins disposés ainsi, essayez seulement, et vous constaterez par vous-même à quel point votre corps s'en trouve détendu.

Debout

Pour vérifier que votre posture est correcte, mettez-vous de profil devant un miroir.
Vos pieds sont parallèles, espacés de 30 cm environ et les épaules légèrement tournées vers l'arrière. Si votre bassin est trop en avant, votre dos est voûté et votre sacrum est tendu. Portez maintenant le bassin vers l'arrière. Observez ce qui se passe. Faites osciller lentement votre bassin d'avant en arrière.
Concentrez-vous sur le point le plus haut de votre tête, imaginez que des fils invisibles la tirent vers le ciel. Faites ensuite des mouvements de plus en plus petits jusqu'à trouver votre centre, jusqu'à ce que votre corps soit en harmonie avec la gravité. Votre bassin reste bien droit.
Que vous soyez en train de faire la queue ou en train d'attendre quelqu'un, essayez de vous concentrer sur votre posture en détendant vos jambes.
Elles doivent être légèrement fléchies et le poids de votre corps doit prendre appui sur l'une et l'autre en alternance.

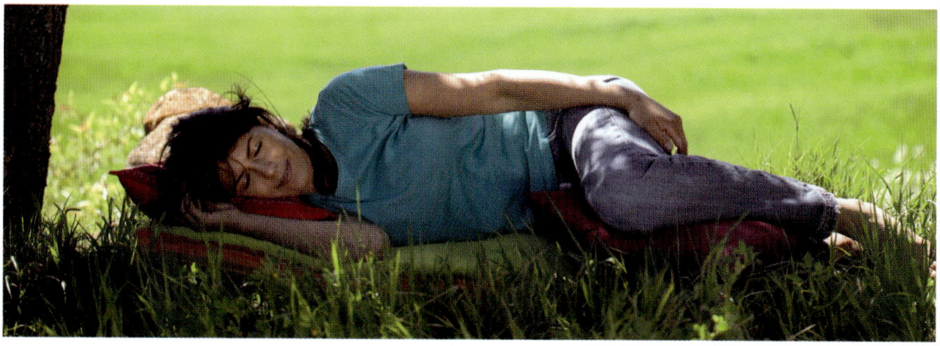

Les courbures du dos

Des courbures excessives de certaines parties du dos peuvent être la conséquence du patrimoine génétique et des mauvaises postures.

1. La cyphose : lorsque la zone du dos située entre les deux omoplates a une apparence voûtée. C'est une situation anormale : elle peut être due à de mauvaises postures ou à l'ostéoporose.

2. La lordose : lorsque la zone lombaire est trop cambrée, comme si le ventre était plus proéminent et le derrière plus rebondi.

3. La scoliose : il s'agit d'une courbe latérale formée par la colonne, plus fréquente chez les femmes que chez les hommes. Elle apparaît souvent à la suite d'actes répétitifs, comme le fait de porter trop de poids ou un sac à dos ou de travailler assise face à une machine.

Toutes ces déformations peuvent être améliorées, ou même inversées, si on en est conscient et qu'on parvient à reprogrammer son corps.

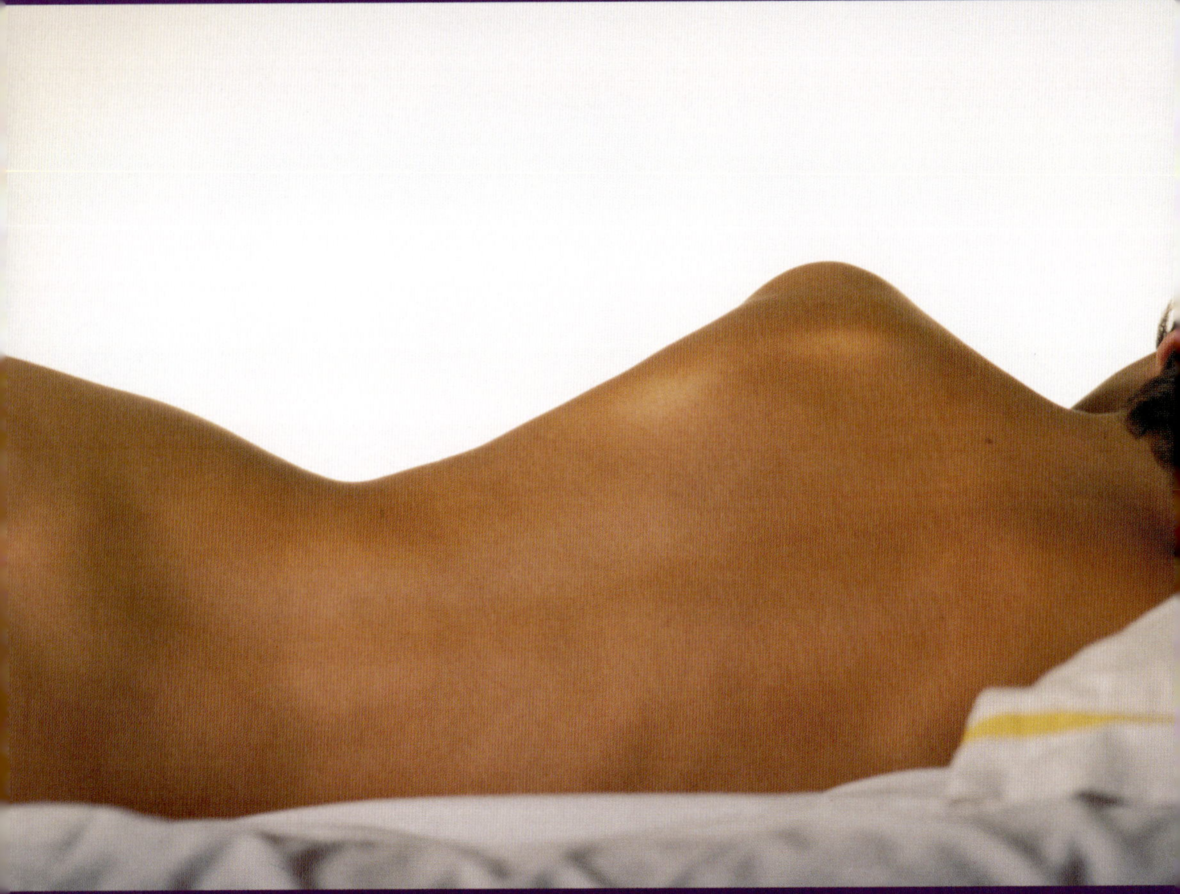

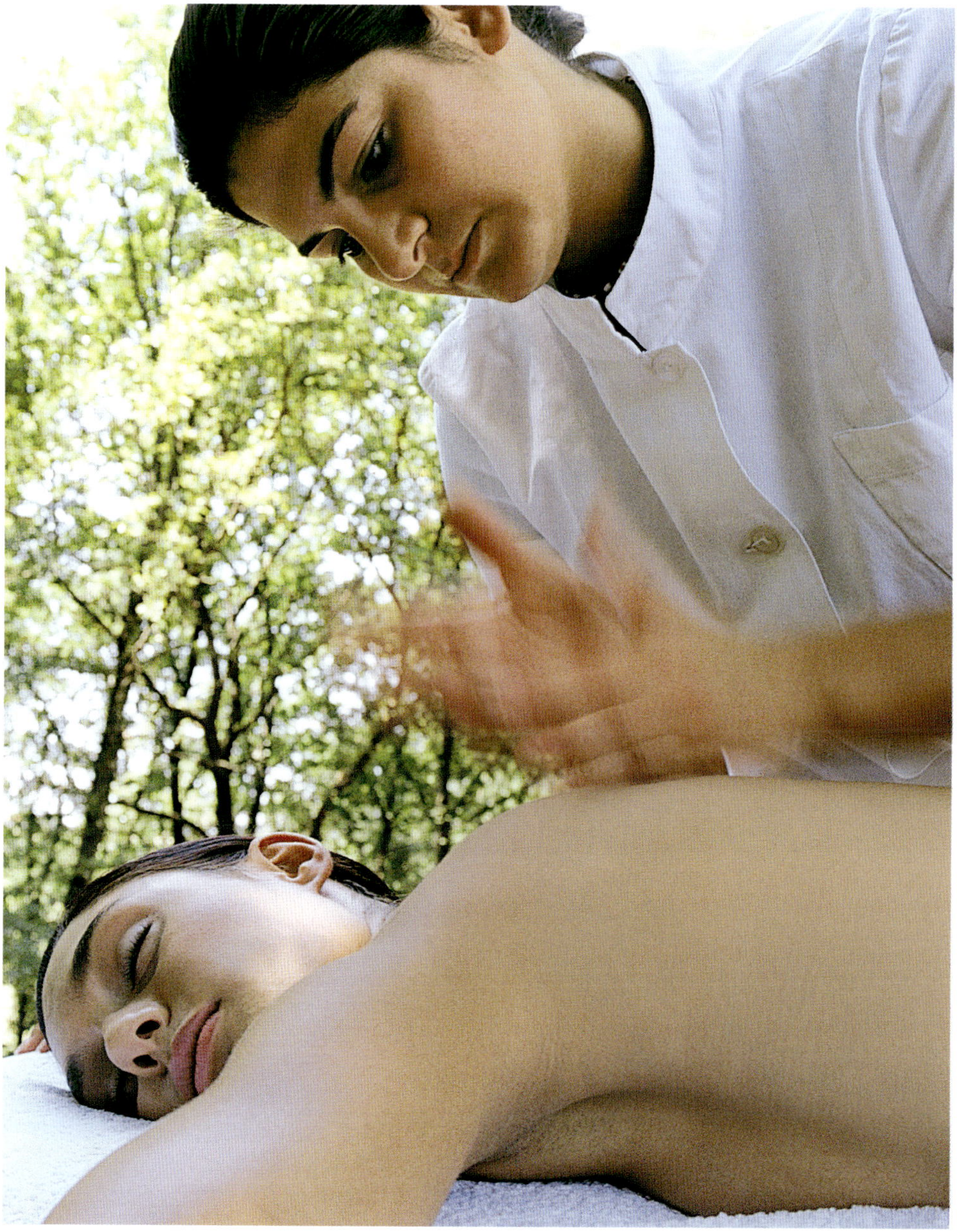

qui peut ensuite vous recommander une série d'exercices à faire à la maison. Cela consiste en général à masser les tissus mous pour détendre la zone affectée et améliorer la circulation. Des mouvements doux au niveau des articulations peuvent aussi améliorer leur fonctionnalité et diminuer les tensions au niveau des muscles qui les entourent.

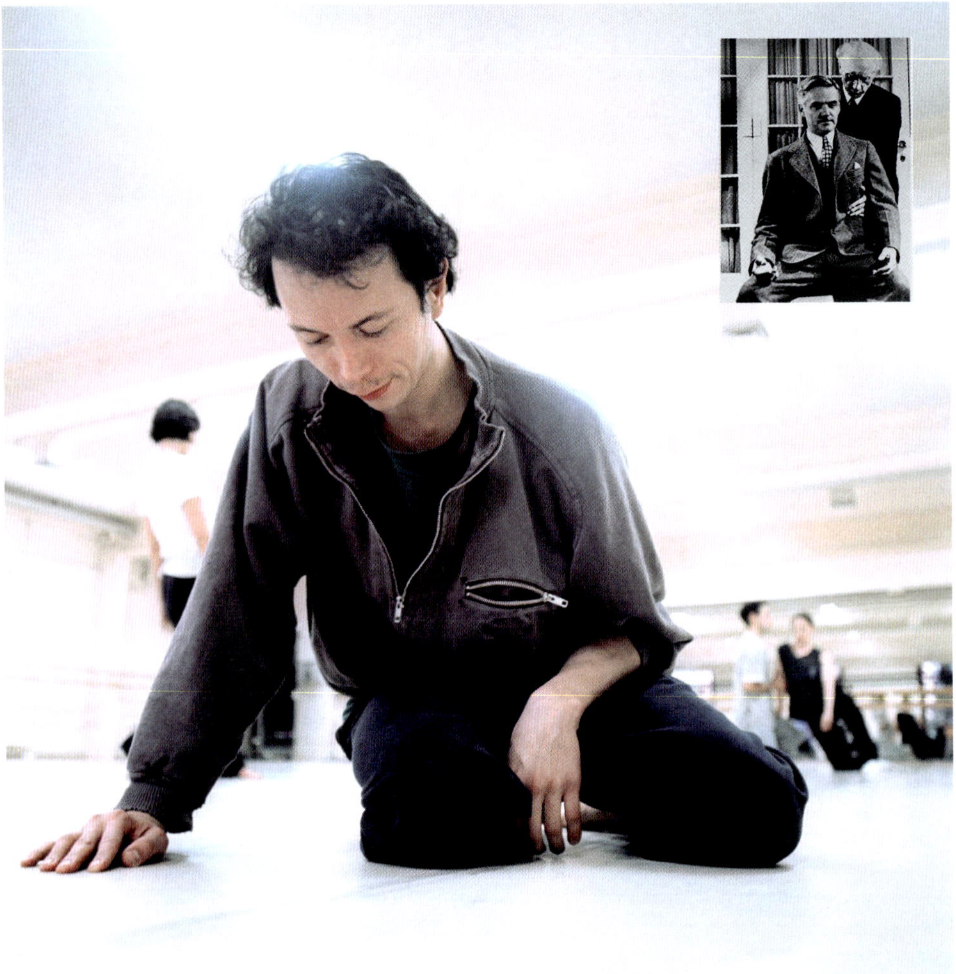

→ La technique d'Alexander

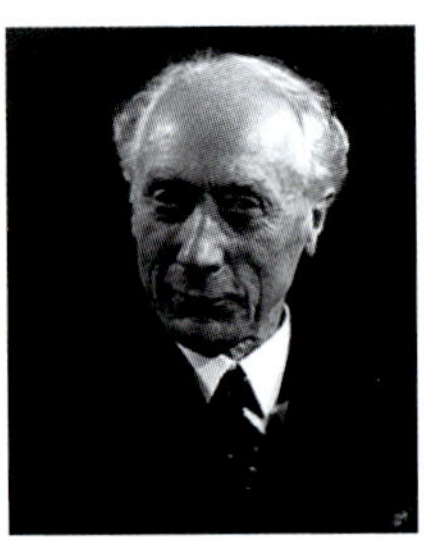

Cette technique tente de corriger les vices posturaux et de rééduquer le corps grâce à des exercices très doux. Cette méthode fut découverte par un acteur, Matthias Alexander, au milieu du XIXe siècle, qui se rendit compte qu'en rectifiant sa posture, il corrigeait ses problèmes de voix. Aujourd'hui, cette méthode a été approfondie. Elle permet de résoudre de nombreux troubles de différentes sortes comme le stress, la dépression, l'anxiété, l'hypertension, les migraines, les affections articulaires, les problèmes digestifs, les maux de dos, les troubles de l'appareil respiratoire, etc. Cette technique rééduque au lieu de traiter. Elle apprend à adopter les bonnes postures dans les taches quotidiennes : s'asseoir, se mettre debout, repasser, ouvrir les portes... Les thérapeutes sont des maîtres et les patients, des élèves.

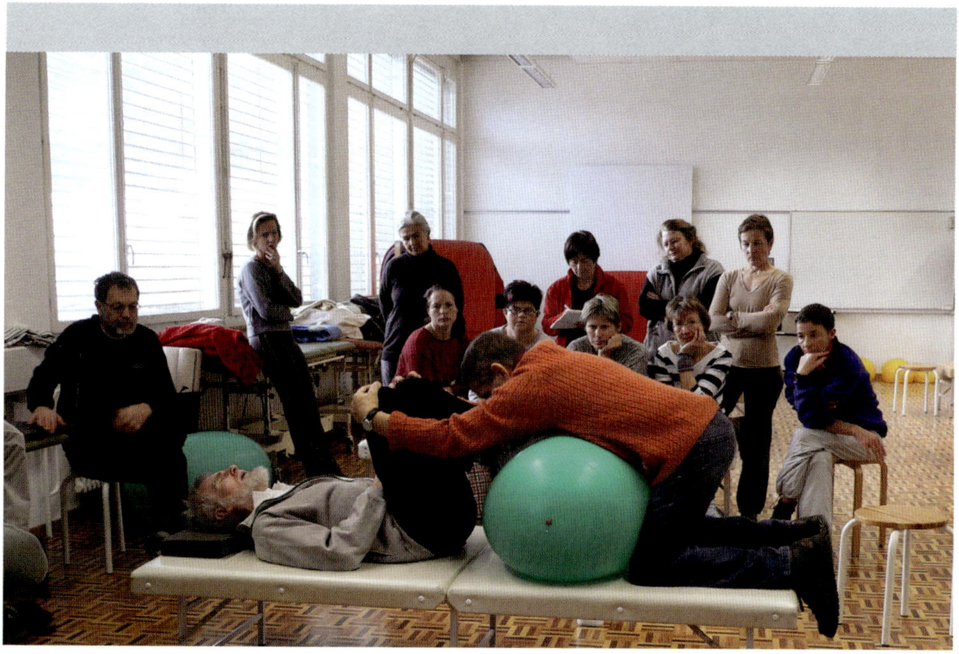

→ La méthode Feldenkrais

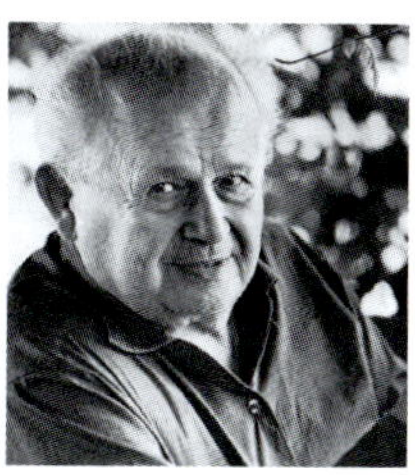

Le physicien russe, Moshe Feldenkrais, a conçu cette méthode dans le but d'améliorer les postures corporelles et la motricité. Elle est fondée sur la prise de conscience du corps en mouvement et sur l'interaction entre cette conscience et des facteurs incoercibles comme la gravité, l'espace et l'environnement social. Les techniques procèdent de gestes doux qui restituent l'équilibre. Le professeur donna une série de classes théoriques en groupe concernant la prise de conscience de son corps avant de passer à des séances individuelles au cours desquelles l'élève est guidé par le professeur pour connaître ses propres caractéristiques gestuelles et pour trouver des alternatives afin d'améliorer ses habitudes posturales. Chacun apprend à son rythme.

→ La rééducation posturale globale (RPG)

Développée par le physiothérapeute Philippe-Emmanuel Souchard, elle consiste à adopter des postures qui permettent à la personne de retrouver sa morphologie première. Cette harmonisation se réalise grâce aux étirements des différentes chaînes musculaires. Pour formuler un diagnostic correct et un traitement conséquent, les spécialistes de la RPG se basent sur un interrogatoire personnalisé, une observation, des tests de correction et finalement le choix de la posture avec laquelle commencer la séance. Une fois que la personne a acquis des connaissances sur son corps et les exercices les plus adaptés, elle peut continuer à travailler par elle-même.

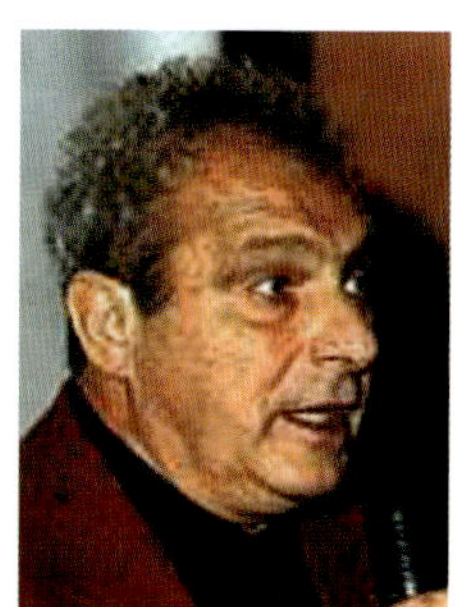

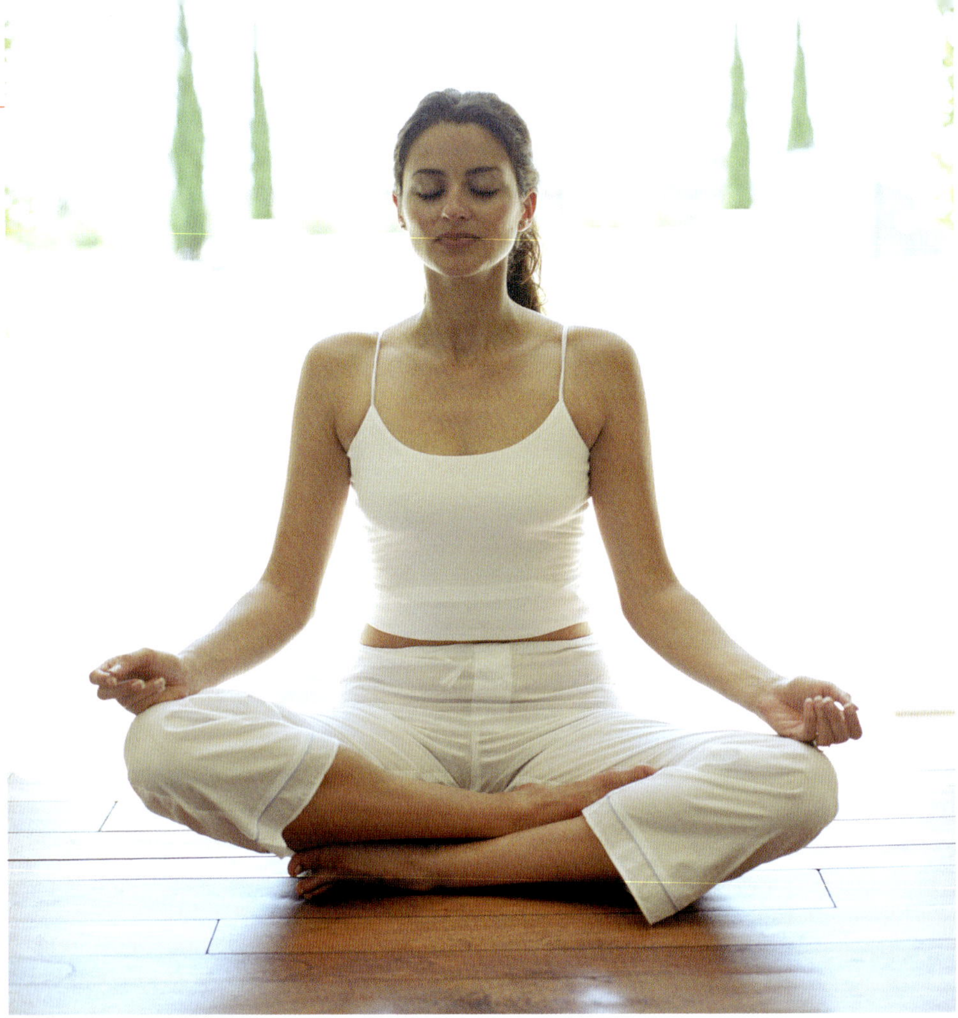

→ Le yoga

C'est une discipline merveilleuse qui permet d'améliorer sa posture, sa souplesse et sa respiration, et qui permet, en plus, de calmer le mental. Les *asanas* (les postures corporelles) combinées à la respiration soulagent beaucoup de douleurs et harmonisent l'être. Beaucoup de centres proposent la pratique du yoga. Une fois que vous avez appris les exercices, vous pouvez aussi les pratiquer à la maison.

Après la lecture de ce chapitre, vous ne pourrez plus dire qu'une perte de souplesse, des problèmes ostéo-articulaires et des membres engourdis sont une conséquence naturelle de la vieillesse. Un peu d'attention et de correction sont les moyens d'éviter d'accumuler les malaises physiques.

N'oubliez pas que, pour rééduquer votre corps, vous devez rester consciente des postures que vous adoptez.

→ La méthode Pilates

Joseph Pilates, le grand sportif qui a créé cette technique, disait que « le plus important n'est pas ce que l'on fait mais comment on le fait ». La méthode Pilates est holistique, c'est-à-dire qu'elle met l'accent sur la coordination complète et l'équilibre entre le corps, le mental et l'esprit. Elle vise à restaurer les bonnes postures, assouplir le corps, tonifier les muscles, développer la discipline, accroître sa capacité de concentration et l'estime de soi. Il ne s'agit pas d'exercices violents, mais plutôt maîtrisés qui règlent l'alignement du corps et qu'on accompagne d'une respiration adéquate. L'accent sur la conscience de chaque geste au moment où il est fait.

Il s'agit d'appliquer les six principes fondamentaux de Pilates : la respiration (coordonnée avec les exercices), la concentration, la maîtrise (pour éviter les lésions), la précision (dérivée de la maîtrise), le centrage et la fluidité (ni trop lent ni trop rapide). Même s'il faut un peu de temps pour développer, étirer et renforcer les muscles, plus vous pratiquerez ces exercices, plus vous en ressentirez les bienfaits. Soyez patiente et vous aurez des résultats fantastiques.

Quelques conseils pour garder une bonne posture

1. Mettez-vous debout, les pieds un peu séparés et bien parallèles. Regardez loin devant vous.
2. Répartissez le poids de votre corps uniformément entre le gros orteil, l'extrémité extérieure du pied et le talon.
3. Les genoux doivent être dans une position confortable.
4. Contractez les abdominaux et alignez le bassin.
5. Étirez le buste vers le haut, pour qu'il y ait un maximum d'espace entre les hanches et la cage thoracique sans faire ressortir les côtes.
6. Détendez vos épaules, les bras ballants. Les paumes de mains doivent être tournées vers les côtés.
7. Étirez les cervicales. Imaginez que vous avez une corde attachée au sommet du crâne et que vous voulez la tirer vers le plafond.

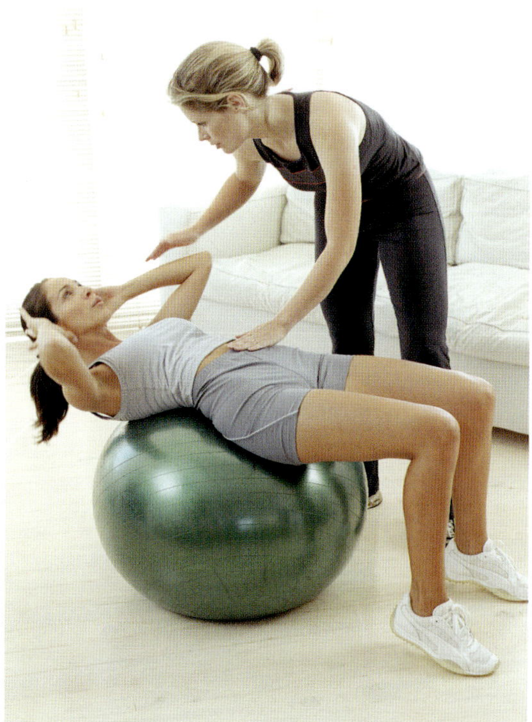

Cette méthode comprend plus de 300 exercices. La majorité peut se faire sur des tapis et avec des accessoires comme les grands ballons pour ne pas appuyer sur les articulations. De nombreux exercices sont centrés sur la région abdominale et lombaire et ont donc pour objectif de renforcer la zone centrale – les bienfaits irradient ensuite sur tout le corps. Les exercices que nous vous présentons ici sont à peine un échantillon de tous ceux que cette méthode offre. Pratiquez-les deux à trois fois par semaine avec le nombre de répétitions indiquées. Surtout au début, concentrez-vous sur une exécution correcte des gestes.

1. La petite torsion de la taille (méthode Pilates)

Ce premier exercice est idéal pour étirer les muscles abdominaux et diminuer la tension concentrée dans le dos et le cou. Si votre dos est très rigide, n'amenez pas les genoux trop loin. Répétez-le dix fois de chaque côté, en alternant.

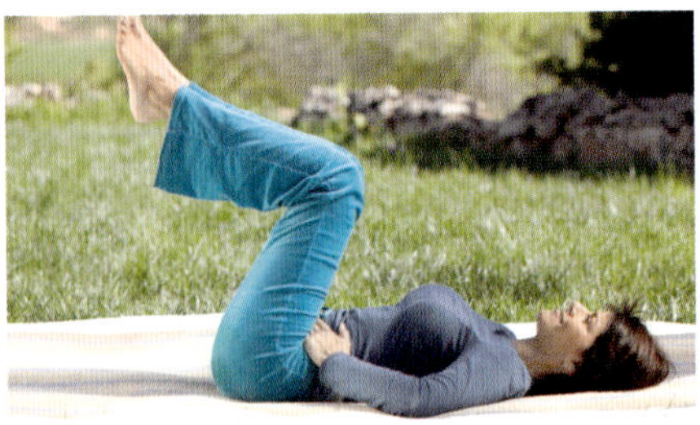

Allongez-vous sur le dos avec les genoux pliés à 90 degrés et les pieds joints. Placez les mains sur vos hanches. Gardez le dos et le cou étirés.

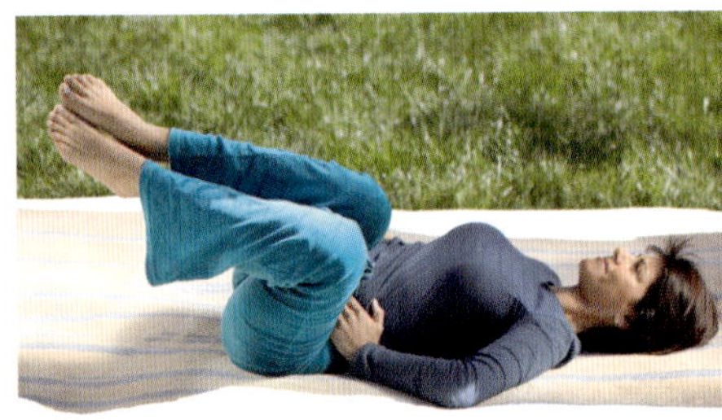

Expirez en serrant les abdominaux et en ramenant les genoux au centre.

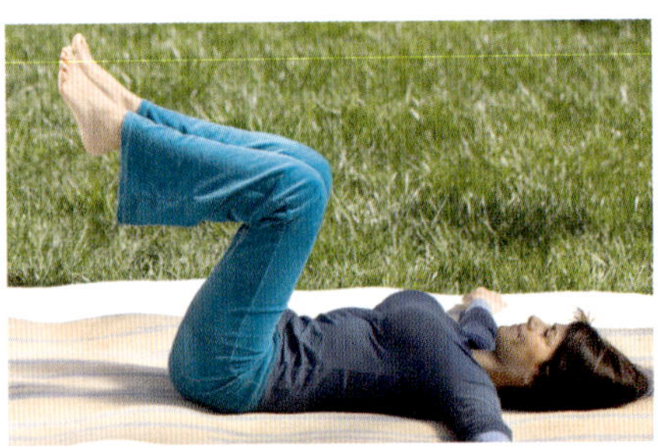

Inspirez et amenez les genoux d'un côté pendant que vous appuyez sur la hanche opposée avec une main pour garder les fesses et les hanches collées au sol.

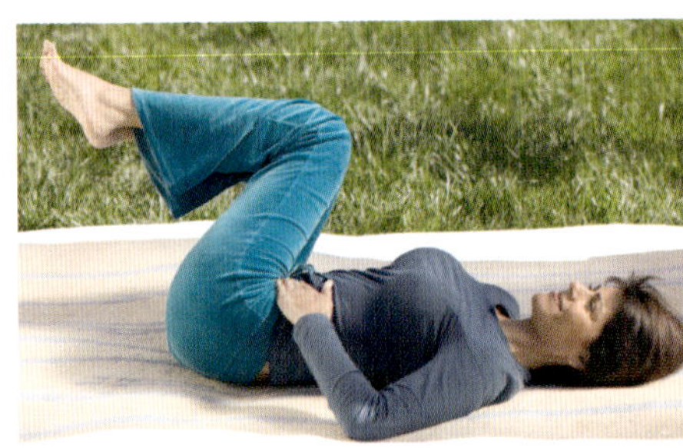

Inspirez et amenez les genoux de l'autre côté, tandis que vous appuyez sur la hanche opposée avec la main.

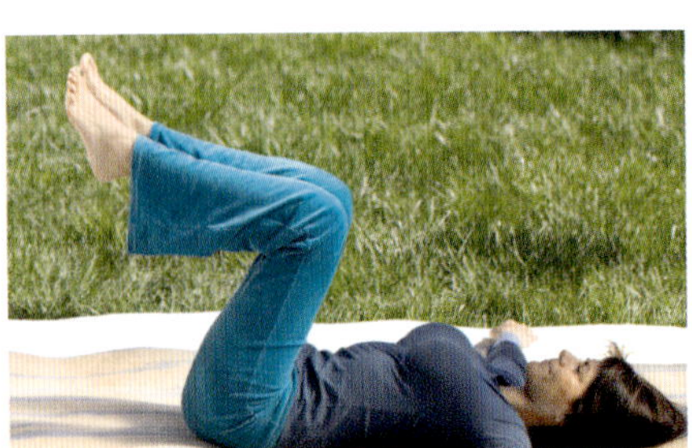

Finalement, expirez en serrant de nouveau les abdominaux pour ramener les genoux au centre.

2. Les étirements abdominaux

Cet étirement des muscles abdominaux augmente la souplesse de la colonne et libère les tensions dans la région lombaire. Si l'exercice vous semble difficile ou que vous remarquez une tension quelconque dans le dos, les épaules, la poitrine ou le cou, soulevez le torse seulement un peu jusqu'à acquérir plus de souplesse. Si vous souffrez de problèmes d'épaules, levez les bras au plafond au lieu d'au-dessus de la tête ou posez-les simplement par terre. Répétez l'exercice six fois.

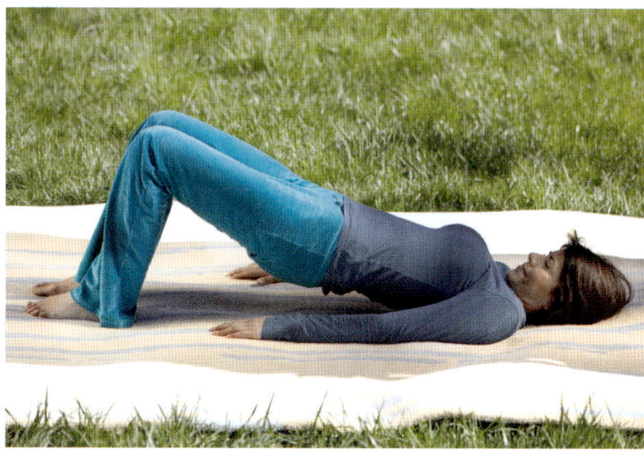

Couchez-vous sur le dos, sur un tapis ou une natte pour ne pas glisser, les genoux pliés à 90 degrés avec les pieds parallèles et un peu séparés. Étirez les bras des deux côtés du corps, les paumes des mains dirigées vers le ciel. Le menton est orienté vers le bas afin d'être sûre que la partie postérieure du cou est bien étirée. Expirez, contractez les muscles abdominaux et soulevez la colonne du sol ainsi que les hanches que vous amenez vers le ciel. Pendant que vous faites ce mouvement, appuyez bien les pieds au sol et soulevez le corps autant que possible sans contracter les abdominaux.

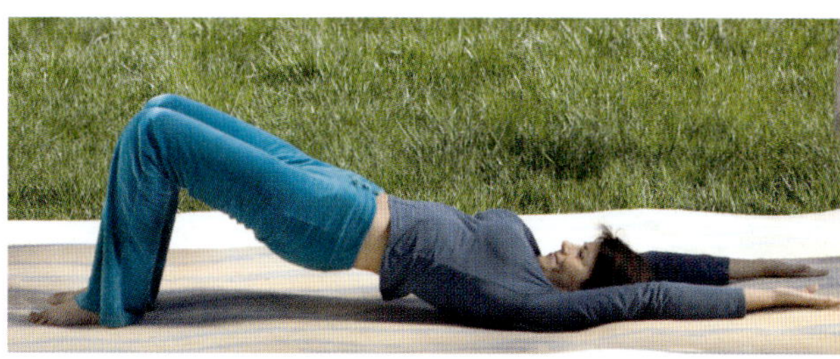

Inspirez, en gardant cette posture. Levez les bras dans l'alignement du cou et des oreilles.

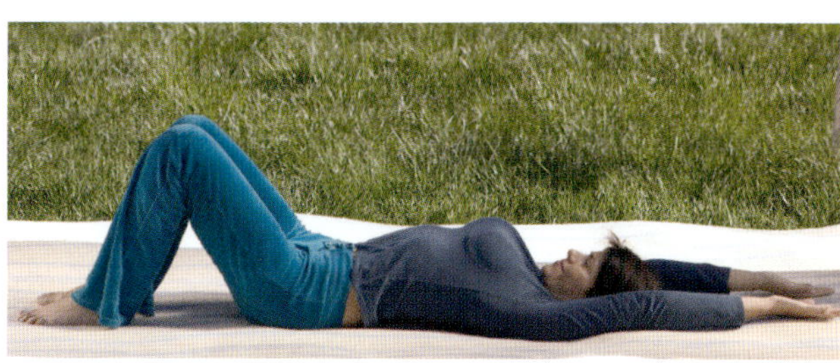

Expirez en contractant les abdominaux. Vous les utilisez pour baisser la colonne peu à peu, en laissant les bras derrière vous.

3. Le balancement des hanches

C'est l'exercice idéal pour renforcer les muscles abdominaux, étirer les lombaires et diminuer la tension dans les cervicales. Si vous ressentez une tension dans les lombaires, n'amenez pas les genoux trop loin. Répétez l'exercice dix fois.

Pour commencer, couchez-vous sur le tapis et pliez les genoux à 90 degrés, les pieds séparés de la largeur des hanches. Étirez le cou et détendez la colonne. Étirez les bras et posez-les à la perpendiculaire du corps, à hauteur des épaules, avec les paumes de mains vers le bas.

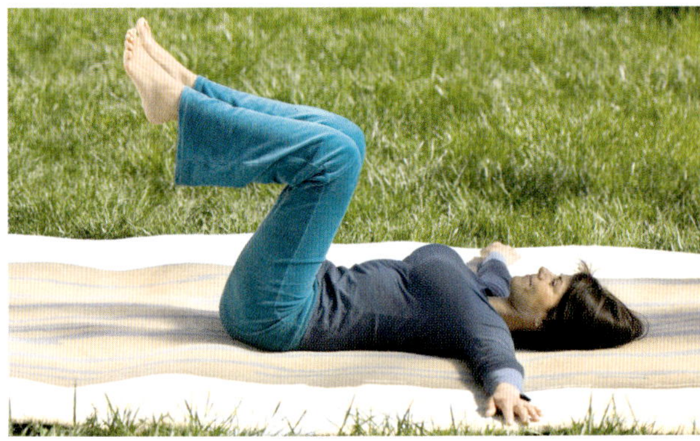

Expirez en contractant les abdominaux et amenez les genoux vers le sol. Les plantes de pied se soulèvent du sol. Au fur et à mesure que vous faites ce mouvement, amenez la tête sur le côté opposé de celui des genoux, pour étirer tout le corps. Inspirez et restez dans cette position.

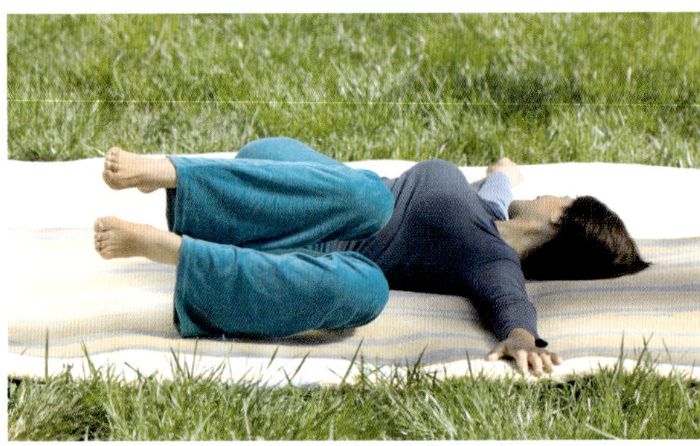

Expirez en contractant les abdominaux et en amenant les genoux de l'autre côté. Inspirez en gardant cette position. Enfin, alternez le mouvement d'un côté puis de l'autre.

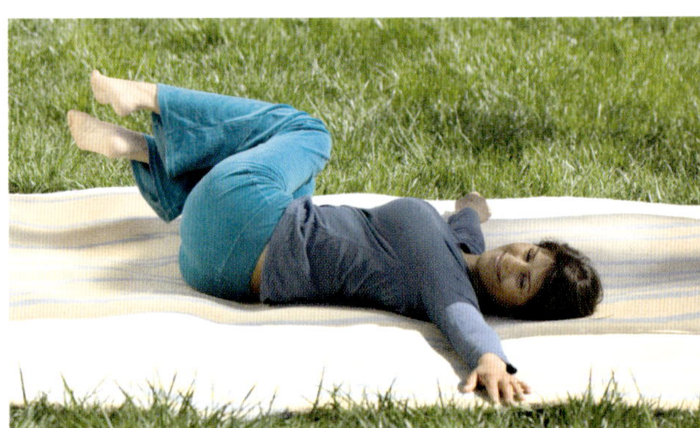

4. Soulever la poitrine

Cet exercice durcit les muscles abdominaux. En le faisant régulièrement, vous aurez un ventre plat et la colonne reprendra sa juste place. Si vos abdominaux commencent à trembler lorsque vous vous soulevez, ne montez pas trop haut tout de suite.

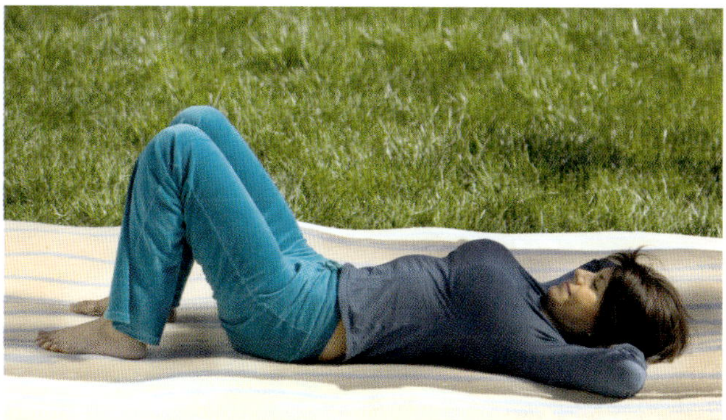

Allongez-vous sur le dos, sur un tapis ou une natte, les genoux pliés et les pieds séparés de la largeur des hanches. Pliez les bras et placez les mains derrière la nuque, avec les doigts enlacés et les coudes dirigés vers l'extérieur. Vérifiez que votre colonne est bien placée. Inspirez.

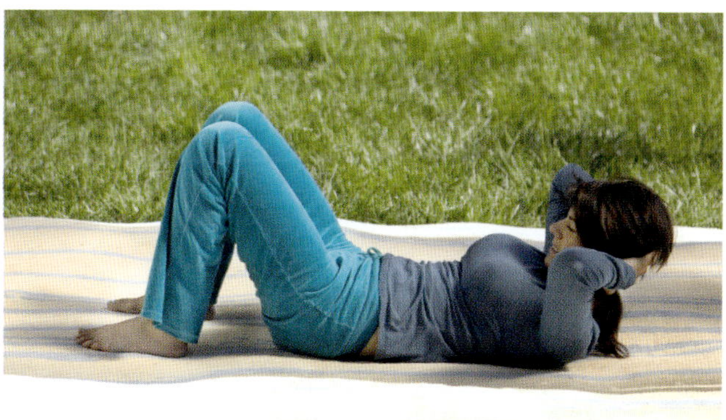

Expirez, en contractant les muscles du ventre et en soulevant la tête et les épaules du tapis. Au fur et à mesure que vous montez, écartez les omoplates pour garder les épaules éloignées des oreilles. Gardez le menton le plus collé possible à la poitrine.

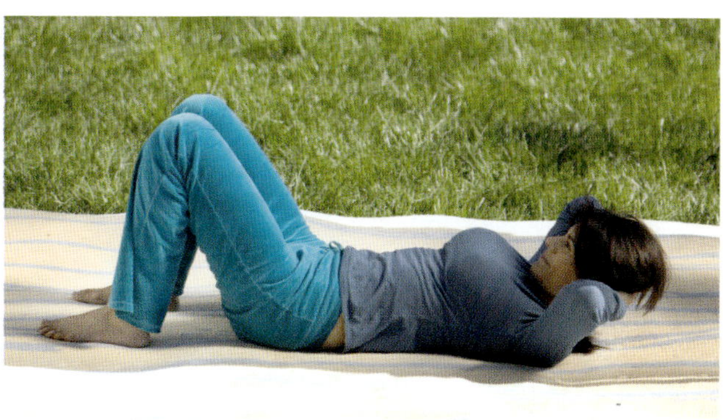

Enfin, expirez en contractant les muscles abdominaux et posez la tête et les épaules de nouveau par terre.

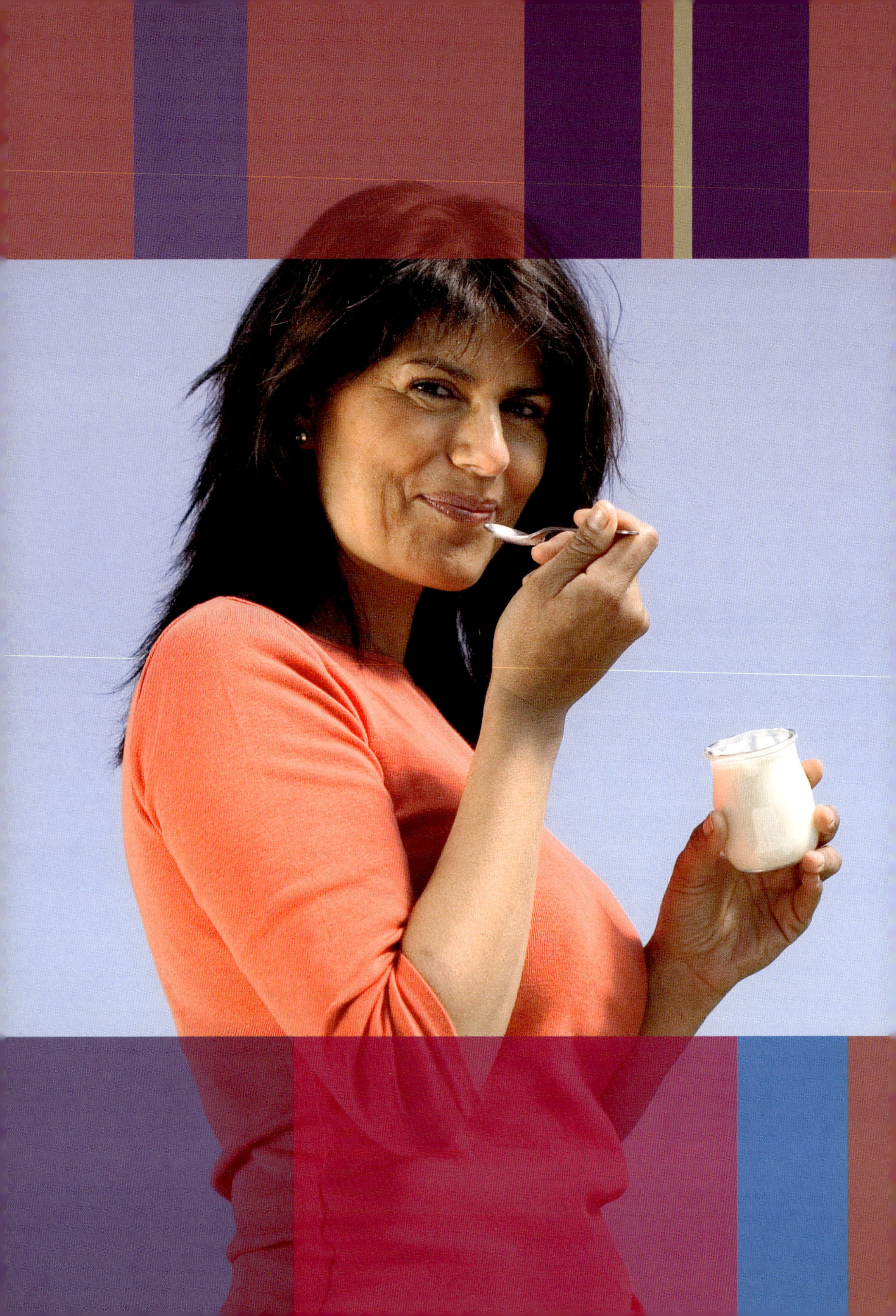

Restaurez votre pouvoir *d'autoguérison*

L'un des premiers signes de la vieillesse est la difficulté avec laquelle on se remet d'un rhume banal et de la grippe virale. La vulnérabilité aux maladies est accrue et cela vient des changements de notre système immunitaire qui s'affaiblit d'année en année. Voici quelques techniques originales pour renforcer les défenses corporelles et favoriser une meilleure santé et une plus grande longévité.

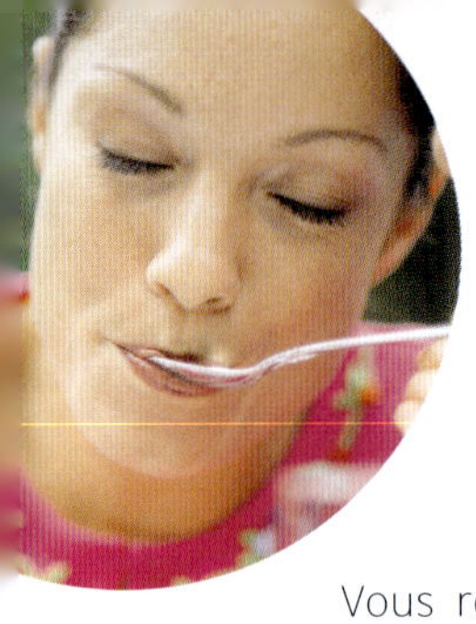

Un système immunitaire RENFORCÉ

Vous regrettez sans doute le temps où vous vous remettiez d'un rhume du jour au lendemain, au lieu d'en souffrir pendant une ou deux semaines. Vous n'y pensiez même pas lorsque vous étiez jeune. Mais, autour de 40 ou 50 ans, les choses ont commencé à changer... vous tombez malade plus souvent et vous mettez plus de temps à récupérer. En plus, vous commencez à vous inquiéter de maladies plus graves.

Le système immunitaire donne des indices sur la crise énergétique de la maturité. Les mêmes forces destructrices qui accélèrent le processus du vieillissement dans tout l'organisme usent également le système immunitaire, notre ligne de défense naturelle.

Ce système est la forteresse cellulaire qui vous sépare des maladies, vous protège contre les bactéries, les virus, les toxines de l'environnement et d'autres agents nocifs.

L'affaiblissement de notre système immunitaire

Même si ce genre de faiblesse n'est ni aussi visible ni aussi évidente que les cheveux blancs ou les rides, elle est le signe sans équivoque que le vieillissement nous transforme. Oubliez le vieux dicton qui dit : « on a l'âge de sa tête, pas de ses artères. » Remplacez-le par « On a l'âge de son système immunitaire », car plus vos défenses seront actives et jeunes, plus vous serez et vous vous sentirez jeune.

L'armée intérieure

Voyons d'abord ce qu'est le système immunitaire, probablement le système le plus complexe de l'organisme, et comment il fonctionne. Cela fait à peine une décennie que les scientifiques ont commencé à comprendre son fonctionnement, car il est très difficile d'en faire la synthèse. À la différence des systèmes circulatoire, nerveux et digestif, qui sont identifiables par leurs organes et les éléments spécifiques qui les caractérisent, le système immunitaire est incertain et diffus. Il est composé de centaines de types de cellules réparties dans tout l'organisme et aux fonctions très spécifiques.

La mission principale des défenses immunitaires est d'éviter le danger et de protéger l'organisme contre les nombreux envahisseurs étrangers. Nous partageons la planète avec des billions de micro-organismes (bactéries, virus, champignons, protozoaires et parasites) qui essaient continuellement de s'installer dans notre organisme. En plus, alors même qu'il nous défend contre nos ennemis, le système immunitaire doit veiller à ne pas attaquer nos propres tissus corporels. Les maladies auto-immunes, comme l'arthrite rhumatoïde ou le lupus, font leur apparition quand les cellules immunitaires ne parviennent plus à distinguer les amis des ennemis et dirigent leurs forces contre nos propres tissus et nos propres organes.

Lorsqu'un organisme reçoit l'attaque de micro-organismes, le système immunitaire peut répondre de plusieurs façons. Chaque sorte de cellules immunitaires a une tâche spécifique.

→ Les cellules défensives

- **Les cellules B.** Quand une substance étrangère entre dans le corps, les cellules B

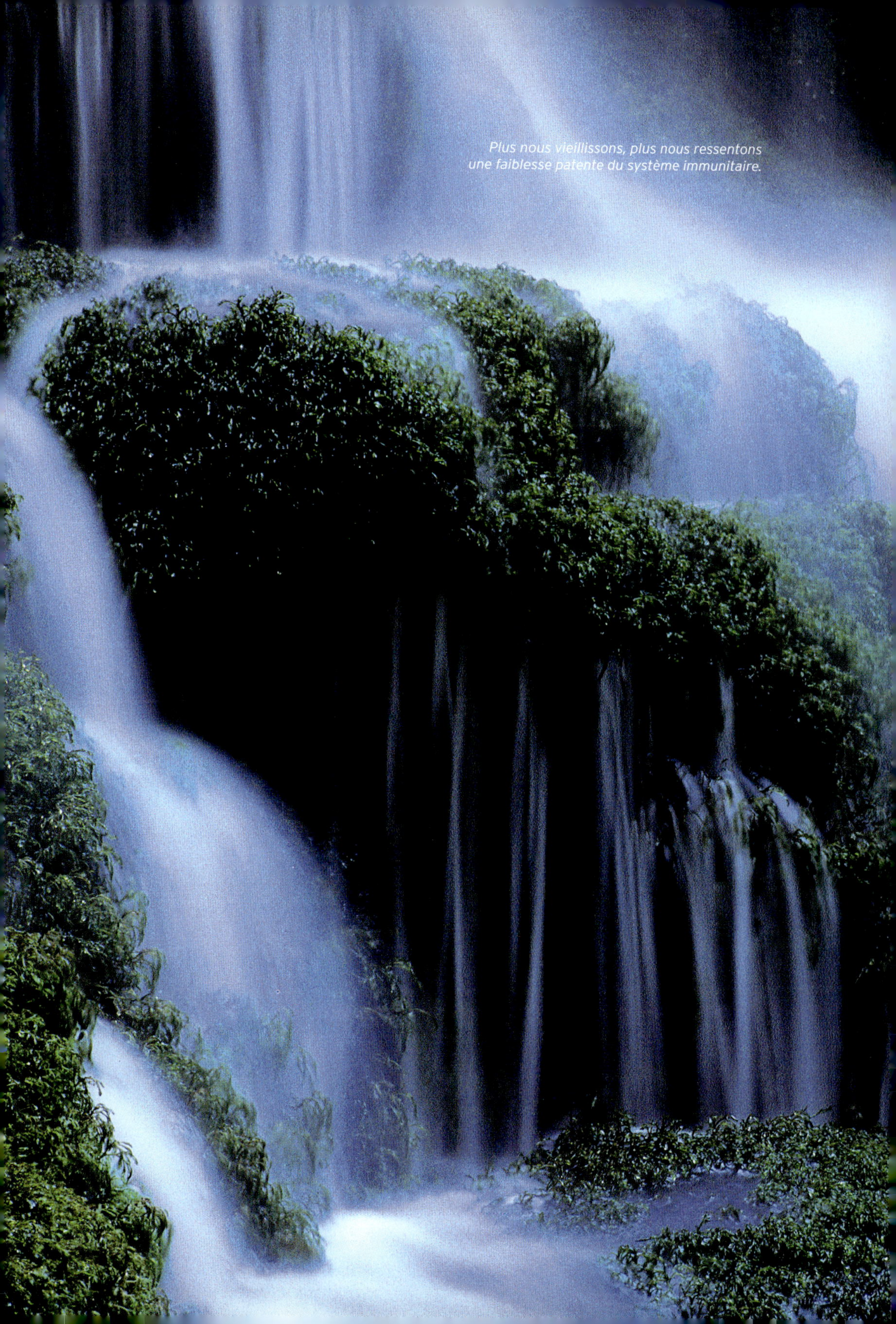
Plus nous vieillissons, plus nous ressentons une faiblesse patente du système immunitaire.

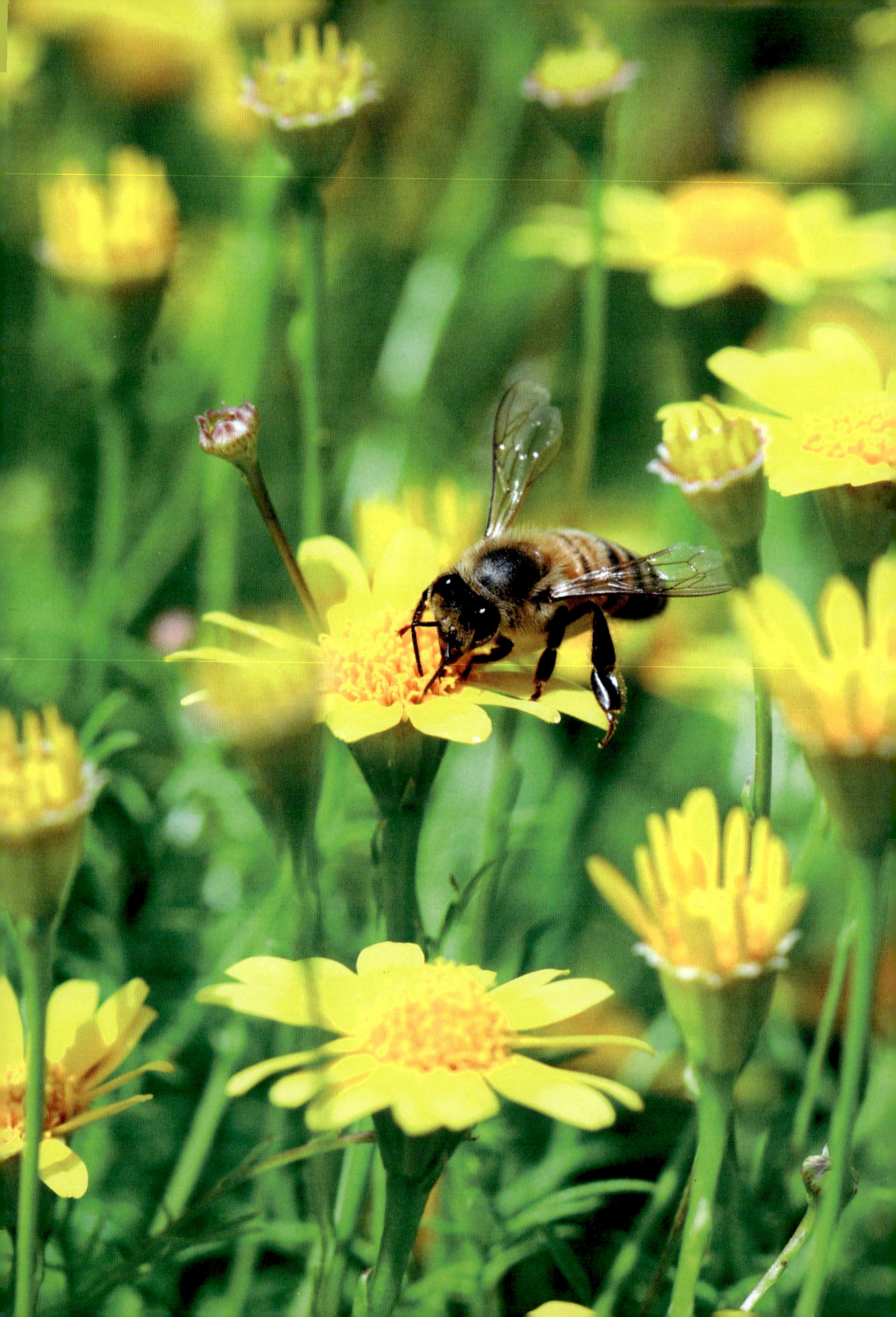

produisent rapidement des anticorps pour l'attaquer et essayer de la détruire. Les anticorps ont une bonne mémoire et, quand l'organisme est devant une infection dont il a déjà souffert, ils sont prêts à affronter le défi. C'est comme cela que l'on développe son immunité. Par exemple, la plupart des gens n'attrapent la varicelle qu'une seule fois dans leur vie parce que, dès la première exposition, leur organisme a développé des anticorps qui rejettent cette maladie si elle se manifeste par la suite.

- **Les vengeresses cellules T.** Si un virus ou une bactérie parvenait à échapper aux cellules B, il se trouverait face à une armée furieuse de cellules T aux fonctions et aux types divers. Certaines initieraient un combat « au corps à corps » contre les envahisseurs indésirables. Elles sont cruciales pour notre survie. D'autres, connues comme les « cellules suppressives », n'attaquent pas les envahisseurs mais veillent à ce que les cellules T n'attaquent pas l'hôte (vous-même). Un autre groupe de cellules immunitaires, connues comme les « cellules tueuses » ou assassins naturels, débusquent les cellules de l'organisme qui se reproduisent anormalement, comme les cancéreuses, et les tuent. Ce type d'information sur les cellules T nous parvient depuis quelques années grâce aux recherches sur le sida et le virus d'immunodéficience humaine (VIH). Ce qui rend le sida si malin, c'est qu'il met hors de combat les cellules T ; l'organisme se retrouve alors sans défense face aux infections.

Notre système de défenses est un allié incroyable mais, au fur et à mesure que nous vieillissons, il a tendance à s'affaiblir. Cette décadence s'appelle la sénilité immunitaire : les cellules B se détériorent et ne produisent pas assez d'anticorps. Nos cellules T, qui luttent contre les maladies, deviennent moins efficaces et il est de plus en plus difficile de se libérer des infections. Les cellules T suppressives ne parviennent

Le rétrovirus du sida

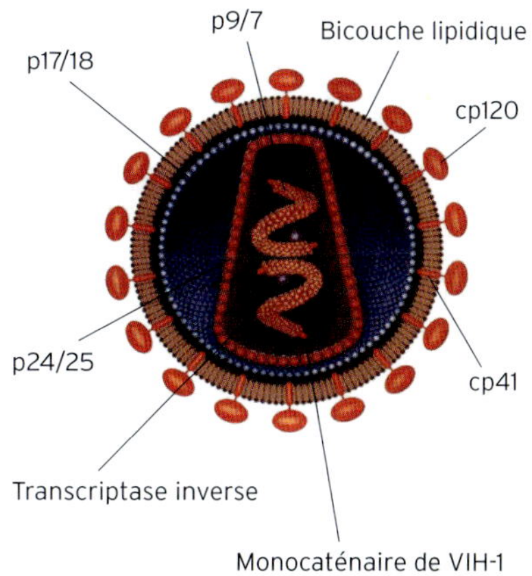

Un avertissement

Si vous sentez que votre système immunitaire est faible, soutenez-le avec des remèdes naturels chaque fois que c'est possible. La grippe, une fièvre, une angine peuvent être combattues grâce à des ressources non médicamenteuses. On peut lutter de cette façon avec beaucoup de succès contre des pathologies importantes. En revanche, si, au premier symptôme, on veut se débarrasser de la maladie par le biais de la chimie, on donne plus de travail à son organisme qui devra neutraliser les effets secondaires des médicaments et qui n'aura pas le temps de comprendre qui l'a réellement attaqué.

plus à distinguer l'ami de l'ennemi et s'attaquent parfois à nos propres tissus, provoquant des maladies auto-immunes qui augmentent de manière significative avec la vieillesse. En plus, nos cellules tueuses deviennent paresseuses, ce qui favorise la prolifération de cellules anormales : le taux de cancer est plus élevé à des âges avancés.

Gardez des défenses en bon état

Lorsque les personnes tombent malades facilement et sont souvent fatiguées, qu'elles se plaignent d'attraper tous les virus qui se promènent, c'est simplement parce que leur système immunitaire ne fonctionne pas comme il devrait.

La prévention est le meilleur chemin pour éviter de souffrir d'inections et de prendre des antibiotiques. Nous prétendons ici renforcer le système immunitaire pour que l'organisme puisse mener à bien ses propres combats et parvenir à un niveau de santé optimal grâce à de bonnes habitudes et à une certaine hygiène de vie.

Certaines cultures suivent ces préceptes à la lettre depuis des générations. En Chine ancienne, les familles aisées embauchaient des médecins, afin de rester en bonne santé. Si un membre de la famille tombait malade, cela signifiait que le médecin n'avait pas bien fait son travail et on refusait alors de le payer (vous imaginez à quel point notre médecine actuelle serait différente avec une telle approche).

Si vous suivez le chemin que nous avons tracé avec ce livre, vous êtes en bonne voie pour renforcer vos défenses, mais si vous sentez que votre système immunitaire a besoin d'une stimulation supplémentaire, adoptez les probiotiques. « Probiotique » est un terme qu'on emploie pour désigner certains microorganismes qui ne tuent ni les bactéries ni les envahisseurs d'autres sortes, mais qui renforcent les défenses de l'organisme.

Les probiotiques

Beaucoup de probiotiques sont des bactéries qui vivent dans les intestins et participent au processus de digestion. À la différence des bactéries nocives, celles-ci sont nos amies et agissent en coordination avec notre système immunitaire pour nous garder en bonne santé. Nos intestins sont le foyer de 100 trillons d'organismes microscopiques, parmi lesquels de 1 000 à 4 000 espèces de bactéries. Ces organismes excèdent en nombre les cellules de notre corps et le plus intéressant est que notre organisme ne tente pas de les combattre. C'est un peu comme si, à travers l'évolution, ils faisaient partie notre corps.

- Les plus bénéfiques de ces bactéries sont les dénommées bifidobactéries, les *Lactobacillus acidophilus* et les *Lactobacillus bifidus* qui, en plus de jouer un rôle complet dans les processus de digestion et d'absorption, accomplissent d'autres fonctions vitales. L'une de ces fonctions est ni plus ni moins de nous protéger contre la multiplication et l'infection de leurs cousins indésirables ainsi que de certains champignons et levures qui partagent le même habitat. Les champignons et les levures produisent des substances toxiques et cancérigènes qui donnent lieu à des problèmes digestifs et à de possibles lésions dans les intestins. Si nous les laissons agir librement, ces substances peuvent être absorbées et entrer dans le flux sanguin en contribuant à produire des maladies. La recherche la plus intéressante sur les bactéries bénéfiques concerne le rôle qu'elles jouent comme soutien du système immunitaire. Les bifidobactéries, surtout, ont des effets inhibiteurs sur les bactéries « pathogènes » comme la salmonelle (qui est à l'origine d'intoxications alimentaires, d'infections localisées et même de

septicémies), le *Staphylococcus aureus* (qui est à l'origine de toxi-infections alimentaires) et le *Candida albicans* (qui est à l'origine d'infections fongiques). Les études ont démontré que les bifidobactéries ont des effets anticancérigènes et oncosuppresseurs (qui inhibent la croissance ou la formation de tumeurs).
Le problème des antibiotiques est qu'ils ne font pas la distinction entre les bonnes et les mauvaises bactéries. Ils anéantissent tout sur leur passage. Une série d'injections d'antibiotiques peut complètement altérer la composition de la flore intestinale, en tuant les bactéries bienfaitrices et en permettant la prolifération de micro-organismes pathogènes. Même si vous n'êtes pas soumis à un traitement antibiotique, il est possible que vous en ingériez à travers la viande et les produits laitiers, sauf s'ils sont issus de l'agriculture biologique.

* Si votre régime est riche en hydrates de carbone complexes, avec une haute teneur en fibres (qui sont très probiotiques puisque les bactéries intestinales se nourrissent de fibres et les métabolisent en les transformant en acides organiques qui inhibent le développement de bactéries nocives), vous favorisez déjà votre immunité. En revanche, un régime fondé sur la consommation de viande a l'effet inverse. Les yaourts sont une source riche en bactéries bénéfiques, surtout ceux qui contiennent le *L. acidophillus* ou *L. bifidus*.

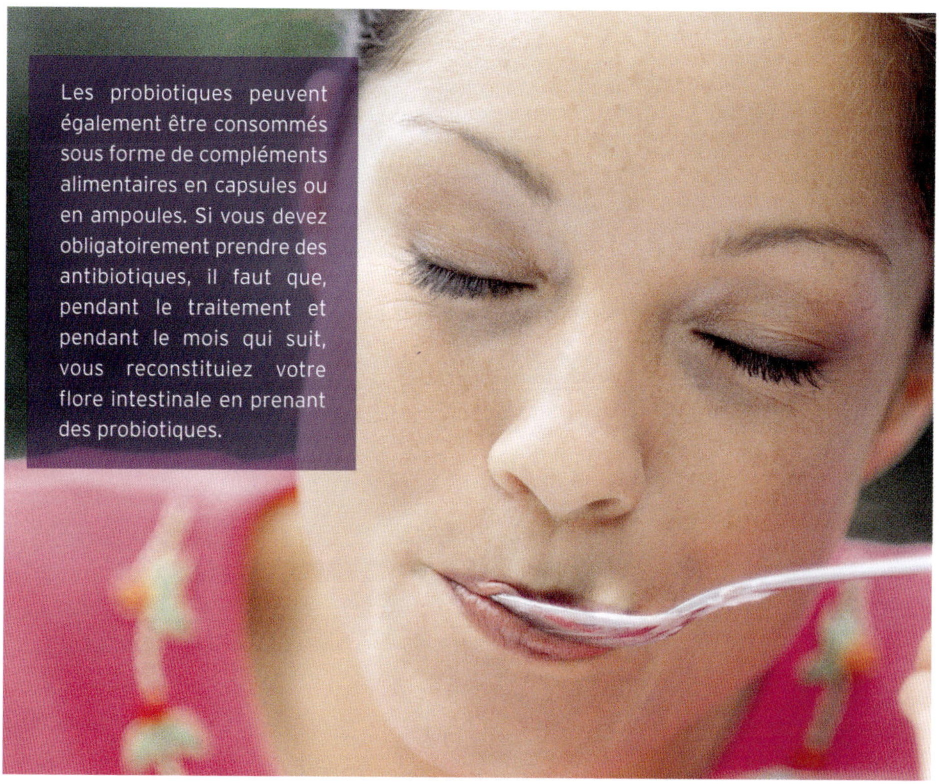

Les probiotiques peuvent également être consommés sous forme de compléments alimentaires en capsules ou en ampoules. Si vous devez obligatoirement prendre des antibiotiques, il faut que, pendant le traitement et pendant le mois qui suit, vous reconstituiez votre flore intestinale en prenant des probiotiques.

Des facteurs à prendre en compte

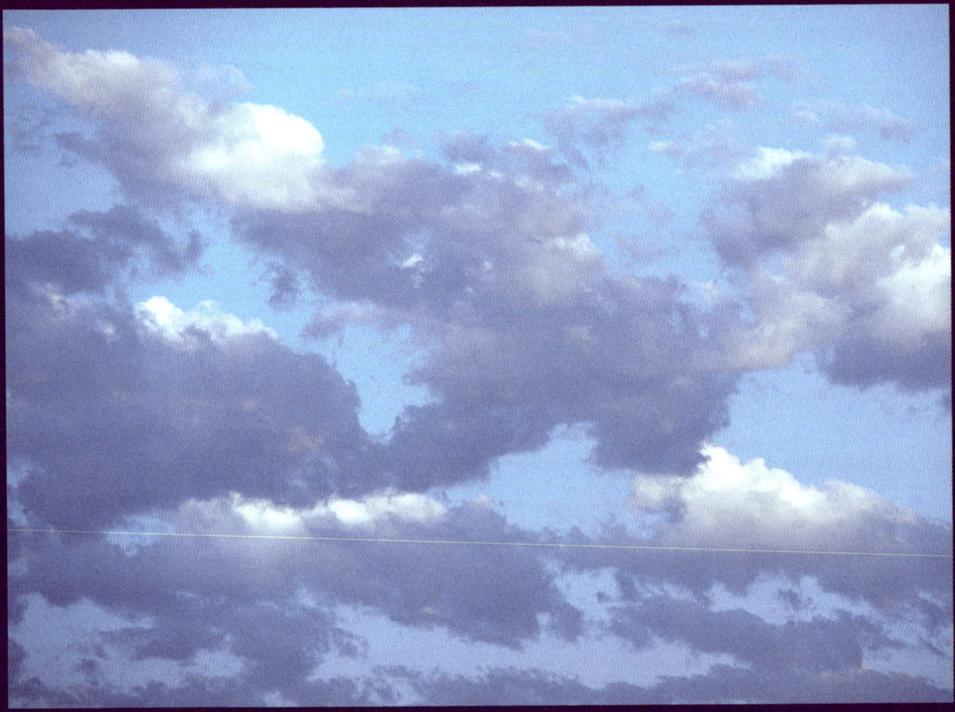

Essayez de respirer un air propre, votre corps vous le rendra.

L'air propre

Plus l'air que nous respirons est propre, mieux c'est. C'est évident, mais nous n'y veillons pas assez. En été, nous « subissons » des lieux qui ont l'air conditionné et, en hiver, nous n'aérons pas assez les pièces que nous chauffons, que ce soit au travail ou à la maison. Sans oublier le tabac qui raréfie l'air pur dans l'atmosphère et le rend irrespirable. Les huiles essentielles peuvent agir comme des désinfectants de l'environnement, car le pouvoir antiseptique des essences agit contre les germes et les microbes. Une formule efficace à utiliser en hiver contre les grippes et les rhumes est de mélanger à une base d'huile d'amande, quelques gouttes de menthe, de pin, de citron et d'eucalyptus avant de les mettre dans un diffuseur d'huiles essentielles.

Boire suffisamment d'eau

Les huit verres d'eau par jour, que nous vous avons conseillés dès le début du programme, sont encore plus pertinents maintenant. Si vous êtes dans un état fébrile, il faut boire davantage. Ajoutez même un peu de jus de citron.

✱ Faire du sport

On a prouvé de nombreuses fois qu'une pratique sportive régulière favorise les défenses et renforce le système respiratoire et cardio-vasculaire. Cela permet de mettre également en mouvement le système lymphatique où résident les cellules immunitaires. À la différence du système cardio-vasculaire qui est propulsé par le cœur, le système lymphatique n'a pas de pompe et son flux dépend du mouvement corporel. Le manque d'exercice ralentit le système. Le programme que nous vous avons proposé dans le chapitre « Récupérez votre tonus musculaire » est très efficace parce qu'il ne vous soumet pas à des efforts excessifs contre-productifs et vous apporte beaucoup de bienfaits, dont un renforcement du système immunitaire. En plus, comme nous l'avons déjà dit, il vous met de bonne humeur, un composant vital pour combattre les maladies.

✱ Se reposer et se détendre

La fatigue et le stress minent considérablement le système immunitaire. La méditation, le yoga et d'autres techniques qui rééquilibrent les énergies sont des ressources très utiles pour arriver à se détendre.

✱ Rester de bonne humeur

Les attitudes positives, le rire et le sens de l'humour sont guérisseurs grâce aux substances sécrétées alors par le cerveau qu'on appelle les endorphines. Les maladies d'origine psychosomatiques peuvent être combattues si on parvient à équilibrer le flux de ces endorphines.

✱ Manger sainement

C'est-à-dire des légumes, des graines germées, des fruits secs, des graines, des algues, des aliments fermentés (choucroute, kéfir, yaourt), de l'huile de première pression à froid.

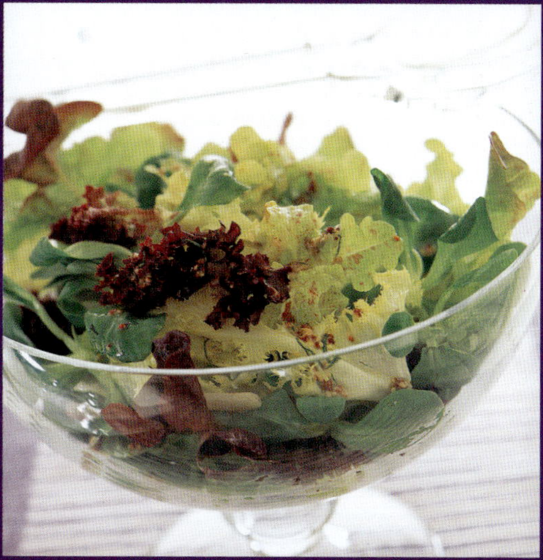

✱ Bien dormir

Nous avons déjà évoqué l'importance du sommeil et nous la réaffirmons. Avez-vous remarqué que, après après quelques nuits de court ou de mauvais sommeil, vous attrapez davantage de rhumes ? C'est dû au fait que le pic de production des cellules T est atteint pendant le sommeil. Si vous ne dormez pas bien, même une seule nuit, la baisse des cellules T peut vous rendre vulnérable aux infections.

✱ Prendre des compléments alimentaires

Certains compléments alimentaires stimulent les défenses comme l'échinacée, les algues d'eau douce comme la spiruline, la chlorella et la klamath, et les extraits de champignons orientaux comme le shiitake, le reishi, l'ongle-de-chat et le fruit du noni.

Les facteurs aggravants à éviter

Les produits d'origine animale
Particulièrement s'ils sont riches en graisses saturées parce qu'ils affectent la flore intestinale et inhibent la capacité des lymphocytes de créer des anticorps.

Les produits laitiers
Ils produisent des mucosités difficiles à éliminer. Si vos défenses sont basses, il vaut mieux s'en passer, au moins jusqu'à ce que cela aille mieux.

Les produits raffinés sucrés
On a démontré que le sucre raffiné affaiblit l'activité des cellules immunitaires pendant plus de 5 heures après être entré dans le sang. Un régime riche en sucre raffiné accroît la vulnérabilité face aux maladies. On peut ajouter à cette liste : les biscuits industriels, la pâtisserie, les gourmandises, les glaces, les sodas et une quantité d'aliments fabriqués qui incluent du sucre (on peut même en trouver dans les pizzas).

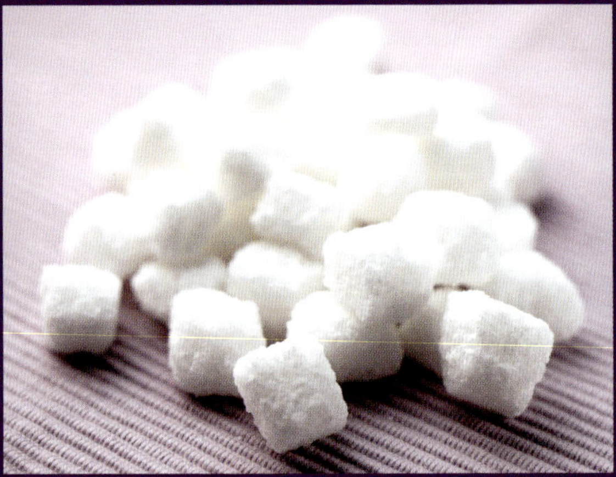

Les produits contenant des additifs
Beaucoup d'entre eux sont cachés sous les sigles « E... ». Ils peuvent être à l'origine d'allergies, de maux de tête ou d'autres symptômes qui signalent une altération dans le fonctionnement de l'organisme.

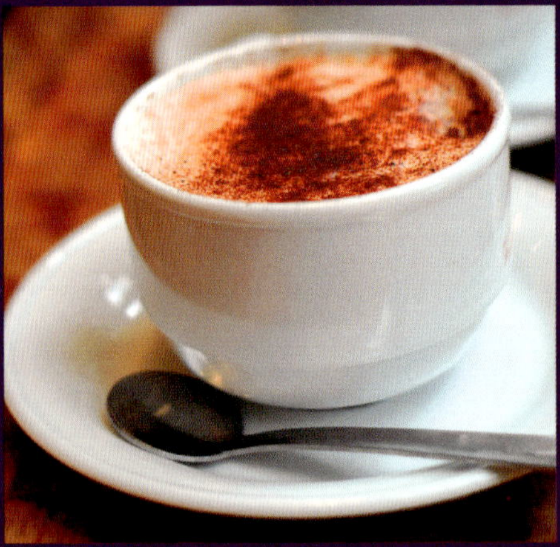

Les substances stimulantes
Le café, l'alcool et les boissons au cola sont des substances considérées comme stressantes et le stress est l'un des facteurs qui affaiblit le plus le système immunitaire.

Le tabac
C'est simplement du poison à l'état pur et il représente tout le contraire de ce dont l'organisme a besoin.

* Aidez votre système immunitaire

Beaucoup de facteurs sapent la bonne santé de notre organisme : le stress et l'anxiété quotidiens agissent contre le système nerveux, l'excès de graisse mine le système cardio-vasculaire, le régime déséquilibré maltraite le système digestif et la flore intestinale, le tabac et l'alcool abîment tout à la fois... on pourrait faire la liste des facteurs qui affaiblissent notre système de défenses naturelles. Voyons plutôt comment coopérer avec ce système immunitaire.

* Retrouvez votre santé grâce aux traitements naturels

Ce point du chapitre est orienté vers les besoins des personnes qui souffrent d'un problème de santé concret. Il énonce quelques propositions pour traiter ou guérir des pathologies telles que l'arthrite, le diabète, l'hypertension, les maladies cardiaques et une vue qui baisse.

Comme nous l'avons déjà dit, l'une des règles fondamentales pour rajeunir est d'accepter qu'il n'est jamais trop tard et qu'on n'est jamais trop vieux pour faire quelque chose de positif pour soi.

Chacun des ingrédients de notre « élixir de jeunesse » ne sert pas seulement à faire rajeunir le corps mais aussi à se prémunir (et parfois guérir) des problèmes de santé les plus courants. De toute façon, les personnes dont les pathologies peuvent être des obstacles à notre programme pourront trouver ensuite quelques suggestions supplémentaires pour aider à résoudre huit des troubles les plus courants.

Si vous souffrez d'un problème de santé (et surtout si vous prenez des médicaments), vous devez rester sous surveillance médicale et travailler en coordination avec votre médecin.

→ L'arthrite

C'est une maladie caractéristique de l'inflammation des articulations. Si cette pathologie est aggravée par la destruction du cartilage, l'arthrite devient déformante.

Le cartilage a deux fonctions principales : recouvrir les articulations pour que les extrémités des os ne se frictionnent pas entre eux et absorber l'impact des activités liées au poids ou aux mouvements comme la marche par exemple.

L'ostéoarthrite ou l'arthrose, connue également comme l'arthrite d'« usure naturelle », est la variante la plus courante de cette pathologie et une proportion importante de personnes de plus de 50 ans en souffrent. Parmi les symptômes habituels de l'ostéoarthrite, on peut citer la rigidité matinale des articulations (surtout les genoux et les hanches), une douleur ou une inflammation (surtout au niveau des articulations des doigts).

Pour de nombreux spécialistes médicaux, récupérer le cartilage n'est pas possible. Il reste comme seul chemin possible l'administration de médicaments anti-inflammatoires qui aident à pallier la douleur des malades. Mais ces drogues prescrites de façon routinière ont mauvaise réputation parce qu'elles ont beaucoup d'effets secondaires : elles endorment les membres (paresthésie) et irritent les muqueuses de l'estomac, ce qui provoque un malaise chronique.

Par des voies plus naturelles, on peut obtenir des améliorations, sans effets secondaires indésirables, autant pour stimuler la production d'un nouveau cartilage que pour calmer la douleur. Jetez un œil aux compléments alimentaires décrits aux pages 78 et suivantes.

→ La dépression

Beaucoup de personnes dans le monde souffrent de dépression. Elle peut apparaître à la suite d'un événement déconcertant

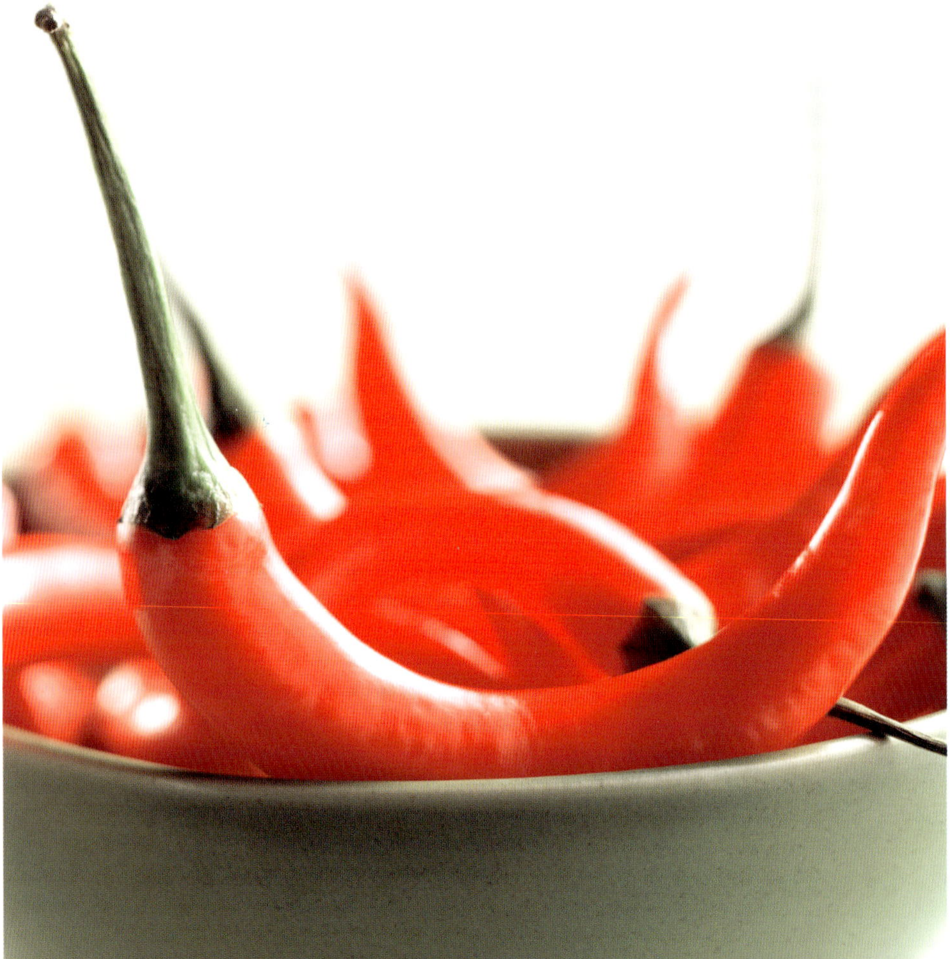

Onguent de capsaïcine

La capsaïcine est un composant extrait du piment rouge. Lorsqu'on applique cet onguent sur la peau, on peut calmer la douleur et la raideur causée par l'arthrite. La capsaïcine provoque une légère sensation de brûlure qui entraîne la production d'un neurotransmetteur appelé « substance P ». Des applications constantes donnent une quantité suffisante de substance P susceptible de calmer la douleur. On applique une petite quantité de l'onguent de capsaïcine (ou cayenne) en le frottant directement sur la peau au niveau des articulations affectées (ne l'appliquez jamais ni sur une peau irritée ni sur des blessures).

ou perturbateur (la mort d'un membre de la famille, la perte d'un travail, etc.) ou être la conséquence de déséquilibres chimiques de l'organisme. Elle est même parfois la combinaison de ces deux facteurs à la fois. Nous ne voulons pas, en parlant de cette pathologie, faire croire que l'on peut se l'autodiagnostiquer ou la traiter seulement par le biais de compléments alimentaires.

Si vous vous sentez déprimée, vous avez besoin d'être examinée par un professionnel spécialisé en santé mentale ou par un médecin qui puisse vous aider à planifier un traitement.

Nous nous sentons tous déprimés de temps en temps. Mais comment savoir s'il s'agit d'une véritable dépression ? Les indices sont les suivants : un changement dans les rythmes du sommeil et dans l'appétit, la fatigue, les sentiments de tristesse, de désespoir ou de culpabilité, l'incapacité de rester concentrée ou d'avoir l'esprit dégagé, des pensées récurrentes de suicide et de mort. Si vous présentez l'un de ces symptômes pendant plus de 2 semaines, vous devez absolument vous mettre entre les mains d'un bon professionnel.

Parmi les compléments que l'on a l'habitude de prescrire aux personnes qui montrent les signes d'une dépression, et qui peuvent être intégrés dans un traitement, on citera le millepertuis, l'herbe de la Saint-Jean. Cette plante est un authentique remède contre la dépression légère, elle est devenue l'une des plantes médicinales les plus vendues ces derniers temps. Un article récent, publié dans la revue *British Medical Journal* et qui examine plus de trente études différentes, a conclu que le millepertuis est un antidépresseur aussi efficace que n'importe quel médicament délivré sur ordonnance. Il n'entraîne aucun des effets secondaires habituels : sécheresse de la bouche, vertige et constipation, tant et si bien qu'on l'a baptisé le « Prozac naturel ».

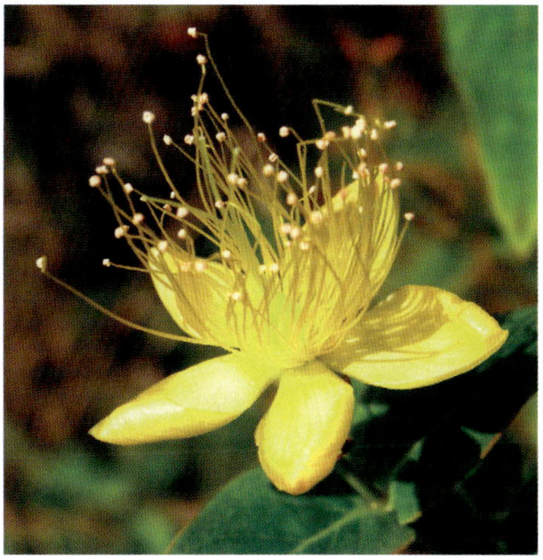

On croyait jusqu'à il y a peu que le millepertuis agissait de la même façon que les inhibiteurs de la mono-amino-oxydase (MAO), qui sont l'une des catégories des antidépresseurs.

Les personnes qui prennent du millepertuis doivent éviter de consommer des aliments riches en tyramine comme le vin, le fromage, l'avocat, le chocolat, les bananes et les haricots entre autres, parce qu'ils peuvent interagir avec les inhibiteurs de la MAO.

L'étude la plus récente montre que le millepertuis n'est pas un inhibiteur du MAO. Par ailleurs, on ne doit pas s'exposer au soleil quand on le prend car il est photosensible et il peut provoquer des taches sur la peau.

La dose recommandée est de 300 mg par jour ou bien 20 gouttes d'extrait de millepertuis deux fois par jour pendant autant de temps que nécessaire.

Une autre option qui induit encore moins de « contre-indication » est le lithium pris sous la forme d'oligo-élément, à raison de deux ampoules par jour.

→ Le diabète

Cette maladie se caractérise par un excès de sucre dans le sang et dans l'urine. Les diabètes de type I, appelés aussi « diabètes juvéniles », se manifestent principalement

Les compléments alimentaires recommandés

On peut recommander plusieurs compléments alimentaires aux personnes diabétiques et/ou victimes du syndrome X.

L'ail

En perles ou en capsules, c'est un moyen efficace de bénéficier de l'allicine dont l'action est hypoglycémique. Il est surtout indiqué aux personnes qui ne supportent pas de consommer de l'ail cru.

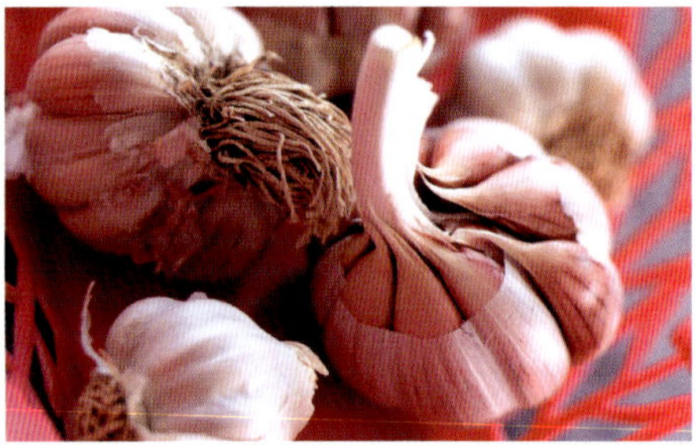

Le sulfate de vanadyle

L'insuline est chargée de réguler le métabolisme des hydrates de carbone et des protéines dans l'organisme en désagrégeant ces composants de telle sorte qu'ils puissent être facilement utilisés par les cellules pour produire de l'énergie. Le sulfate de vanadyle est une forme biologiquement active du vanadium, un oligo-élément dont l'action est semblable à celle de l'insuline ; il peut même accroître l'action de l'insuline et donc prévenir une augmentation du sucre dans le sang.

L'acide lipoïque

En plus d'être un antioxydant remarquable, il aide à maîtriser le sucre dans le sang. On le recommande habituellement aux diabétiques pour prévenir les complications graves telles que la neuropathie périphérique ou les lésions nerveuses.

La gymnema sylvestre

Cette plante est originaire d'Inde où elle est utilisée par les guérisseurs depuis 2000 ans. Les études ont montré que la gymnema sylvestre fait baisser le sucre dans le sang et aide à réparer les cellules pancréatiques détériorées. La gymnema a également la réputation de réduire les envies de sucré, ce qui peut s'avérer utile pour réfréner le désir de manger des desserts si on essaie de perdre du poids.

L'extrait de myrtille sauvage

Les études ont montré qu'elle réduit les niveaux de glucose dans le sang lors de l'hyperglycémie. Les feuilles de myrtille sauvage sont riches en acide chlorogénique et celui-ci, semble-t-il, inhibe l'action des enzymes responsables de la libération du sucre depuis le foie (dont les diabétiques non dépendants de l'insuline ont en général des taux trop élevés).

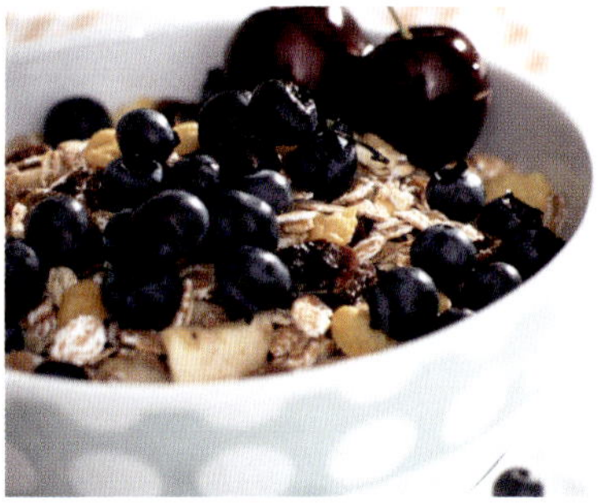

Dans la plupart des cas, ces maladies peuvent être maîtrisées et même guéries en prenant simplement les compléments alimentaires adéquats, en suivant un régime sain et un programme de sport raisonnable. Cependant, si vous souffrez d'une pathologie cardiaque, en plus de tout ce que vous faites déjà, essayez les compléments suivants :

✷ L'aubépine

Cette plante, très saine pour le cœur, a été utilisée en Europe pendant plus de quatre siècles pour soulager l'angine de poitrine et l'arythmie (les battements irréguliers). On l'utilise également comme tonique pour renforcer le cœur. Les études ont prouvé que l'extrait d'aubépine peut dilater les vaisseaux sanguins du cœur et améliorer les flux du sang et de l'oxygène.

✷ La coenzyme Q-10

C'est le complément le plus adapté pour retrouver un cœur en bonne santé. Il fait partie de notre programme de compléments (voir aux pages 78 et suivantes) et nous comptons déjà sur un apport de 60 mg de cette substance.

✷ L-carnitine

C'est un acide aminé qu'on trouve dans le cœur, le cerveau et les muscles. Les études montrent que la L-carnitine peut améliorer la résistance et la force des personnes souffrant de cardiopathies, en leur permettant de faire du sport sans souffrir et sans être victimes d'angine de poitrine. Étant donné que la pratique régulière du sport est l'un des meilleurs traitements contre les maladies cardiaques (la douleur est la raison principale pour laquelle les malades ne font pas assez de sport), la L-carnitine est très bénéfique. Elle peut aussi faire baisser les niveaux de cholestérol nocif, améliorer les niveaux de bon cholestérol et faire diminuer la pression sanguine. Tout cela est très utile pour prévenir les affections cardiaques. Si vous souffrez d'une maladie cardiaque, parlez à votre médecin de la possibilité d'inclure la L-carnitine à votre traitement.

✷ L-arginine

Différentes études montrent que la L-arginine peut protéger les vaisseaux sanguins contre la sclérose ou le durcissement des artères. Plus haut, on a également mentionné les compléments de L-arginine comme une aide pour les hommes qui ont des problèmes d'érection. Ils doivent en prendre avant d'avoir des relations sexuelles pour augmenter le flux sanguin dans le pénis. Néanmoins, pour tirer un maximum de profit de la L-arginine, il faut en prendre tous les jours.

✷ Le magnésium

C'est un minéral essentiel pour la santé du cœur (mais dont on sous-estime l'importance). Il aide à faire baisser la pression sanguine et améliore le flux du sang vers le cœur. Ce minéral renforce l'organisme et améliore le repos nocturne. Les personnes souffrant de pathologies rénales ne doivent pas prendre de compléments de magnésium.

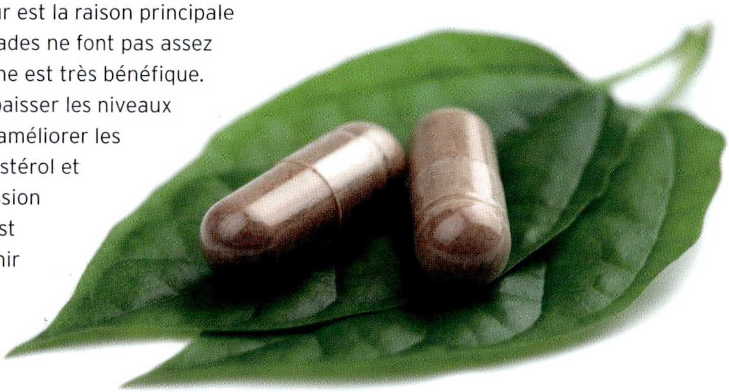

chez les enfants et les adolescents et ils sont causés par la détérioration des cellules productrices de l'hormone appelée « insuline », localisées dans le pancréas. Les personnes qui souffrent de ce type de diabète doivent recevoir de l'insuline en complément pendant le reste de leur vie afin de contrôler le niveau de sucre dans le sang.

Le diabète de type II ou du début de l'âge adulte est le plus courant et il se manifeste chez les personnes de plus de 40 ans. Ceux qui en souffrent produisent une quantité suffisante d'insuline mais celle-ci n'est pas assez efficace. Presque toutes les personnes qui ont plus de 40 ans présentent un certain degré de résistance à l'insuline et au moins 25 % de la population adulte développe une pathologie qui nécessite un traitement.

Il existe beaucoup de médicaments pour maîtriser le niveau de sucre dans le sang, mais le problème est qu'ils ont des effets secondaires adverses potentiels, comme les migraines, les infections et même un dysfonctionnement sexuel. Heureusement, concernant les diabètes, les remèdes naturels sont très efficaces et le seul effet secondaire est positif : les personnes sentent qu'elles sont en meilleure santé.

Étant donné que 90 % des personnes qui souffrent de diabète de type II sont obèses, l'un des meilleurs moyens pour prévenir ce mal et l'un des traitements les plus efficaces consiste à perdre du poids.

Il faut savoir que, dans la plupart des cas, ce type de diabète peut être maîtrisé grâce à un régime strict, du sport et des compléments alimentaires. Même les diabètes de type I peuvent être considérablement améliorés si on procède à quelques modifications du mode de vie.

Il arrive que certaines personnes souffrant du diabète de type II présentent en plus une pathologie appelée le « syndrome X » qui se caractérise par l'obésité abdominale, de hauts niveaux de cholestérol dans le sang, de l'hypertension et de très hauts niveaux de triglycérides. Les personnes qui souffrent de ce syndrome sont très sensibles aux aliments qui contiennent de l'amidon – ils font considérablement monter le niveau de sucre dans le sang et les triglycérides. Éliminer tous les aliments amidonnés de son régime alimentaire (pain, pâte, pommes de terre, bananes, patates douces) peut faire baisser les valeurs jusqu'à un niveau normal.

Attention !

Les diabétiques devront suivre un régime plus strict que celui de notre programme (pages 20-75). Il faut donc qu'ils travaillent en accord avec un médecin nutritionniste.

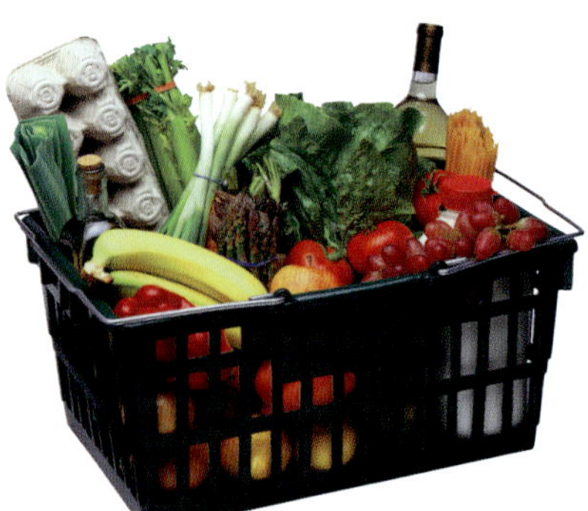

→ Un taux de cholestérol élevé

Niacine

Beaucoup des personnes qui souffrent de maladies cardiaques ont aussi des taux de cholestérol élevés. Cette substance, qu'on trouve dans le sang et qui a la consistance de la cire, est semblable à de la graisse. La niacine (vitamine B3) est un traitement très efficace pour faire baisser le niveau de cholestérol dans le sang. On a constaté qu'elle agit aussi bien que les médicaments délivrés sur ordonnance.

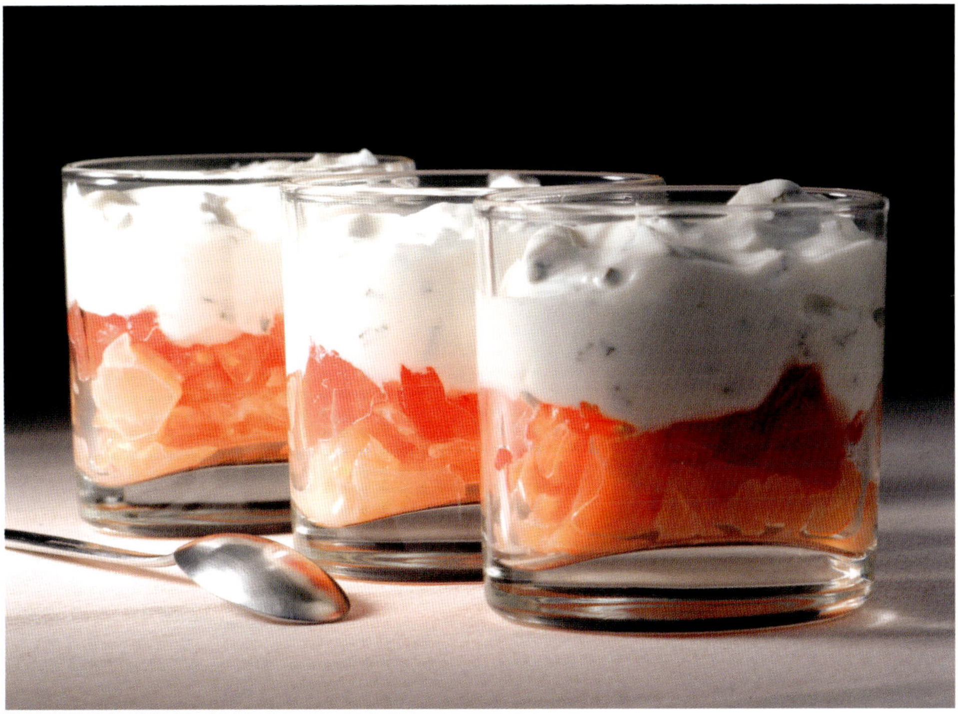

→ Les triglycérides

Les acides gras oméga 3

Les triglycérides sont un type de graisse qu'on trouve dans le sang. Ils n'ont été classés comme facteur de risque dans certaines maladies que depuis peu. Nous savons actuellement que le niveau de triglycérides devrait se situer autour de 150 et que les niveaux au-dessus de 200 peuvent augmenter le risque d'être victime d'une attaque cardiaque et d'apoplexie. Comme le cholestérol, les niveaux hauts de triglycérides peuvent être détectés grâce à une simple analyse de sang.

Les acides gras oméga 3 qu'on trouve dans les huiles de poisson d'eaux froides (saumon, cabillaud, sardine, morue), dans les légumes verts et dans certaines légumineuses, et de manière concentrée dans les huiles de graine de lin, de colza, de noix, de tournesol et de germe de blé sont un excellent remède pour niveler le nombre de triglycérides.

→ L'hypertension

La pression sanguine mesure la force du sang contre les parois artérielles à mesure que le cœur le pompe et le propulse dans l'organisme. Avoir une pression sanguine haute signifie que le cœur travaille plus pour que le sang circule. Cela peut provoquer des lésions et des dégâts dans le cœur, les artères et les reins. Une hypertension ou une pression sanguine haute sont les facteurs principaux d'une attaque cardiaque ou d'une apoplexie. Il n'y a malheureusement pas de symptômes : quelqu'un peut avoir une pression sanguine élevée et se sentir parfaitement bien, même si cette dernière inflige des dégâts à l'organisme.

Actuellement, le critère de normalité est une pression sanguine à 130/85. Le premier chiffre représente la pression systolique, qui est la pression du flux sanguin quand le cœur bat lors de n'importe quelle activité. Le deuxième chiffre représente la pression

Cuisinez plus sain

Souvent, ce qui affecte notre santé n'est pas un aliment en soi, mais la façon de le cuisiner. Par exemple, les pommes de terre bouillies ne contiennent que 86 calories pour 100 g mais, si nous les faisons frire, nous pouvons accroître leur valeur calorifique jusqu'à 262 calories. Pour garder un cœur en bonne santé, utilisez des modes de cuisson qui réduisent les graisses.

La friture

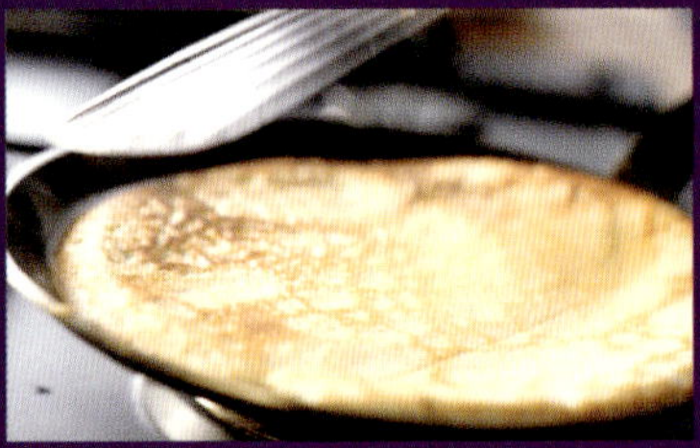

C'est le mode cuisson le plus employé, mais il a comme inconvénient d'augmenter le contenu calorique des aliments. En outre, pour éviter d'incorporer à votre repas des substances nocives à la santé, il faut suivre un certain nombre de recommandations :

- Utiliser l'huile d'olive, qui est celle qui supporte le mieux les hautes températures.
- Frire dans beaucoup d'huile, car ainsi l'aliment absorbe moins d'huile.
- Éviter que l'huile ne brûle, car cette combustion produit des substances nocives pour notre organisme. Il faut faire chauffer l'huile à feu doux et ne pas dépasser les 180 °C (il ne faut jamais laisser l'huile fumer).
- Introduire les aliments une fois que l'huile est chaude afin d'éviter qu'ils ne soient imbibés d'huile.
- Retirez rapidement l'aliment de l'huile une fois qu'il est frit en le plaçant sur un papier à cuisiner absorbant.
- Filtrer immédiatement l'huile pour retirer de possibles restes d'aliments, car cela risque d'accélérer sa dégradation. La garder dans un récipient protégé de l'air et de la lumière.
- Ne jamais réutiliser d'huile plus de cinq fois, et ne le faire que si on a rigoureusement suivi les recommandations antérieures.

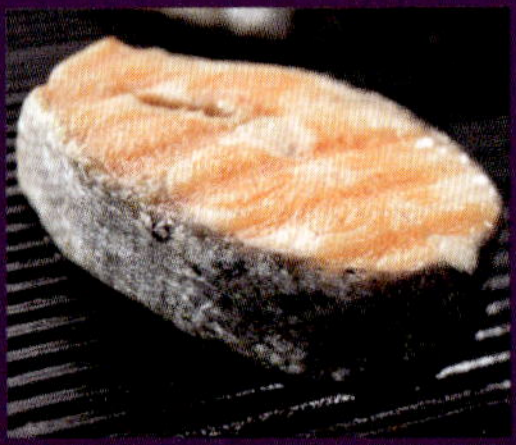

Au gril ou à la plancha

C'est beaucoup plus sain que la friture. Ce mode de cuisson présente l'avantage d'être sans ajout de matières grasses, de plus les aliments ne sont pas en contact direct avec la flamme. Les légumes cuits à la plancha sont une très bonne alternative car ce mode de cuisson préserve leurs qualités nutritionnelles. Il faut bien veiller toutefois à ne pas faire brûler les aliments.

Barbecue

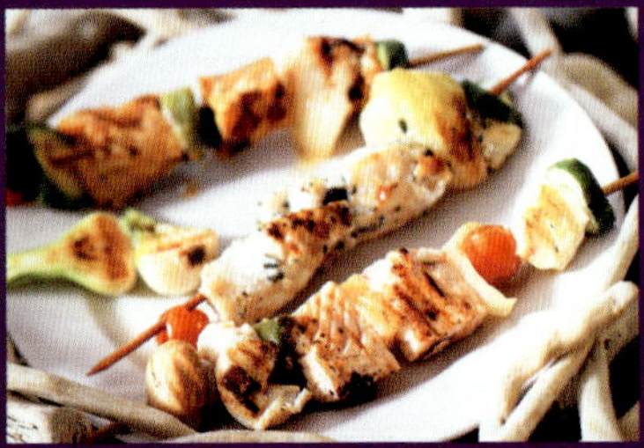

C'est également un mode de cuisson à sec. Cuisiner sur les braises est un mode de cuisson très ancien, mais il présente des inconvénients puisque les fumées issues de la combustion sont potentiellement cancérigènes. La recommandation serait de ne pas abuser du barbecue et de ne jamais manger les parties brûlées des aliments grillés.

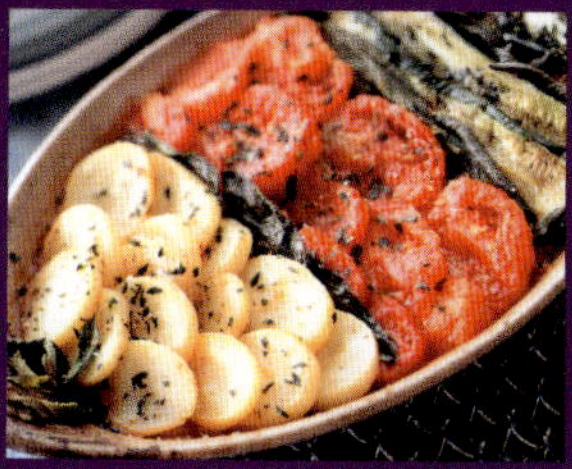

✷ Au four

C'est un mode de cuisson très sain si on limite les graisses. Il est préférable de cuisiner les plats à une température modérée en un temps plus long qu'à une température élevée en un temps plus court. La saveur douce des légumes cuits au four est plus intense. On peut la faire contraster avec des crudités.

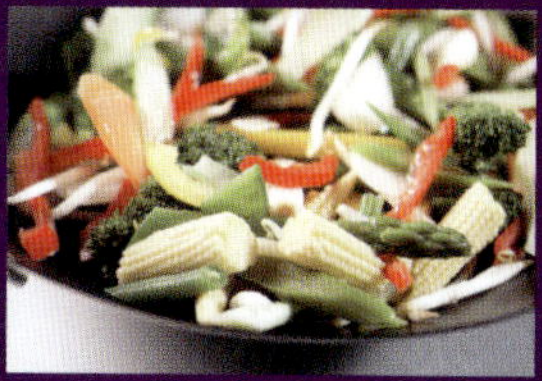

✷ Sauté

Il faut peu d'huile pour réaliser cette cuisson. C'est une manière rapide de cuisiner du seitan, du tofu et des légumes.

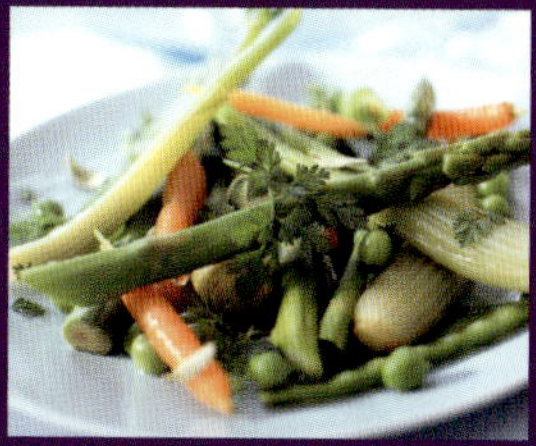

✷ À l'étouffée

C'est un bon système puisqu'on ne perd pas ainsi le bouillon de la cuisson et que l'aliment garde de sa saveur. On a besoin de peu d'huile. C'est idéal pour les légumes, le seitan, le tofu, etc. Ce mode de cuisson met en valeur la saveur douce des légumes à racine. Si on utilise des algues en plus, elles renforcent notre organisme et on obtient un plat au goût plus intérieur et profond.

✷ Bouillir

C'est la manière la plus courante de cuisiner rapidement les légumes de toutes sortes et les céréales. Cette cuisson permet de manger léger. Il vaut mieux faire bouillir les aliments à point pour garder le maximum de leurs propriétés nutritionnelles. Il faut toujours utiliser le minimum d'eau car les aliments, quand ils sont dans l'eau bouillante, dégagent des minéraux et des oligo-élements qui se retrouvent ensuite dans le bouillon de cuisson. Il est donc toujours préférable de faire cuire les aliments dans leur propre bouillon avec peu d'eau et d'essayer ensuite de profiter de ce bouillon. Il faut que le récipient soit muni d'un couvercle car la vapeur reviendra dans la casserole, ce qui permettra de récupérer certains nutriments à caractère volatil.

✷ À la vapeur

Il est préférable de cuisiner à la vapeur plutôt que de faire bouillir les aliments, surtout si on n'a pas ensuite besoin du bouillon. C'est une manière très saine de cuisiner les légumes : on ne perd pas les vitamines ni les minéraux alors que, lorsqu'ils sont bouillis, ces derniers passent dans l'eau de cuisson. C'est bon pour lutter contre les problèmes digestifs.

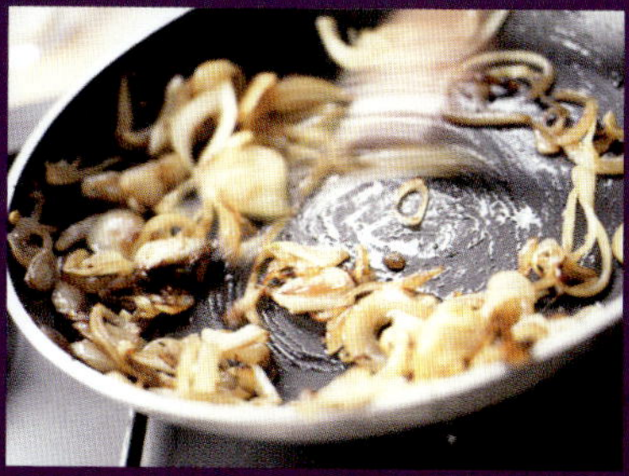

✷ Faire revenir

C'est le mode de cuisson le plus soigneux des aliments. Quand on les cuisine à basse température et dans peu de liquide, ils perdent peu de substances vitales.

Les compléments alimentaires contre l'hypertension

✷ Le potassium

On en trouve dans les fruits et les légumes. Il peut nous aider à faire baisser la pression sanguine d'une manière aussi efficace que n'importe quel médicament. Si vous souffrez d'hypertension, vous pouvez prendre un complément alimentaire de potassium de 500 mg par jour en augmentant votre consommation de fruit et légumes. Un morceau de fruit moyen (une pomme ou une orange) contient 300 mg de potassium et une banane, 560 mg. Cette alternative est préférable à la prise de compléments alimentaires de potassium parce que le fruit ne contient pas seulement ce minéral, mais il est également riche en fibres, antioxydants et phytonutriments.

✷ L'ail

On a démontré récemment qu'il peut faire baisser la pression sanguine et qu'il peut notamment avoir des effets notoires sur la pression systolique (reflétée par le premier chiffre). Si vous souffrez d'hypertension, il faut que vous mangiez une à deux gousses d'ail frais par jour, ou, à la place, que vous preniez un complément équivalant à cette quantité. Il existe de nombreux produits sur le marché comme par exemple les capsules d'ail déshydraté, les capsules d'huile d'ail ou les capsules d'extrait d'ail. Vous trouverez sur l'étiquette la dose qui correspond à la quantité d'ail frais dont vous avez besoin.

diastolique qui est la pression du flux sanguin pendant que le cœur est au repos.

Une pression sanguine au-dessus de la valeur normale de 130/85 mais en dessous de 140/90 est considérée comme normale. L'hypertension modérée est définie par les chiffres : 140-160/90-104.

Une hypertension sévère se situe au-dessus de 160/115. Si c'est votre cas, vous devez aller voir un médecin car vous avez peut-être besoin qu'il vous prescrive des médicaments.

N'importe quelle pression sanguine au-dessus de 130/85 devrait être traitée, mais pas nécessairement avec des médicaments. Normalement, les médicaments qui font baisser la pression sanguine ont beaucoup d'effets secondaires désagréables qui vont de l'excès de fatigue à la dépression et même l'impuissance. Il vaut mieux traiter l'hypertension avec un régime, du sport, une réduction du stress et des compléments alimentaires.

→ L'ostéoporose

C'est une pathologie caractérisée par la perte de masse osseuse. Elle conduit à un effritement des os qui les rend plus vulnérables aux fractures. Cette baisse de la densité osseuse fait partie du processus naturel du vieillissement (le rythme des mécanismes de réparation de l'organisme diminue ainsi que la production de nouveaux os). Mais l'ostéoporose correspond surtout à une perte rapide de la masse osseuse au cours de laquelle des zones complètes s'usent, surtout au niveau des vertèbres, des hanches et des avant-bras. Souvenez-vous de notre chapitre sur le sport : un exercice physique régulier qui implique de supporter le poids de son corps comme par exemple marcher, trotter, monter des escaliers, faire du step ou pédaler avec endurance aide à renforcer et entretenir la masse osseuse.

Les femmes asiatiques et caucasiennes, dont les os sont petits, les fumeurs et les

Les amis et les ennemis de l'ostéoporose

Pour prévenir les douleurs osseuses, prenez note de ces coups de pouce :

L'ipriflavone

C'est une forme d'isoflavone de soja, l'un des composants antioxydants qui ont une activité semblable à l'œstrogène. L'ipriflavone s'est révélé être dernièrement l'agent le plus puissant pour stimuler la régénération des os. En imitant la forme de l'œstrogène, les isoflavones de soja activent les mécanismes des cellules osseuses.

L'igname

C'est un tubercule qu'on trouve de façon plus concentrée dans les compléments alimentaires. Son principe actif, la diosgénine, est un précurseur de la progestérone et a une activité semblable à celle des hormones humaines.

Le calcium et le magnésium

Si la dose moyenne de magnésium nécessaire est fixée à 1 000 mg par jour, le complément idéal de magnésium pour l'accompagner est de 500 mg.

La silice

On peut trouver ce minéral en comprimés, en poudre ou en extrait liquide. Elle s'est avérée très efficace pour lutter contre les maladies comme l'arthrite et les rhumatismes.

Mais, il faut éviter de consommer ces substances ennemies des os :

Le tabac

Fumer provoque un excès d'acidité que l'organisme compense en prenant sa contrepartie dans les os et les dents.

L'abus de médicaments

Beaucoup de remèdes peuvent avoir des effets secondaires ou des contre-indications auxquelles on ne prête pas forcément attention et qui peuvent favoriser l'usure des os : la cortisone, par exemple, car les corticoïdes volent des minéraux au système osseux.

Le sel

Plus on consomme de sodium, plus on perd de calcium.

Les sodas

Non seulement ils éteignent la soif mais, en plus, l'acide phosphorique qu'on y ajoute pour créer les bulles empêche l'absorption du calcium.

Les produits raffinés

Comme le sucre blanc, la farine blanche et ses dérivés ne contiennent ni vitamines ni minéraux et contribuent aux déséquilibres dans l'absorption du calcium.

Les protéines animales

En consommer en excès constitue l'une des causes principales de l'ostéoporose parce qu'elles tendent à produire de l'acidose métabolique, une substance à l'origine d'un dérèglement que l'organisme compense en utilisant le calcium des os.

La vie sédentaire

Garder une activité physique régulière est fondamental pour les os. L'immobilité peut aggraver une prédisposition à l'ostéoporose.

Le stress

Il interfère dans l'absorption des nutriments et dans l'oxygénation du sang.

Les diurétiques

Les laxatifs et antiacides qui contiennent de l'aluminium favorisent l'élimination des minéraux.

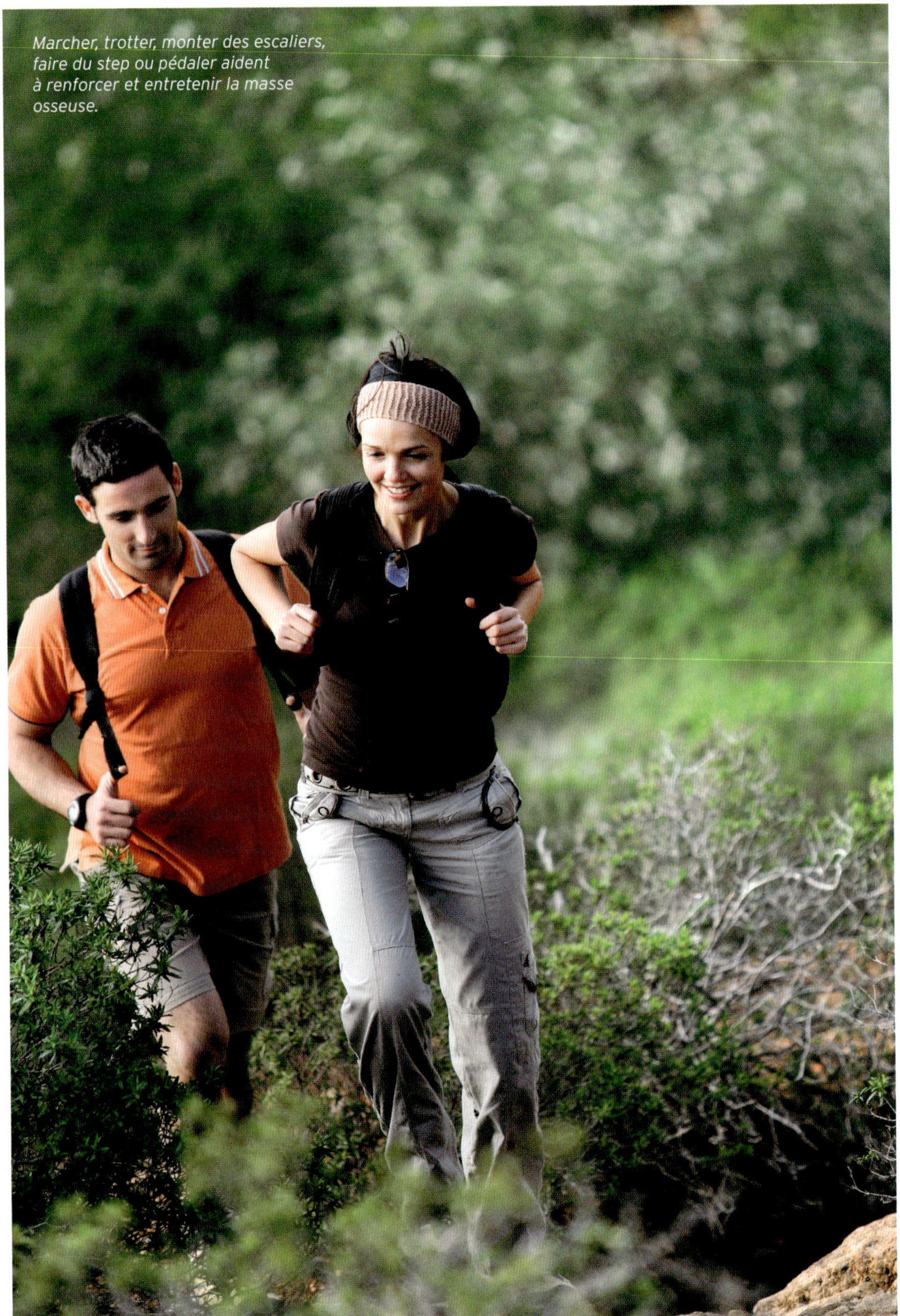

Marcher, trotter, monter des escaliers, faire du step ou pédaler aident à renforcer et entretenir la masse osseuse.

Pour garder une vue optimale

La myrtille

Elle contient des antioxydants parmi lesquels les anthocyanines qui protègent les tissus oculaires et améliorent le flux sanguin dans les yeux. Une étude réalisée auprès de cinquante patients victimes de cataracte a montré que des compléments de myrtille ont empêché cette maladie de progresser dans 97 % des cas.
Les capsules ou le sirop de myrtille peuvent s'obtenir dans les magasins de diététique et de produits naturels. Cherchez des produits standardisés qui contiennent 25 % d'anthocyanines.

La taurine

C'est un acide aminé qui est concentré dans la rétine. La vieillesse diminue la capacité d'en fabriquer.

La lutéine

C'est l'un des composants qu'on trouve naturellement en grande quantité dans le tissu oculaire. Elle est pressentie comme l'une des substances préventives les plus importantes face aux troubles de la vue tels que la dégénérescence maculaire.

La vitamine C

Si vous développez une cataracte ou une dégénérescence maculaire, vous pouvez augmenter votre consommation de vitamine C proposée dans le chapitre sur les compléments alimentaires et passer de 500 mg à 3 000 mg par jour. La vitamine C vous protège contre les dégâts causés par les rayons ultra-violets qui sont la cause principale de formation des cataractes.

personnes des deux sexes qui boivent beaucoup d'alcool sont des groupes à risque. Dans ces cas-là, il existe des compléments alimentaires qui protègent les os et enrayent la perte de la masse osseuse.

→ Les problèmes de vue

Les deux problèmes les plus courants liés au vieillissement sont les cataractes et la dégénérescence maculaire qui sont fréquentes chez les personnes de plus de 50 ans. Une cataracte est un recouvrement opaque ou nébuleux qui se forme sur la lentille de l'œil et peut être à l'origine d'un aveuglement partiel ou total. Dans certains cas, la cataracte doit être éliminée de façon chirurgicale pour récupérer la vue.

La dégénérescence maculaire est due à la destruction de la macule qui est la partie de l'œil qui se charge de la vue centrale (le type de vue requise pour lire ou coudre) et c'est la principale cause de non-voyance chez les personnes âgées. Même s'il existe des remèdes pour ces deux problèmes, une alimentation et des compléments adéquats aident à les prévenir ou au moins à en retarder les conséquences.

Le programme de cuisine énoncé dans le deuxième chapitre insiste sur la consommation de fruits et légumes qui aide à prévenir les problèmes de vue. En plus de manger des légumes, vous pouvez compter sur ces compléments qui vous aideront à garder une vue dans de parfaites conditions.

→ Les troubles gastro-intestinaux

Ces pathologies (surtout les ulcères et l'acidité stomacale) sont des problèmes assez courants qui surviennent à l'âge mûr. Normalement, le régime que nous vous proposons dans notre programme de cuisine, riche en fibres et pauvre en graisses, doit vous aider à entretenir le bon fonctionnement de votre système digestif. Si les

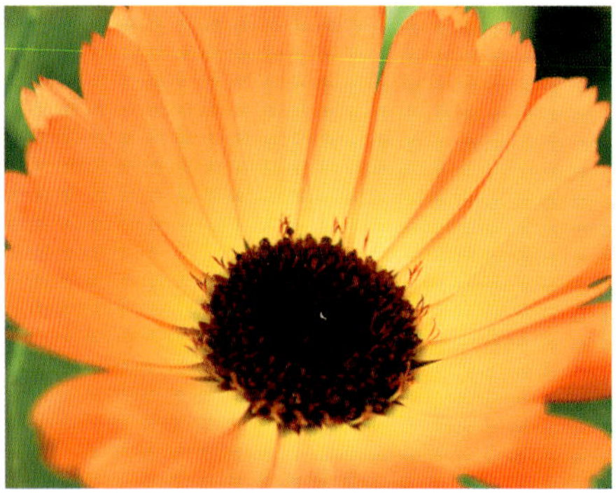

problèmes persistent, plusieurs traitements naturels sont utiles pour diminuer les gênes gastro-intestinales.

On a découvert récemment que les ulcères, qu'on croyait être la conséquence d'un excès d'acidité dans l'estomac, sont dus à l'*Helicobacter pylori*. Cela signifie que les ulcères peuvent aujourd'hui être guéris grâce à l'administration d'antibiotiques. Beaucoup de gens croient que l'acidité est toujours entraînée par un excès d'acides stomacaux et prennent des antiacides sans réfléchir. Dans de nombreux cas, surtout chez les personnes de plus de 60 ans, c'est justement le contraire qui a lieu : elles ont trop d'antiacides stomacaux. Au lieu de prendre des antiacides, vous devez prendre des compléments d'acide hydrochloridrique.

Si vous souffrez des symptômes habituels d'acidité stomacale, consultez un médecin et demandez-lui de vous faire l'examen qui permet de détecter l'*Helicobacter pylori*. Les antiacides ne font que masquer les symptômes mais ne traitent pas l'ulcère.

Contre l'acidité de l'estomac

La réglisse

Pendant plus de 5 000 ans, la médecine chinoise a utilisé la réglisse pour lutter contre les ulcères douloureux et les problèmes intestinaux. En Occident, la réglisse est reconnue pour augmenter la tension artérielle, mais il existe maintenant une nouvelle forme de réglisse : la racine de réglisse déglycyrrhizinée (DGL). C'est un traitement sûr qui calme et soulage la douleur due aux ulcères sans augmenter la pression sanguine. Il aide à restaurer la couche stomacale protectrice qui a été abîmée par l'irritation et favorise également le flux sanguin dans l'intestin. Des études récentes ont comparé la réglisse déglycyrrhinizée et les antiacides. Elles ont conclu que la réglisse agit aussi bien (même mieux) que beaucoup de médicaments prescrits. À la différence des antiacides, la réglisse déglycyrrhizinée n'a pas d'effets secondaires (nausées, diarrhée, problèmes de foie et impuissance éventuelle).

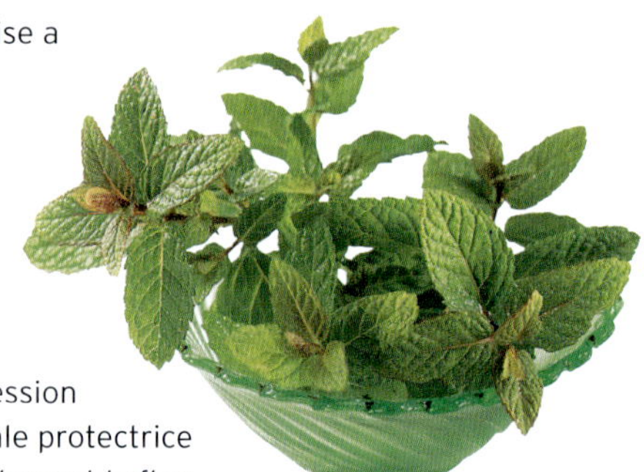

L'infusion de menthe

Une tasse d'infusion de menthe après le repas peut avoir un effet calmant sur les symptômes digestifs et soulager rapidement l'acidité et les ballonnements. Une fois l'infusion préparée, laissez-la reposer au moins 5 minutes avant de la boire.

L'homéopathie

L'homéopathie est une médecine naturelle qui a plus de 200 ans et qui traite le patient de manière holistique, c'est-à-dire qu'elle ne se centre pas seulement sur les symptômes – comme le fait la médecine allopathique – mais essaie d'approcher l'individu à tous les niveaux : spirituel, mental, émotionnel et physique. L'objectif de l'homéopathie est profond, elle va à l'essentiel : elle soutient l'organisme pour qu'il se remette du déséquilibre dans lequel il se trouve, quel que soit le domaine affecté. C'est donc une médecine individualisée : on n'utilise pas toujours le même médicament pour deux personnes différentes, même si elles présentent le même problème de santé. On ne traite pas les maladies mais les personnes.

Samuel Hahnemann a développé en 1796 ce concept de médecine naturelle en se basant sur la loi de la similitude (*Similia similibus curentur,* qui signifie « le similaire guérit du similaire »). Une substance qui peut produire un ensemble de symptômes chez un être humain sain peut guérir cet ensemble de symptômes chez un être malade.

Il faut ajouter que les doses utilisées dans l'homéopathie sont infinitésimales.

L'homéopathie donne en général de bons résultats. Les médicaments sont peu chers, sans effets secondaires ni contre-indications et le plus important est qu'ils augmentent le pouvoir guérisseur de l'organisme sans toxicité.

Ces suggestions visent la réalisation d'une bonne santé et l'amélioration de la qualité de vie. Opérer des changements positifs dans son style de vie est essentiel pour rétablir la vitalité.

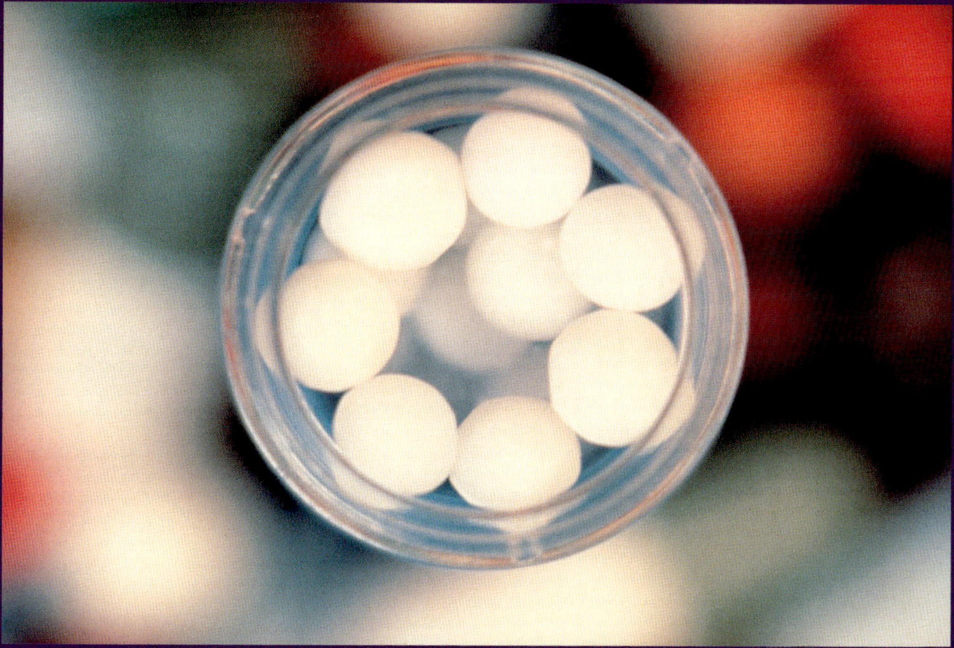

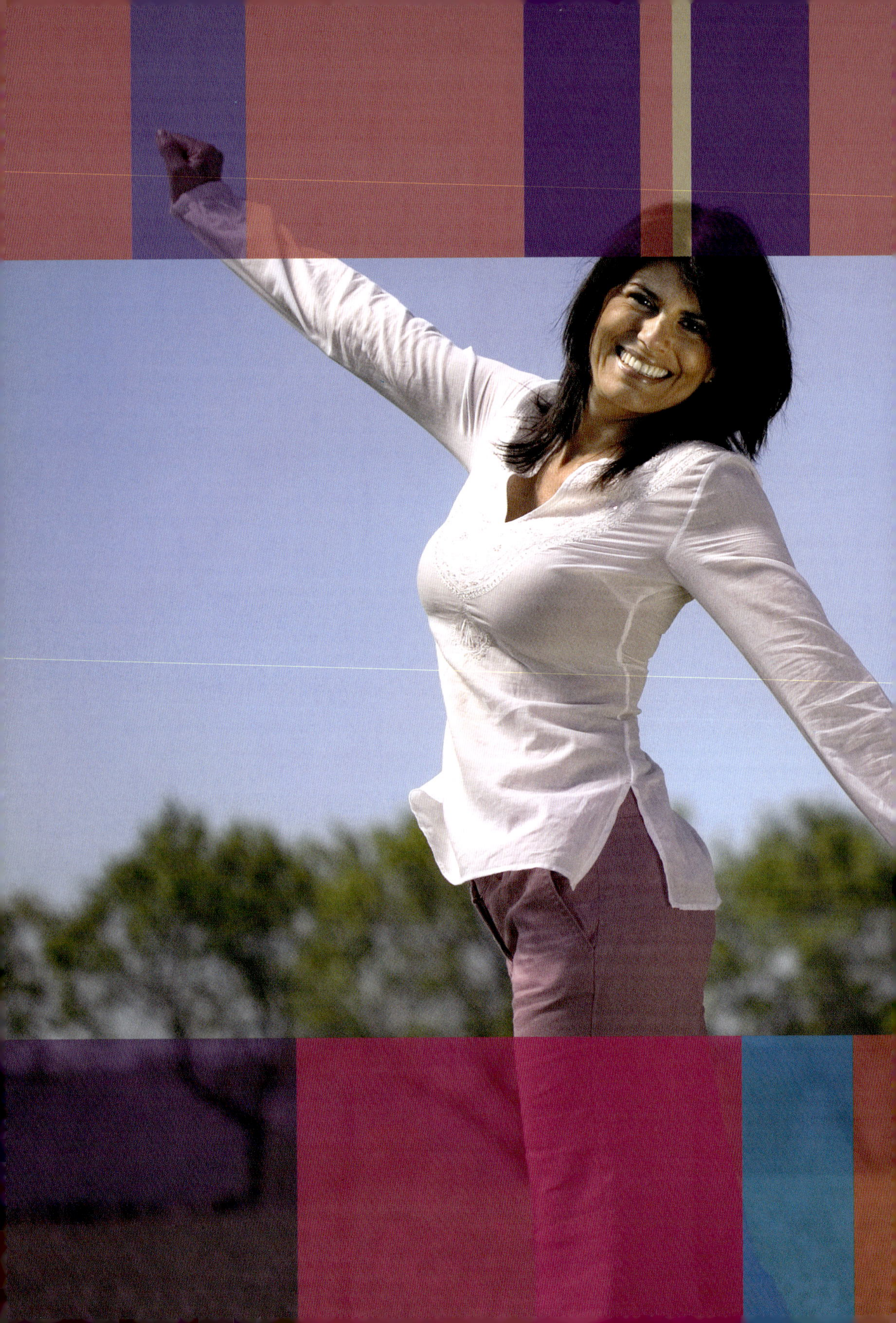

Stimulez la sensation *de bien-être et d'énergie*

La joie redonne sens à la vie. Le stress et le quotidien peuvent miner nos envies d'être heureux et nous faire oublier que la vie est partout. Dans ce chapitre, il vous est proposé un dernier ingrédient qui vous apporte des façons de nourrir votre esprit et de retrouver un bon moral.

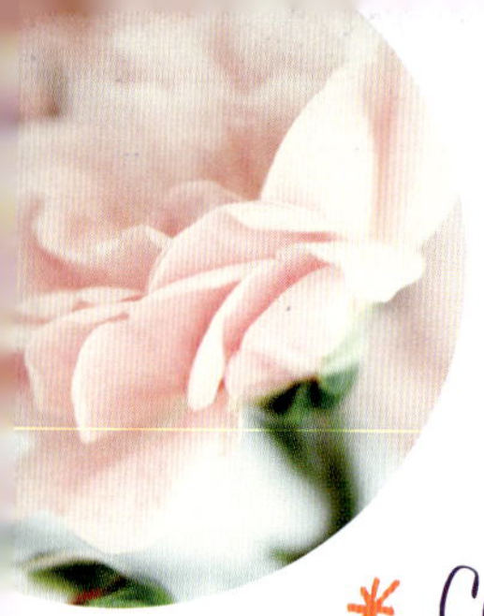

Il faut POSITIVER

* Comment échapper au stress

L'une des principales causes de stress consiste à avoir trop à faire et à être sollicité par trop d'engagements à la fois. Pendant les dix prochaines semaines, allégez votre charge de travail autant que possible et gardez un peu de temps pour vous. Consultez votre agenda et regardez vos rendez-vous : sont-ils tous indispensables ? N'y a-t-il rien que vous puissiez repousser ou éliminer ? Pouvez-vous déléguer certaines tâches à d'autres personnes ? Il ne s'agit pas d'éluder ses responsabilités, mais de consacrer au moins 15 minutes par jour à cultiver son bien-être.

Il suffit par exemple d'une sortie pour décharger l'énergie produite par le stress. Si vous ne disposez pas d'une soupape pour soulager vos émotions sainement, vous risquez de vous épuiser en dirigeant toute votre énergie négative contre vous-même. On peut sentir qu'on est sous l'emprise de ce phénomène si on a des palpitations, des maux de ventre ou des migraines. Il faut apprendre à maîtriser et à moduler ses réactions physiques et émotionnelles grâce à une prise en main positive. Si vous avez eu une journée difficile avec vos enfants, qu'un collègue vous a contrarié, que vous vous sentez anxieuse, les nerfs « à fleur de peau », prenez conscience du fait que vous êtes sous tension à ce moment précis et que vous avez besoin de vous soulager. Voici quelques exemples :

> Il est pratiquement impossible de parvenir à une sensation de bien-être si le stress est présent dans nos vies. Même si on a l'impression qu'on ne peut s'en défaire dans la vie moderne, il existe des mécanismes efficaces qui permettent de l'affronter. Il faut absolument éviter qu'une situation stressante soit la goutte d'eau qui fasse déborder le vase.

→ Mettez-vous en mouvement

L'une des meilleures choses à faire lorsqu'on est tendu est de canaliser ce trop plein d'énergie en mettant son corps en mouvement. Le sport aide à consumer les hormones du stress qui circulent dans l'organisme et permet de se calmer. Même si vous n'en avez ni le temps ni l'envie, une randonnée énergique de 5 à 10 minutes aide à se déconnecter. Vous pouvez simplement vous mettre à ranger votre bibliothèque, faire le ménage dans le garage ou nettoyer à fond la cuisine. Ne réfléchissez même pas, mettez-vous en mouvement.

→ Écoutez votre musique préférée

Un autre remède instantané contre le stress consiste à écouter de la musique. Même si vous êtes au bureau, cherchez un endroit tranquille où vous asseoir, mettez vos écouteurs et prenez 10 minutes pour écouter votre CD ou votre cassette préférés.

→ Prenez une balle en caoutchouc « antistress »

C'est une ressource intéressante quand vous êtes contrariée. Vous pouvez la serrer ou la tordre. C'est peut-être le moyen de sortir de votre état de stress.

Il semble normal aujourd'hui de vivre plongé(e) dans des situations compliquées ou de souffrir pour obtenir quelque chose, en laissant de côté les plaisirs de la vie dont nous pouvons vraiment profiter. L'impression que quelque chose nous manque (que ce soit réel ou pas) peut provoquer une vraie réponse de

Les bienfaits de la balnéothérapie

L'usage de l'eau comme voie curative ou comme moyen de jeu ou de détente s'appuie sur des siècles de bienfaits prouvés. Il faut toutefois faire la différence entre les espaces destinés au « loisir aquatique » et le thermalisme qui correspond à l'usage des eaux minéro-médicinales à des fins thérapeutiques.

Dans certaines cultures, au Japon notamment, le thermalisme puise dans de profondes racines religieuses (le shintoïsme), mais renvoie au sens ludique le plus simple. En Europe, les Romains nous ont laissé cet héritage : le bain avait à la fois une fonction hygiénique, thérapeutique et relaxante.

Les eaux thermales émergent du plus profond de la terre en se nourrissant sur leur chemin des sels minéraux qui leur confèrent un caractère thérapeutique. Nous pouvons ainsi nous ressourcer dans :

- des eaux chlorées idéales pour la sédation et la détente musculaires ;
- des eaux sulfatées dont les effets sont ressentis sur l'appareil respiratoire, les fonctions motrices et les pathologies dermatologiques ;
- les eaux radioactives qui ont des qualités calmantes, antalgiques, décongestionnantes, antiallergiques et antispasmodiques et sont idéales contre les états de stress, d'anxiété et les dépressions ;
- les eaux ferrugineuses, riches en fer, qui sont indiquées dans les cas d'anémies mais aussi dans les maladies de la peau, les pathologies hépatobiliaires, les rhumatismes et les régimes amincissants.

Si vous avez besoin d'un traitement de santé, envisagez le thermalisme. C'est une option naturelle qui sera bénéfique à votre système nerveux. De plus, dans les stations thermales, un service médical peut vous conseiller à propos des thérapies, du temps et de la fréquence avec lesquels vous devez les suivre.

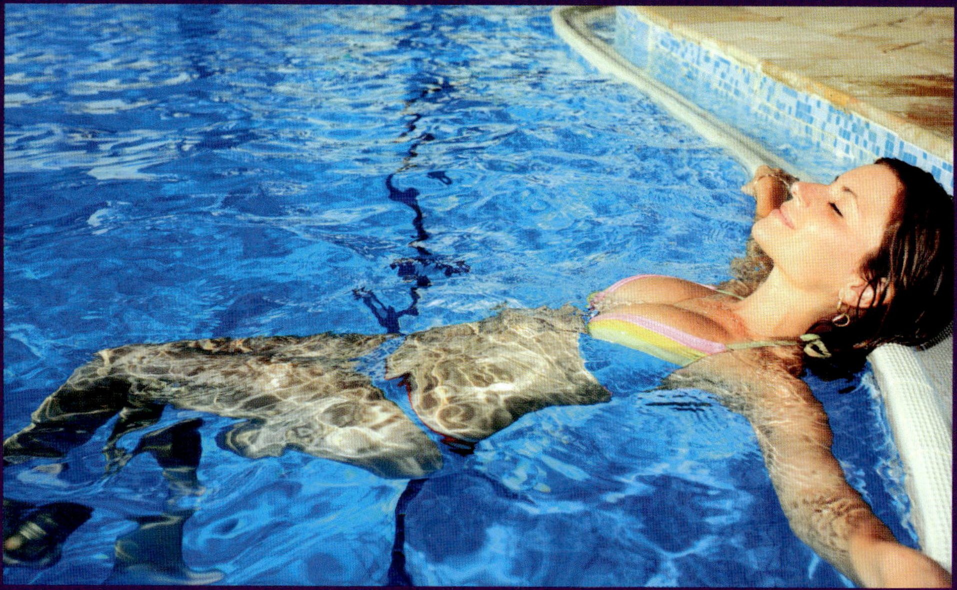

stress. Si vous voulez y couper court, il est vital de garder un moment de la journée pour vous rappeler que la vie est belle : vous pouvez faire une liste des belles choses que vous possédez pour que, à chaque fois que le négatif prend le dessus, vous puissiez rééquilibrer par les aspects positifs de votre vie.

* Profitez de la relaxation

De la même façon que le sport permet de modeler les muscles, les exercices mentaux et la relaxation soulagent du stress et renforcent la psyché. Il existe quelques solutions simples pour diminuer la tension et remonter le moral. Nous allons les examiner.

→ La méditation

La méditation est une technique ancestrale qui ouvre un nouvel espace dans le mental, comme un sanctuaire éloigné du « bruit » de la vie quotidienne et où l'on peut toujours se réfugier.

C'est une pratique intégrée dans le yoga. Elle fait appel à la partie du Moi spirituel et émotionnel qui forme notre essence. La technique que nous proposons ne diffère pas

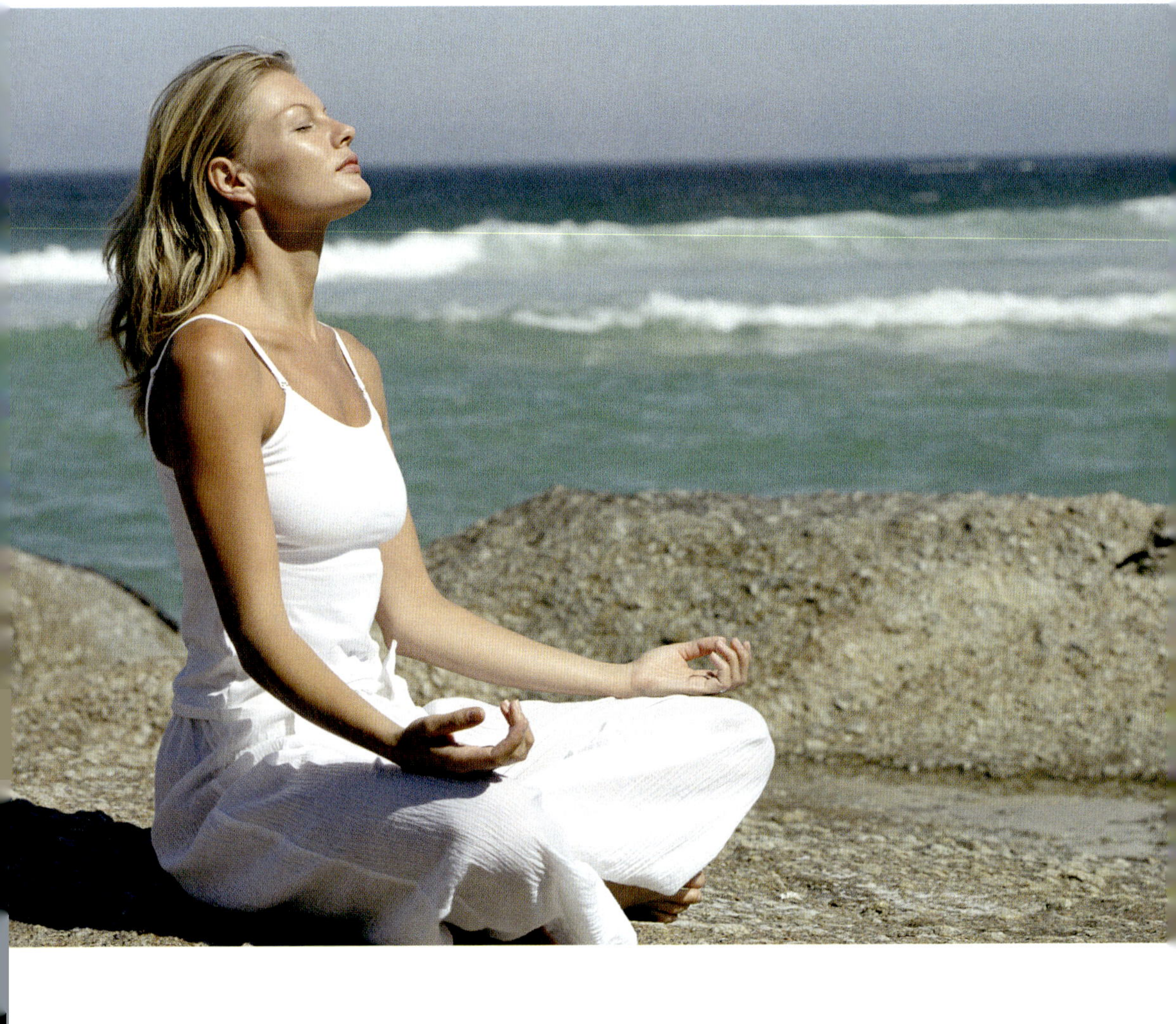

Exercice

Cherchez d'abord un lieu où vous vous sentez à l'aise, à la bonne température et où vous ne pouvez être distrait (débranchez le téléphone, éteignez la télévision, etc.).
Asseyez-vous tranquillement, les mains posées sur les jambes ou détendues sur les côtés de votre corps. Fermez les yeux et respirez normalement.
Écoutez comment l'air arrive à vos poumons à travers les narines, comment il y pénètre doucement puis en sort. Votre respiration est douce et tranquille. Laissez votre corps vous dicter ce dont vous avez besoin, restez le plus possible à son écoute. Concentrez-vous sur les sons intérieurs et sur la sensation de l'air entrant et sortant de votre corps. Fixez votre attention sur votre respiration pour aller plus profondément en vous et calmer votre mental.

beaucoup de l'exercice de relaxation proposé plus haut. Il s'agit surtout de rétablir la connexion corps-mental et de trouver en soi un lieu tranquille où le mental et le corps peuvent jouir d'une paix profonde. Elle permet une expulsion subtile des pensées négatives envahissantes ainsi qu'un voyage intérieur au cours duquel on approche une autre dimension de son être. La clé est de centrer son attention sur la respiration.

Lisez l'exercice ou mémorisez-le ou enregistrez-le pour l'écouter ensuite.

Il faut bien veiller à une seule chose : ne rien contrôler. Des pensées vous traversent probablement l'esprit, les bruits extérieurs vous « distraient »... mais tout va bien, laissez-les apparaître et s'en aller. Il ne faut même pas faire d'effort particulier pour qu'ils s'envolent, car, dans la méditation, il n'y a pas de tension.

La durée de la méditation variera quand vous vous y sentirez plus à l'aise. Vous pouvez commencer par une séance de 10 minutes et augmenter ce temps progressivement.

→ L'aromathérapie

Parfois, la bonne réponse au stress peut être sous notre nez, littéralement. L'aromathérapie est de plus en plus populaire. Elle consiste à utiliser le pouvoir des essences pour stimuler, détendre et guérir.

Il y a plus de 2000 ans, Hippocrate, le père de la médecine moderne, affirmait que « le chemin vers la santé consiste à prendre un bain aromatique et à se masser avec des essences chaque jour ». Depuis longtemps, les guérisseurs utilisent les huiles essentielles des plantes et des épices pour traiter diverses maladies du corps et de l'esprit. Elles sont aujourd'hui à la portée de tous dans les boutiques de produits naturels. On a le choix et on peut en général les utiliser seules ou combinées. Comme il s'agit d'un produit concentré, il faut prendre un certain nombre de précautions. Il ne faut pas en ingérer, par exemple, sauf sur prescription d'un spécialiste, car elles sont normalement destinées à un usage externe. Quand on les applique sur la peau, les huiles essentielles agissent au niveau des terminaisons nerveuses de la surface cutanée et entraînent une réaction

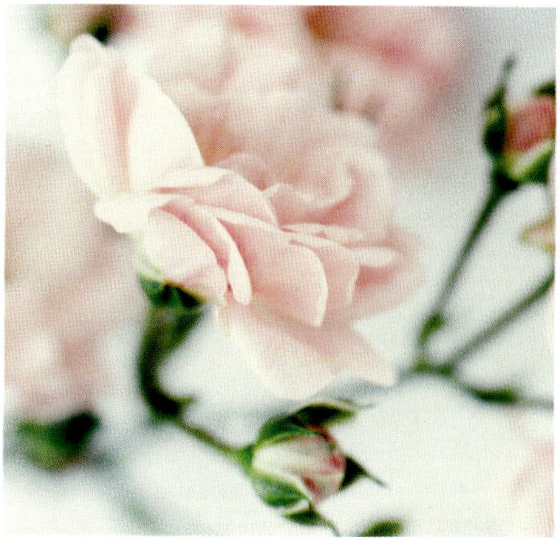

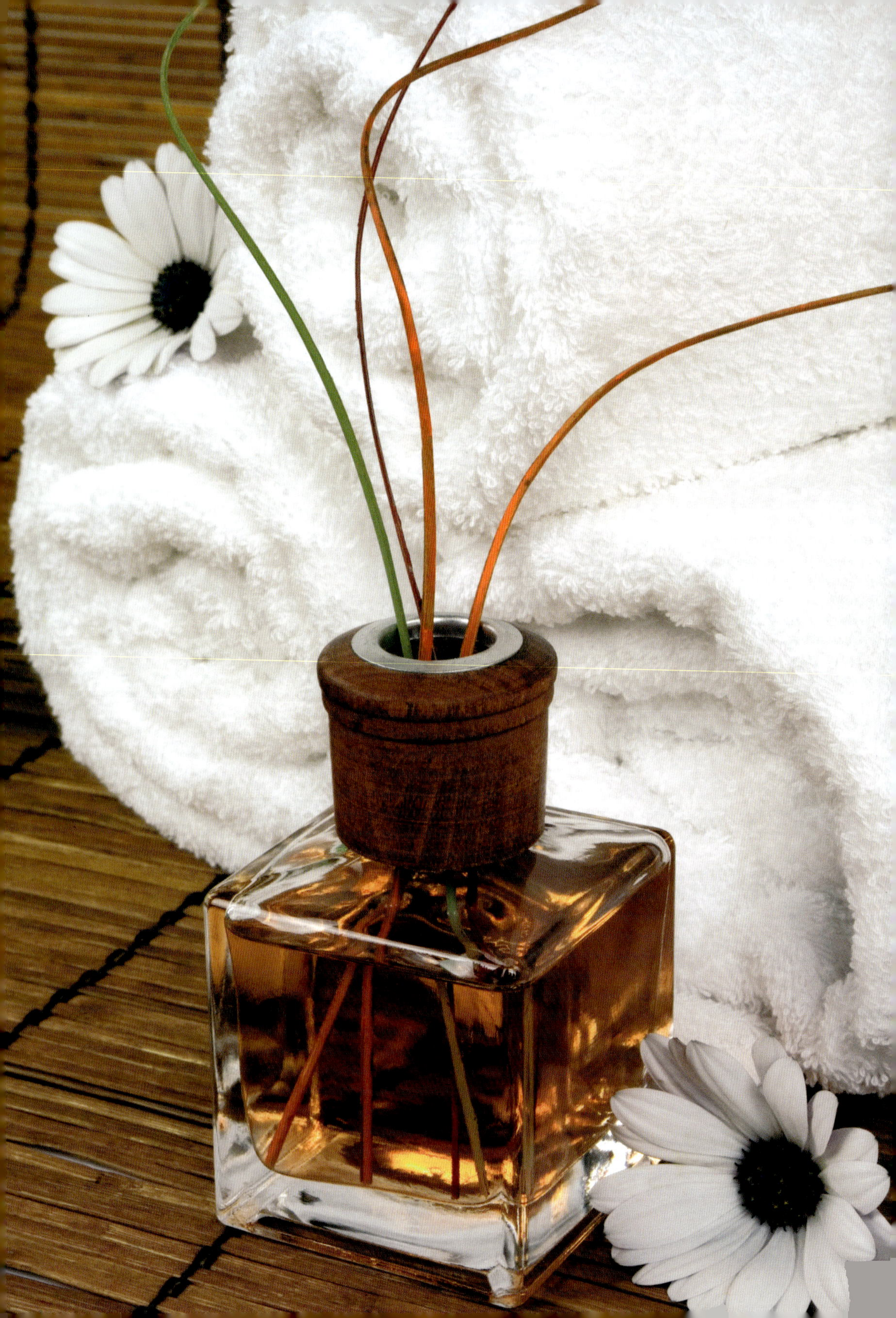

Appliquer sur la peau

Le massage est une partie importante de l'aromathérapie et c'est l'une des façons les plus efficaces d'utiliser les huiles essentielles.

Pour fabriquer votre propre huile de massage, utilisez une base d'huile végétale d'amande douce ou d'avocat et diluez quelques gouttes de l'huile active dedans. La proportion est d'environ 60 gouttes pour 100 ml d'huile végétale par jour.

Les huiles essentielles sont nombreuses et chacune produit différentes réponses émotionnelles. Voici une liste de celles qui sont particulièrement bonnes pour revitaliser le corps et l'esprit :

- **Le basilic.** Elle est idéale dans les moments où vous vous sentez stressé(e) par le travail ou lorsque vous êtes angoissé(e). L'huile de cette plante est conseillée pour remonter le moral.
- **Les agrumes.** Les huiles essentielles d'agrumes (pamplemousse, orange, bergamote) dissipent la tristesse.
- **Le géranium.** Il vous aidera à maîtriser vos sautes d'humeur.
- **La camomille romaine.** Lorsque vous êtes tendu(e) ou irritable, l'huile essentielle de camomille peut vous aider à « passer à autre chose ». Il faut toujours en avoir sous la main au bureau.
- **La menthe.** Cette huile est à utiliser à des doses réduites car son odeur est très puissante. Utilisez-la bien diluée pour un massage sur les poignets ou la nuque lorsque vous avez besoin de vous remonter le moral.
- **Le romarin.** On raconte que le romarin est la plante de la joie et de la vitalité. Il stimule en outre la circulation.

Quelques précautions

L'aromathérapie est un excellent choix pour faire une pause et se remonter le moral rapidement, mais il faut utiliser les huiles essentielles avec précaution. Peu d'huiles peuvent être employées sans dilution préalable, alors diluez-les chaque fois qu'il n'y a pas d'indication particulière sur le flacon. Avant d'utiliser une huile, vérifiez qu'elle vous convient. Si vous souffrez d'une allergie quelconque, que vous êtes sous traitement médical, que vous prenez de l'homéopathie ou simplement que vous avez la peau très sensible, n'utilisez pas d'huile essentielle sans avis médical.

émotionnelle. En plus, elles stimulent les organes de l'odorat qui ont aussi des liens avec les zones du cerveau qui contrôlent les émotions.

Les voies les plus fréquentes pour utiliser l'aromathérapie sont :

L'inhalation

N'inspirez pas l'huile essentielle directement du flacon de l'essence. Ce serait trop fort et cela pourrait provoquer des irritations. Faites bouillir 1 litre d'eau dans une casserole, ajoutez-y entre 5 et 10 gouttes d'huile essentielle, selon l'essence utilisée. Mettez ensuite une serviette sur votre tête et sur la casserole, fermez les yeux et inspirez les vapeurs qui se dégagent pendant 1 minute. N'approchez pas trop votre visage de la casserole, vous pourriez vous brûler la peau. Répétez l'inhalation plusieurs fois par jour si le besoin s'en fait sentir.

Les bains

Ajoutez entre 5 à 10 gouttes d'huile essentielle dans l'eau du bain chaude et restez dans le bain au moins 15 minutes pour qu'elle puisse pénétrer par vos pores.

Vaporiser

Il existe plusieurs façons de vaporiser les huiles essentielles pour créer une atmosphère parfumée dans une pièce.

Le brûleur d'huiles essentielles

Cela consiste à mettre les huiles dans un pot de céramique ou de métal muni d'un petit récipient sur le dessus pour l'eau et d'une bougie qu'on place à l'intérieur. Ajoutez 10 gouttes d'huile essentielle dans l'eau. La flamme chauffe l'huile et disperse l'essence dans toute la pièce. Ne mettez jamais dans le brûleur d'huile sans la diluer parce qu'elle pourrait trop chauffer et s'enflammer.

Le diffuseur

Il s'agit de lampes spéciales pour les huiles essentielles. Versez quelques gouttes et allumez l'appareil.

L'humidificateur

Placez sur un radiateur une petite assiette avec de l'eau et 12 gouttes d'huile essentielle.

Le pulvérisateur

Mettez dans un aérosol 300 ml d'eau et 10 gouttes d'huile essentielle. Agitez avant utilisation.

* Illuminez votre vie

Une chose aussi simple et fondamentale que la lumière peut affecter profondément votre état d'esprit. On se sent toujours réconforté par un beau jour ensoleillé de printemps et il est probable que la dépression ou l'angoisse vous assaille lors des journées grises d'hiver. Une logique psychologique est à la base de ces changements d'humeur. Notre cerveau est fait pour réagir aux différents types de lumière et l'exposition à la lumière ou à l'obscurité contrôle l'horloge biologique interne de l'organisme, connue comme le « rythme circadien ». Lorsque la lumière pénètre dans les yeux, elle stimule la production d'hormones cérébrales qui régulent pratiquement chacune des activités de l'organisme, comme la fonction sexuelle, l'humeur, la température corporelle et le sommeil. Il n'est donc pas étonnant que le manque de lumière soit à l'origine de troubles psychologiques et physiques. Chez certaines personnes, ces phénomènes prennent de l'ampleur. On appelle cet indice le trouble affectif saisonnier (TAE) qui se manifeste lors des plus courtes journées d'hiver. Toutefois, pour la plupart d'entre nous, la lumière a un effet plus subtil, mais tout de même réel, sur les humeurs.

L'une des causes de ces perturbations vient du fait que nous ne passons pas assez de temps à nous exposer à une lumière adéquate. Le soleil émet une lumière spectrale complète, ce qui signifie qu'elle contient toutes les longitudes d'onde de la couleur. La lumière spectrale complète est nécessaire au déploiement des pulsions cérébrales qui contrôlent des fonctions importantes de notre organisme.

Les lumières d'intérieur artificielles comme celle à fluorescence ou à incandescence ne contiennent pas le spectre complet et n'ont par conséquent pas le même effet réconfortant, mais plutôt l'effet inverse : sur certaines personnes, elles ont des effets dépressifs.

Beaucoup de gens passent le plus clair de leur temps à l'intérieur, exposés principalement à la lumière artificielle, mais quelques petits gestes simples peuvent faire pénétrer le type adéquat de lumière dans votre vie.

Si c'est votre cas, prenez note et mettez cela en pratique pendant les dix prochaines semaines :

- **Laissez entrer la lumière solaire.** Ouvrez les volets et les rideaux dès que vous pouvez. La lumière du soleil stimulera votre cerveau et vous redonnera du courage naturellement. C'est une manière sûre de bénéficier des rayons du soleil sans exposer votre peau aux rayons ultraviolets.

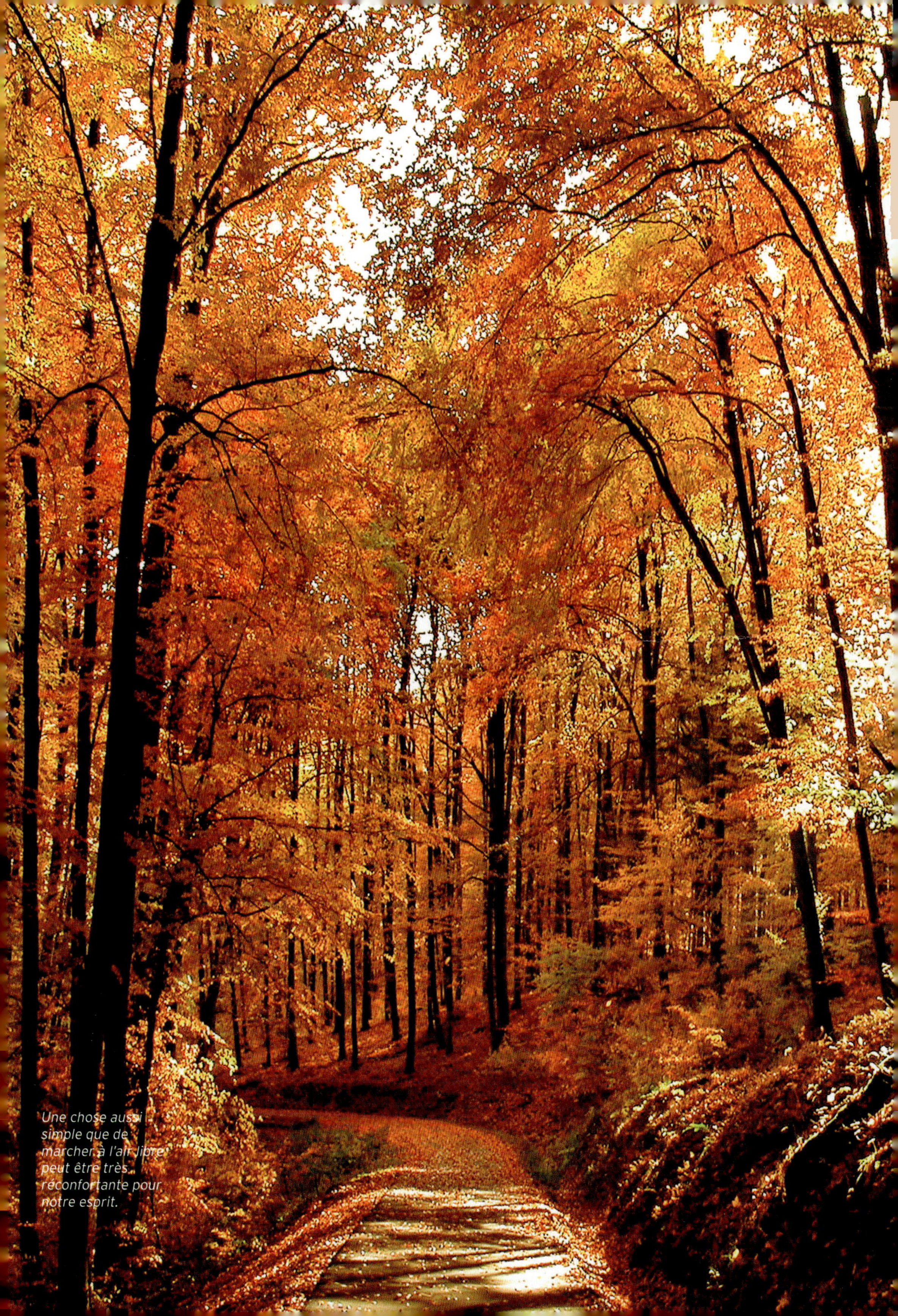

Une chose aussi simple que de marcher à l'air libre peut être très réconfortante pour notre esprit.

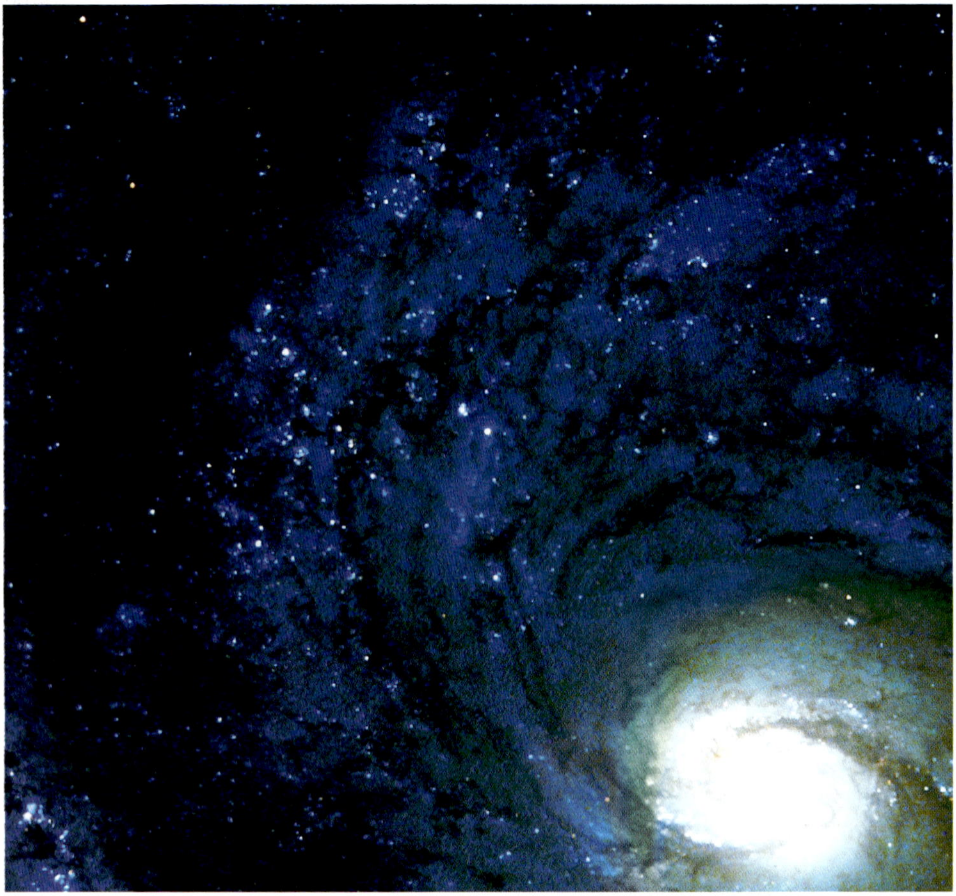

◇ Sortez à l'air libre. Faites-le surtout en hiver : essayez d'avoir un programme de promenades énergiques à l'air libre, à la lumière du soleil. Couvrez-vous et laissez faire les rayons du soleil qui contribueront à chasser « la tristesse hivernale ». Si vous travaillez dans un bureau très fermé ou souterrain, ou encore si vous travaillez de nuit, récupérer votre dose de lumière solaire est vraiment capital.

Vous devez retenir que toutes les lumières ne sont pas de la même espèce. Quelques minutes de lumière solaire complète peuvent éviter à un esprit de s'écrouler sous le poids de l'obscurité et même permettre de passer de la bonne humeur à la joie véritable.

* Créez des liens

La technique la plus efficace pour réduire le stress est sans doute la plus élémentaire : les gens ont besoin de se sentir connectés au monde en général. La relation qui existe entre le socle social et le bien-être physique est absolument évidente. La recherche scientifique indique que le fait d'avoir un nombre significatif de relations sociales de bonne qualité est associé à une vie longue et saine.

Un article scientifique traitant de l'interaction sociale et de la santé, publié dans la revue *Science*, a mis en évidence que le lien entre l'isolement social et la mort précoce est aussi étroit que le lien entre fumer et mourir.

Bien sûr, beaucoup de théories expliquent pourquoi les relations sociales gratifiantes peuvent être si liées à une bonne santé physique. Il est possible que, lorsque des personnes sentent que l'on a besoin d'elles, elles se soignent davantage et évitent de tomber dans de mauvaises habitudes comme de fumer ou de boire. Elles évitent par là même d'affaiblir les systèmes cardiovasculaire, immunitaire et nerveux.

Certains chercheurs vont bien au-delà pour montrer que la relation avec les autres a des répercussions immédiates sur la santé physique. Les « hormones du stress » qui font irruption dans le flux sanguin dans les moments difficiles (et qui peuvent entraîner un rythme cardiaque accéléré, un métabolisme déficient et de la dépression) sont notablement inhibées grâce au soutien d'autrui. Il semblerait donc qu'avoir des amis protège physiquement du stress.

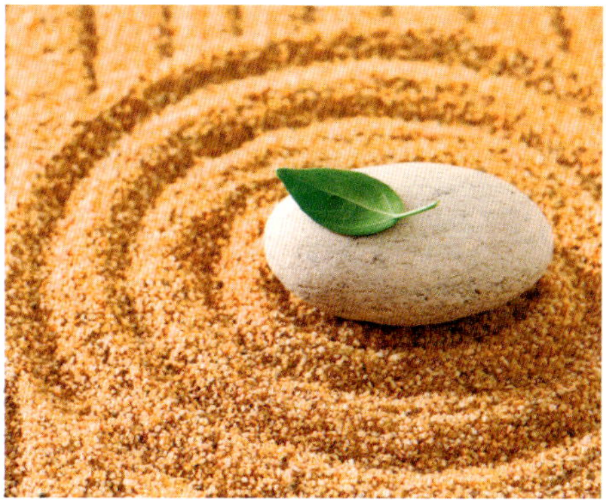

Pour notre santé mentale, se sentir relié aux autres est fondamental. Se nourrir spirituellement fait partie de l'entretien de cette santé et de notre intégrité, en participant à une activité communautaire – être membre d'une association, par exemple –, ou simplement en entretenant des liens d'amitié. Dans les dix semaines qui viennent, donnez-vous

Les compléments naturels

Certaines substances naturelles permettent de diminuer l'anxiété et de renforcer l'esprit :

La vitamine B

Il ne s'agit pas que d'une seule vitamine, mais d'un groupe de vitamines essentiel au bon état du système nerveux. La vitamine B5 (ou acide pantothénique) est considérée comme le principal nutriment antistress. La dose recommandée est de 250 à 350 mg par jour.

Le calcium et le potassium

Ils exercent également une action bénéfique sur les nerfs et les muscles et aident à diminuer la tension nerveuse et l'irritabilité. Les doses recommandées sont de 300 mg de magnésium et de 500 mg de calcium par jour.

L'éleuthérocoque

(Eleutherococcus senticosus), également connu sous le nom de ginseng sibérien. Ce complément naturel aide l'organisme à développer les réponses adéquates face aux différents types de stress comme l'activité épuisante physique ou mentale, le sport, l'environnement ou le rendement intellectuel.

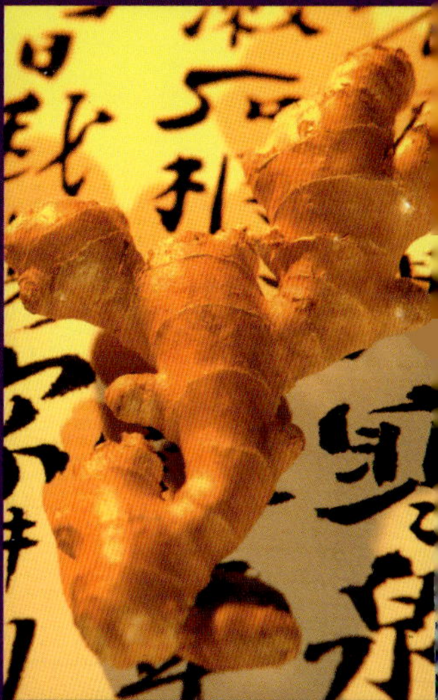

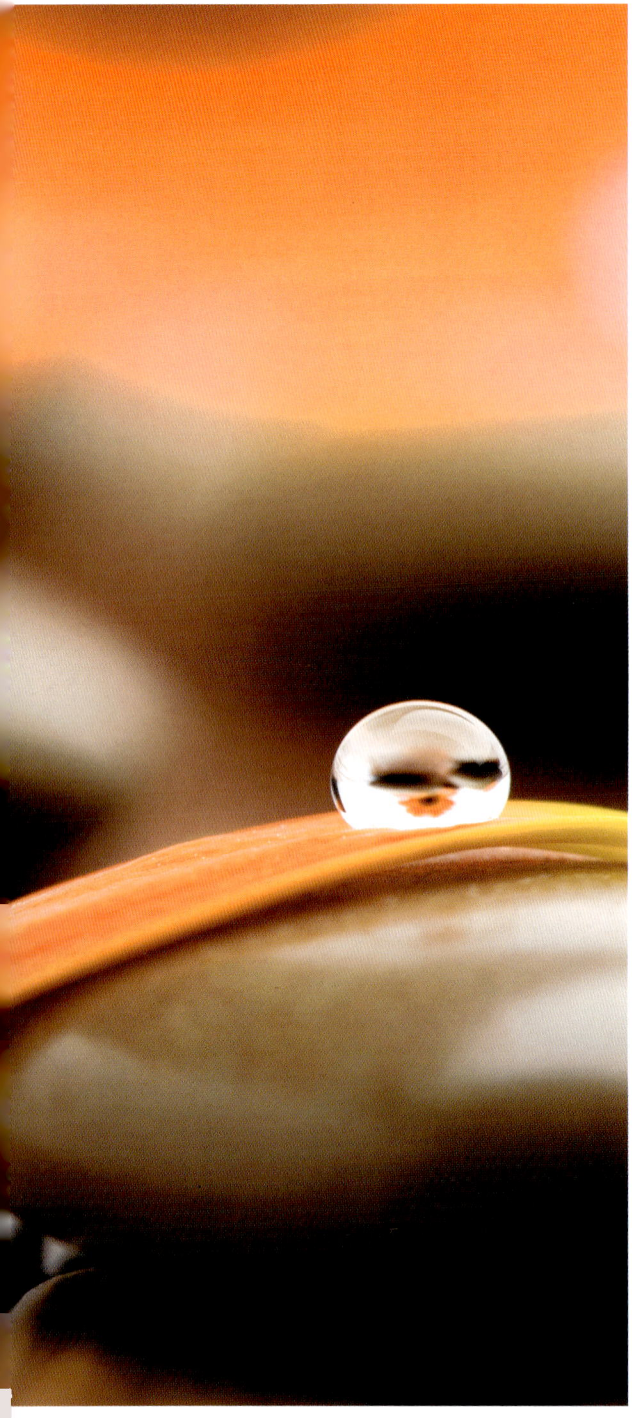

l'opportunité de faire quelque chose qui vous remonte vraiment le moral, que ce soit de la méditation, de l'aromathérapie ou des pratiques de relaxation. Consacrez du temps à prendre soin de votre psyché. Le bonheur et le plaisir, comme une alimentation choisie renforcent le corps, revigorent le mental et ont un effet rajeunissant.

* Le pouvoir des affirmations

Nos pensées et les mots que nous utilisons pour nous exprimer sont extrêmement puissants. Nous pouvons en tirer de la joie ou du découragement. Si, dans une situation difficile, la première chose qui vous vient à l'esprit est : « Quel désastre ! Je ne pourrai jamais m'en sortir ! » Que croyez-vous qu'il va se passez ? Vous ne pourrez probablement pas vous en sortir. Des mots tels que « difficile », « non », « impossible » et d'autres encore chargés de connotations négatives influent terriblement sur vos émotions et vos moyens d'agir parce que c'est une manière de vous autoprogrammer pour que les choses ne se réalisent pas comme vous l'auriez réellement souhaité. On peut déjà commencer par prendre conscience de ces mots quand on les prononce et les changer par des constructions positives.

De toute façon, tout arrive, que vous vous y attendiez ou pas, et vous pourrez améliorer les situations seulement si vous les acceptez. C'est un peu comme si vous tombiez dans le fleuve et que, au lieu de nager dans le sens du courant, vous faisiez le contraire : non seulement, vous vous fatigueriez vite, mais en plus vous n'iriez nulle part. Si vous êtes dans une situation où vous sentez que vous allez sortir de vos gonds et que vous êtes surpris(e) par ce qui arrive, essayez de prononcer des affirmations positives.

Nous vous en donnons ci-dessous quelques exemples, mais vous pouvez les personnaliser. Les affirmations doivent se faire

dans le sens positif, au temps présent : elles sont à utiliser !
« Je vois clair et j'agis en conséquence. »
« Je suis aimable et je cultive des relations cordiales. »
« Je suis heureuse et je le transmets à ceux que je croise sur mon chemin. »
« Je profite de la vie, j'aime qui je suis. »
« Je suis jeune, je suis forte, je suis vitale. »
« Je suis en bonne santé et je me sens bien. »
« Je me sens de mieux en mieux jour après jour. »
« Je vis pleinement, je suis quelqu'un d'heureux. »

* Point... final ?

Maintenant que nous sommes arrivées au bout de ces 10 semaines de notre programme de rajeunissement, j'espère que vous vous sentez en meilleure santé, et pleine de vitalité. Il est possible que votre corps soit plus beau, plus tonique et plus svelte. Votre peau est probablement plus douce et resplendissante, votre esprit plus aiguisé et équilibré. Ces changements positifs sont le résultat direct de la formule aux dix ingrédients essentiels qui permet de perdre de l'âge : consommer les bons aliments, prendre les compléments alimentaires qu'il convient, agir en faveur de sa peau, faire du sport régulièrement, améliorer ses postures corporelles, maîtriser l'impact négatif du stress, bien dormir, stimuler ses défenses naturelles, optimiser ses capacités cérébrales et améliorer son activité sexuelle. En incorporant ces changements simples mais puissants de la routine quotidienne, vous vous enlevez des années et vous améliorez votre qualité de vie.

Mais ce n'est pas fini, les bienfaits de notre programme durent beaucoup plus longtemps que l'investissement des dix semaines : vous en récolterez les fruits les années suivantes. Notre but est de vous montrer qu'il ne faut pas se laisser aller aux forces de l'usure physique et que nous avons la possibilité de bien vieillir.

Le fait que les dix semaines soient terminées ne veut pas dire qu'il est temps de laisser tomber. Si vous voulez préserver tout ce que vous avez obtenu pour le reste de vos jours, vous devez continuer à appliquer le programme indéfiniment.

Le message de ce livre est un oui à la vie qui nous montre qu'il est possible de vieillir positivement dans un organisme resté jeune, et de garder un corps et un esprit actifs et forts pendant la « vieillesse ». C'est donc un programme pour une vie longue, saine et heureuse.

Nous ne sommes pas la première génération à vouloir retarder le processus du vieillissement, mais nous sommes bel et bien la première à y parvenir.

Il y a de cela plusieurs siècles, le conquistador espagnol Juan Ponce de León a réalisé un dangereux voyage à travers les marécages de la Floride pour trouver la source mythique de l'éternelle jeunesse. Dès lors et jusqu'à récemment, l'idée d'inverser le processus du vieillissement était nimbée d'un désir mythique et de superstitions. Autrefois, soigner les maladies relevait également du mythe : il fut un temps où on croyait qu'elles étaient dues à des forces surnaturelles et l'intervention humaine était alors considérée comme inutile et absurde. Il nous paraît logique aujourd'hui de comprendre ce qu'est le vieillissement comme nous comprenons les maladies. Nous apprenons à retarder et même à inverser ce processus de vieillissement. Il existe, pour ce faire, un ensemble solide de recherches scientifiques qui démontrent sans équivoque qu'il est possible de prolonger la vie au-delà de nos espérances, mais surtout qu'une grande partie de notre santé et de notre destin est entre nos mains.

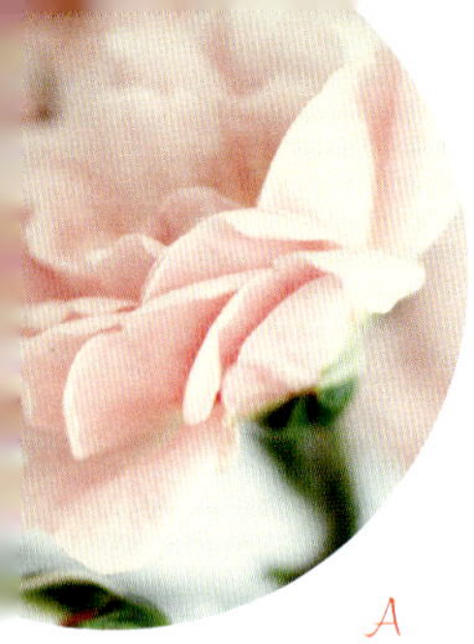

Index

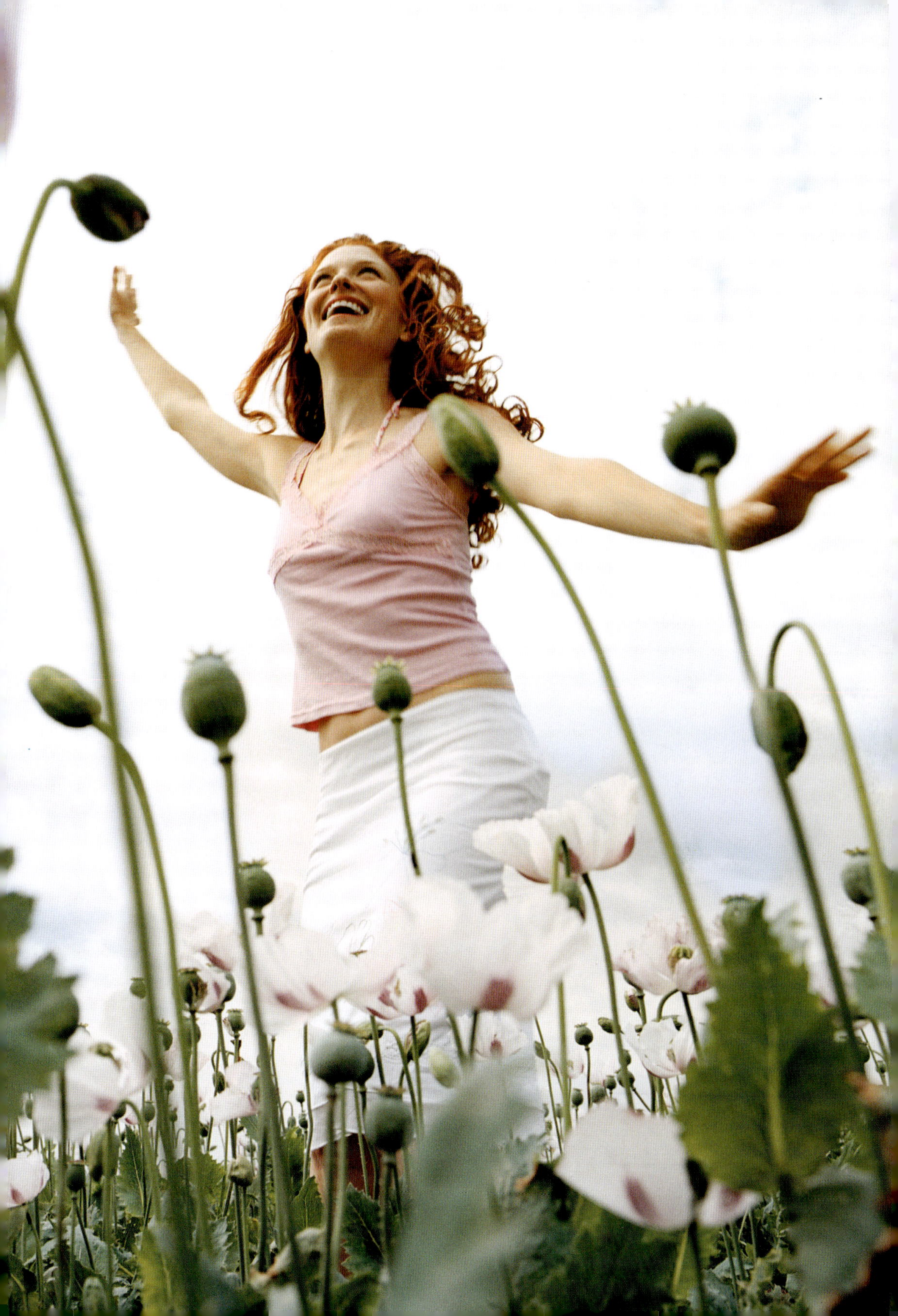